我国基层医疗机构建设 ▶
▶ 策略研究

主　　编 ▶ 张伯礼

副 主 编 ▶ 李宗友

执行主编 ▶ 刘二伟　刘　彩

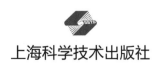

上海科学技术出版社

图书在版编目（CIP）数据

我国基层医疗机构建设策略研究 / 张伯礼主编. --
上海：上海科学技术出版社，2023.7
ISBN 978-7-5478-6183-7

Ⅰ. ①我… Ⅱ. ①张… Ⅲ. ①医药卫生组织机构—管
理—研究—中国 Ⅳ. ①R197

中国国家版本馆CIP数据核字（2023）第081254号

本书出版得到以下项目支持：

中国工程院重大咨询项目"我国基层医疗机构服务国家健康保障体系建设策略研
究"（2019 - ZD - 36）。

我国基层医疗机构建设策略研究

主　　编　张伯礼

副 主 编　李宗友

执行主编　刘二伟　刘　彩

上海世纪出版（集团）有限公司
上海 科 学 技 术 出 版 社　出版、发行
（上海市闵行区号景路 159 弄 A 座 9F - 10F）
邮政编码 201101　www.sstp.cn
山东韵杰文化科技有限公司印刷
开本 787×1092　1/16　印张 18
字数：400 千字
2023 年 7 月第 1 版　2023 年 7 月第 1 次印刷
ISBN 978 - 7 - 5478 - 6183 - 7/R·2762
定价：158.00 元

内 容 提 要

本书选取代表我国不同地域或经济发展水平的福建省、贵州省、河北省、河南省、天津市五省(市)基层医疗机构及人员和基层医疗服务现状为研究对象,统筹整合中国卫生健康统计年鉴及各省市统计年鉴等相关数据资料,结合实地调查、问卷调查、半结构式访谈等实证研究和数据挖掘研究方法,对我国基层医疗机构建设的策略进行了全面系统的分析与研究。全书共分为 8 章,主要梳理了我国基层医疗机构及医务人员现状、新形势下存在的问题和机遇,分析了我国基层医疗服务能力和人员素质提升的制约因素,剖析问题根源,建设性地提出了提高基层医疗服务能力和人员素质、提高基层医疗对人民健康保障能力的有效方法和解决方案,并进一步展望了基层健康保障的未来发展方向。

本书的出版旨在加强我国基层健康管理服务体系建设,围绕人民群众的健康需求,为"健康中国"战略的基层医疗服务政策体系总体规划提供供给侧结构性改革参考性意见,对于国家健康保障体系建设,尤其是推动"强基层"策略,具有重要的社会意义。

本书可供从事医药行政管理、行业发展规划及相关领域的工作者参考阅读。

编　委　会

专家指导组
（按姓氏笔画排序）

王　辰　王　琦　王永炎　王陇德　石学敏
刘　良　刘德培　杨宝峰　李大鹏　李兰娟
吴以岭　陈可冀　陈凯先　陈香美　尚　红
　　　　郑静晨　钟南山　韩德民

主　编
张伯礼

副主编
李宗友

执行主编
刘二伟　刘　彩

编　委
（按姓氏笔画排序）

王　超　王　硕　朱明军　刘　彩　刘二伟
孙　波　杨　柱　杨　静　杨丰文　杨朝阳
李正全　李灿东　李宗友　何俗非　沈晓明
张　磊　张文韬　张伯礼　张俊华　张敬杰
陈　磊　陈志强　陈学勤　周　冰　郑文科
赵　敏　赵西路　高维娟　郭登洲　董贤慧
　　　　温立新　薛晓娟

前　言

党的二十大报告指出，"人民健康是民族昌盛和国家强盛的重要标志"。基层卫生服务体系是城乡居民健康的"守门人"，是人民健康的重要保障，以农村基层和城镇社区医疗机构为核心的我国基层医疗卫生体系建设正成为我国新医改关注的重点。

在我国，基层医疗卫生机构承担着向居民提供预防、保健、健康教育、计划生育等基本公共卫生服务，常见病、多发病的诊疗服务以及部分疾病的康复、护理服务，向医院转诊超出自身服务能力的常见病、多发病及危急和疑难重症病人方面的职责，在保障人民群众健康方面具有天然的可及性优势，具有重要的基础作用。

党和政府十分重视我国基层医疗卫生服务体系的建设。自20世纪初期，尤其是我国实施新一轮医疗卫生体制改革以来，全国各地围绕国家关于"保基本、强基层、建机制"的要求，大力推进乡镇卫生院、社区卫生服务机构等基层医疗卫生机构综合改革，按照"统筹安排、突出重点、循序渐进"的改革路径，基层成为新医改的重点。为此，中央财政先后投入近1000亿元支持基层医疗卫生机构建设，着力改善老少边穷地区和农村医疗卫生服务条件，不断增强基层医疗卫生服务能力，有序推进分级诊疗制度，逐步优化医联体和医共体建设路径，优先满足了基层群众看病就医的基本需求，不仅有效缓解了因病致贫的情况，使人口健康水平改善，人均期望寿命提升，还大大促进了社会的公平和正义。

本书是中国工程院重大咨询项目"我国基层医疗机构服务国家健康保障体系建设策略研究"（项目号2019－ZD－36）的研究成果。全书从基层医疗卫生机构的功能定位和发展成就与经验两个方面，详细阐述了加强基层医疗卫生机构建设的重大意义；基于全国范围，从资源和服务两个方面对我国基层医疗卫生机构的现状进行描述和分析，并以贵州、福建、河北、河南和天津五省市的调研数据和访谈资料详细介绍了我国基层医疗卫生机构服务的具体内容；阐述我国基层医疗卫生机构发展存在的问题，并分析其原因；依据我国基本国情，剖析我国基层医疗卫生机构面临的机遇与挑战；结合基层医疗卫生机构的指导思想与基本原则、实证研究中的亮点工作及启示两个方面构建了基层医疗卫生机构发展目标与思路；从体系建设、综合改革、人才队伍和成果推广四个方面分析了我国加强基层医疗卫生机构发展的主要任务；围绕法治建设、政策体系和信息化建设三个重点工作领域论述了加强我国基层医疗卫生机构发展的重要保障;同时还重点对天津市基层医疗机构公共卫生事件防控机制进行了研究和讨论。全书资料充分,数据翔实,方法科学,分析透彻,可为国家相关政策制定、行政管理、行业服务等提供重要依据和支撑,具有一定的现实意义和社会效益。

本书难免存在不足之处,恳请各位专家学者和读者多提宝贵意见。

编 者

2023 年 1 月

目　　录

第一章

加强我国基层医疗卫生机构建设的重大意义

第一节　我国基层医疗卫生机构的功能定位

一、基层医疗卫生机构的定义与组成

2009 年,中共中央、国务院发布的《关于深化医药卫生体制改革的意见》中指出,基层医疗卫生机构涵盖城市社区卫生服务机构和农村三级医疗卫生服务网络。本书所述的"基层医疗卫生机构"指主要面向本机构服务辐射区域的居民,提供基本公共卫生服务和基本医疗服务的医疗卫生机构。按照城乡二元化的特色国情,我国的基层医疗卫生机构城市主要包括社区卫生服务中心(站),农村主要包括乡镇卫生院、村卫生室以及如医务室、门诊部(所)和军队基层卫生机构等机构。基层医疗卫生服务机构贴近居民群众,熟悉社区、村镇情况,具备一定的卫生服务能力,坚持"预防为主、防治结合",服务成本较低,在为城乡居民提供安全、方便、质优、价廉的基本医疗卫生服务方面具有不可替代的作用。

二、基层医疗卫生机构的职责与功能

2015 年 3 月出台的《全国医疗卫生服务体系规划纲要(2015—2020 年)》中规定基层医疗卫生机构的主要职责为提供预防、保健、健康教育、计划生育等基本公共卫生服务和常见病、多发病的诊疗服务以及部分疾病的康复、护理服务,向医院转诊超出自身服务能力的常见病、多发病及危急和疑难重症病人。

该文件规定乡镇卫生院和社区卫生服务中心负责提供基本公共卫生服务以及常见病、多发病的诊疗、护理康复等综合服务,并受县级卫生计生行政部门委托,承担辖区内的公共卫生管理工作,负责对村卫生室、社区卫生服务站的综合管理、技术指导与乡村医生的培训

等。该文件同时规定村卫生室、社区卫生服务站在乡镇卫生院和社区卫生服务中心的统一管理和指导下,承担行政村、居委会范围内人群的基本公共卫生服务和普通常见病、多发病的初级诊治、康复等工作。此外,该文件还规定单位内部的医务室和门诊部等基层医疗卫生机构负责本单位或本功能社区的基本公共卫生和基本医疗服务,其他门诊部、诊所等基层医疗卫生机构根据居民健康需求,为其提供相关医疗卫生服务。

我国的医保政策对基本医疗服务概念及具体操作做了相关规定。1998 年,国务院出台的《关于建立城镇职工基本医疗保险制度的决定》(国发〔1998〕44 号)要求劳动保障部会同卫生部、财政部等有关部门制定基本医疗服务的范围和标准。这一文件首次明确了基本医疗服务是"目前医疗机构能提供的、参保患者能支付得起的、适宜的诊断治疗技术"。在政策实施与具体操作上,基本医疗服务通过 3 个医保目录(基本诊疗项目目录、基本药品目录和基本服务设施目录)加以体现,同时通过 2 个定点(定点医疗机构和定点药店)、1 个结算办法(医疗费用的复合式结算办法)对医疗服务行为进行有效引导。2015 年以前,我国医疗保险对医疗服务综合管理实施"两定资格审查"管理模式,即"基本医疗保险定点医疗机构资格审查"和"基本医疗保险定点零售药店资格审查",并在此基础上,社会保险经办机构与通过审查的医疗机构和零售药店签订定点服务协议,实行协议管理。2015 年 12 月,人力资源和社会保障部出台了《人力资源社会保障部关于完善基本医疗保险定点医疗机构协议管理的指导意见》(人社部发〔2015〕98 号)。《意见》要求 2015 年底前,按照《国务院关于第一批取消 62 项中央指定地方实施行政审批事项的决定》文件要求,各地要全面取消社会保险行政部门实施的"两定"资格审查项目。各统筹地区要在认真总结经验的基础上,完善经办机构与医药机构的协议管理,提高管理服务水平和基金使用效率,更好地满足参保人员的基本医疗需求。协议管理是指社保经办机构与医疗机构及零售药店通过签署协议的方式,加强对医药服务的监督和管理。包括医疗服务机构协议管理＋零售药店服务协议管理。

2006 年,卫生部制定的《城市社区卫生服务机构管理办法(试行)》(卫妇社发〔2006〕239 号)对社区卫生服务机构提供基层医疗服务内容做了更加详细的规定,包括一般常见病、多发病诊疗、护理和诊断明确的慢性病治疗;社区现场应急救护;家庭出诊、家庭护理、家庭病床等家庭医疗服务;转诊服务;康复医疗服务;政府卫生行政部门批准的其他适宜医疗服务;社区卫生服务机构应根据中医药的特色和优势,提供与上述基层医疗服务内容相关的中医药服务。针对农村基层医疗卫生机构的服务内容,卫生部在 2010 年制定的《关于推进乡村卫生服务一体化管理的意见》(卫办农发〔2010〕48 号)分别对乡镇卫生院和村卫生室的服务内容做了规定。乡镇卫生院受县级卫生行政部门的委托,负责履行本辖区内卫生管理职责,在提供公共卫生服务和常见病、多发病的诊疗等综合服务的同时,还需要承担对村卫生室的管理和指导职能;村卫生室则承担着行政村的公共卫生服务及一般疾病的初级诊治工作。

(一) 城市社区卫生服务机构的基本功能

城市社区卫生服务机构主要提供公共卫生服务和基本医疗服务。公共卫生服务包括：卫生信息收集、健康档案管理、健康教育、妇女儿童系统保健、老年人保健、残疾人康复指导和恢复训练、精神病人管理和心理健康指导、生育指导、社区疾病预防控制以及突发公共卫生事件协助处理等。基本医疗服务包括：一般常见病和多发病的诊疗、护理，慢性病治疗，现场应急救护，家庭医疗服务和康复医疗服务等。

(二) 农村基层医疗卫生服务机构的基本功能

1. 乡镇卫生院的基本功能

乡镇卫生院以维护当地居民健康为中心，综合提供公共卫生服务和基本医疗等服务，并承担县级人民政府卫生行政部门委托的卫生管理职能。中心卫生院是辐射一定区域范围的卫生医疗服务中心，并承担对周边区域内一般卫生院的技术指导工作；乡镇卫生院开展与其功能相适应的基本医疗卫生服务，使用适宜技术、适宜设备和基本药物，大力推广包括民族医药在内的中医药服务。承担当地居民健康档案、健康教育、计划免疫、传染病防治、儿童保健、孕产妇保健、老年人保健、慢性病管理、重性精神疾病患者管理等国家基本公共卫生服务项目，协助实施疾病防控、农村妇女住院分娩等重大公共卫生项目、卫生应急等任务；承担常见病、多发病的门诊和住院诊治，开展院内外急救、康复和计划生育技术服务等，提供转诊服务。受县级人民政府卫生行政部门委托，承担辖区内公共卫生管理职能，负责对村卫生室的业务管理和技术指导。有条件的地区可推行乡村卫生服务一体化管理。

2. 村卫生室的基本功能

村卫生室是农村三级卫生服务网的最基层单位，以保护农村居民健康为目标，开展疾病预防与控制、妇幼保健、健康教育和常见病、多发病的一般诊治和转诊，为农村居民提供优质、价廉、便捷的综合卫生服务。社会和个人举办的其他农村医疗卫生机构是农村卫生服务网络的重要组成部分，除提供医疗服务外，也可以承担预防保健任务。

三、基层医疗卫生服务的发展目标与实现方式

我国对于基层卫生服务的发展目标定位是大力发展农村医疗卫生服务体系和完善以基层卫生服务为基础的新型城市医疗卫生服务体系；建立协调统一的卫生管理体制；转变基层医疗卫生机构运行机制；完善政府对城乡基层医疗卫生机构的投入机制；制定和实施人才队伍建设规划，重点加强公共卫生、农村卫生、城市社区卫生专业技术人员的培养培训；加快医疗卫生信息系统建设。

我国基层卫生服务机构职能主要通过在基层卫生服务机构开展各项卫生工作、上门服务、居民选择医生签订社区卫生合同书、医疗咨询热线服务和双向转诊服务实现。

四、基层医疗卫生机构的发展现状

基层医疗卫生机构主要包括乡镇卫生院、社区卫生服务中心(站)、村卫生室、医务室、门诊部(所)和军队基层卫生机构等。

乡镇卫生院和社区卫生服务中心负责提供基本公共卫生服务以及常见病、多发病的诊疗、护理、康复等综合服务,并受县级卫生计生行政部门委托,承担辖区内的公共卫生管理工作,负责对村卫生室、社区卫生服务站的综合管理、技术指导和乡村医生的培训等。乡镇卫生院分为中心乡镇卫生院和一般乡镇卫生院,中心乡镇卫生院除具备一般乡镇卫生院的服务功能外,还应开展普通手术等,着重强化医疗服务能力并承担对周边区域内一般乡镇卫生院的技术指导工作。

村卫生室、社区卫生服务站在乡镇卫生院和社区卫生服务中心的统一管理和指导下,承担行政村、居委会范围内人群的基本公共卫生服务和普通常见病、多发病的初级诊治、康复等工作。单位内部的医务室和门诊部等基层医疗卫生机构负责本单位或本功能社区的基本公共卫生和基本医疗服务。其他门诊部、诊所等基层医疗卫生机构根据居民健康需求,提供相关医疗卫生服务。政府可以通过购买服务的方式对其提供的服务予以补助。

《基层医疗卫生体系发展基本情况》指出,我国基层医疗卫生服务网络基本建成。截至2019年底,全国有县级医院1.5万个,乡镇卫生院3.6万个,村卫生室62.2万个,社区卫生服务中心9352个,社区卫生服务站2.6万个,基本实现每个县有综合医院和中医院,每个乡镇有一所乡镇卫生院,每个行政村有一所卫生室,90%居民15分钟内可以到达最近的医疗点。基层医疗卫生机构现有医务人员397.8万人,其中乡镇卫生院139.1万人,社区卫生服务中心(站)58.3万人,村卫生室从业人员达144.1万人(含卫生院在村卫生室工作人员)。2018年全国新增全科医生4.3万人,全科医生总数达到30.9万人,壮大了基层医师队伍。

2019年1~10月,基层医疗卫生机构诊疗人次达36.6亿人次,占全国医疗卫生机构总诊疗人次的52%,其中,乡镇卫生院诊疗人次9.0亿人次,村卫生室诊疗人次13.9亿人次,社区卫生服务中心(站)诊疗人次6.6亿人次,城乡居民看病就医需求基本得到保障。

五、基层医疗卫生机构定位中存在的问题

根据《关于推进县级公立医院综合改革的意见》以及关于推进分级诊疗的系列政策,基层医疗卫生机构和二级医疗机构的功能界定中关于基本医疗服务都有常见病、多发病、慢性病诊疗,二者范围没有明确区分;而基层与一、二、三级医院都提到了健康教育、公共卫生服务方面的职能,功能定义模糊、缺少区分度,医疗机构层级间职能的区分不清晰。我国公立医疗机构的功能定位存在职能交叉、权责不明确、边界不清晰等方面的问题。

虽然部分地区社区卫生服务机构的慢性病医疗服务提供情况较好,但对于有关常见病

与多发病等医疗服务情况并未确立相对于综合型大医院的优势服务模式,加上社区居民对于社区卫生服务机构的认识仍停留在对传统地段医院的认识上,基本医疗未充分实现应有的功能。

六、基层医疗卫生机构定位问题的解决方法

基层医疗卫生机构应挖掘自身优势,在医疗服务提供方面避免与综合型医院竞争,与其建立互利共赢机制,具有对规定疾病的治疗能力和判定患者是否需要上转诊疗的判断力。例如,广东省某市经调研具体确定了社区卫生服务中心 104 个病种、乡镇卫生院 101 个病种、社区卫生服务站 38 个病种和村卫生室 34 个病种作为 4 类基层医疗卫生机构的基本医疗服务范围,据之可优化基层医疗卫生机构的诊疗项目、基本药物目录、医疗设备和人才培养。

在分级诊疗的背景下,对于基层医疗卫生机构服务能力的提升,上级医疗机构具有帮扶的职责。其帮扶的实现方式具有多种,例如专家下基层进行诊疗带教,为基层医疗卫生人员提供培训机会,发挥优质医疗资源优势,提供全科医学的教学和师资培训,制定基层医疗服务行为指导,带领基层进行科研工作,利用自身权威地位宣传基层医疗服务等。

从居民的实际需求和医务人员的职业发展出发,北京市多个社区卫生服务中心的管理人员认为,社区卫生服务机构有必要建设专科。除为转诊患者推荐专科内合适的就诊方向外,相比上级医院专科医生,其应能胜任本科多项诊疗技术,提供连续的专科服务;专科的设置也有助于居民对社区卫生服务中心服务能力认知改观,改善其依从性。专科的设置应据居民需求和专科特点而定,如骨、妇、眼科以及老年常见病,着重于早期治疗的康复医学,患者常见的心理咨询,还有其他地域性疾病等。2018 年,我国社区卫生服务中心的科室设置以全科医学科为主,中医科发展较快,康复医学具有发展前景,而儿科等其他专科发展稍显滞后。

七、基层医疗卫生服务人员定位

(一) 乡村医生

1. 发展现状

乡村医生是我国医疗卫生服务队伍的重要组成部分,是最贴近亿万农村居民的健康"守护人",是发展农村医疗卫生事业、保障农村居民健康的重要力量。截至 2018 年底,全国共有村卫生室 62.2 万个,设村卫生室的村占行政村总数的 94.0%。村卫生室从业人员达 144.1 万人,其中乡村医生 84.5 万人,执业(助理)医师 38.1 万人,注册护士和卫生员 21.4 万人。

　　对 29 项乡村医生相关的政策进行分析可见,能力建设型、命令型、激励型、象征和劝诫型政策工具分别占 35.8%、26.9%、19.4%、17.9%,针对成长、待遇、身份和来源 4 个关键问题的分别占 41.3%、36.5%、11.9% 和 10.3%,我国乡村医生政策的政策工具使用存在偏移,各政策工具内部结构不合理,身份和来源问题政策工具关注度尚有欠缺。一些地方对乡村医生身份转变进行了探索:一是推进乡村紧密型一体化管理,如上海、广州由社区卫生服务中心、乡镇卫生院等聘用乡村医生,对其进行统一管理,天津、江苏加快推进乡镇卫生院领办村卫生室,逐步实现村卫生室由政府主管;二是拓宽乡村医生发展空间,如山西将村卫生室融入县域医疗集团管理,内蒙古、重庆对在村卫生室工作的执业(助理)医师,通过考试与考察相结合的方式将其录用到乡镇卫生院工作。

　　出于适应国情和结合乡村医生实际工作环境、内容的考虑,有研究认为需制定独立于《中华人民共和国执业医师法》的乡村医师法,并拟制定了如图 1-1 所示的立法内容。另一项研究则认为应当实施强制性村医执业责任保险,由政府承担保险费,避免增加乡村医生负担,授权国有控股保险公司经营,以兼顾社会公平与正义。

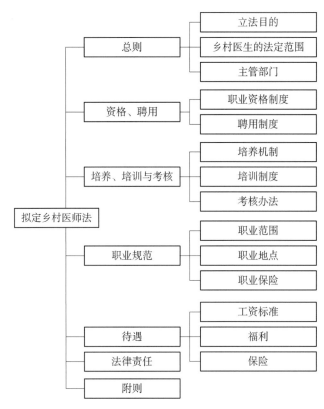

图 1-1　拟制定乡村医师法内容

2. 存在问题

　　目前研究显示,乡村医生仍普遍存在人员结构老龄化、高层次学历和职称比例低、收入低、养老机制不健全、培训力度不足、难以适应信息化建设的问题。

（1）乡村医生的执业范围尚不明确。2017 年《医师执业注册管理办法》中对"执业范围"的定义为"医师在医疗、预防、保健活动中从事的与其执业能力相适应的专业"，该执业范围过于宽泛。而《乡村医生从业管理条例》对于乡村医生的执业范围应确定为基层农村的预防、保健、医疗服务和突发事件应急处理工作。《村卫生室管理办法（试行）》中规定了村卫生室的功能任务，但未对"村卫生室人员"职责进行细分。2015 年《关于进一步加强乡村医生队伍建设的实施意见》中明确乡村医生职责为："乡村医生（包括在村卫生室执业的执业医师、执业助理医师，下同）主要负责向农村居民提供公共卫生和基本医疗服务，并承担卫生计生行政部门委托的其他医疗卫生服务相关工作"；《关于开展 2016 年乡村全科执业助理医师资格考试试点工作的通知》中规定其执业范围注册为"全科医学专业"。由此可得，当前法律与政策对乡村医生的定义存在差异，其执业范围依然缺乏国家层面法律上的明确规定。

（2）缺乏相应激励机制，人才流失严重。因乡村医生处于卫生编制外，其执业风险缺少合适的分担机制，执业中责任保险制度缺失，待遇、福利缺少保障，以致岗位吸引力低、执业风险大、稳定度差。张智滨等人研究发现，2014 年到 2019 年重庆市梁平区因为各种原因退休离职人员高达 155 人，现有合格人员 448 人，离职比例达 25.7%。在这五年内，梁平区乡村医生青壮年劳动力在大量流失。《中华人民共和国侵权责任法》明确，患者在诊疗活动中受到损害，医疗机构及其医务人员有过错的，由医疗机构承担赔偿责任；医务人员在诊疗活动中未尽到与当时的医疗水平相应的诊疗义务，造成患者损害的，医疗机构应当承担赔偿责任。但乡村医生并不处于体制内，虽然接受乡镇卫生院的指导和监督，需要完成政策下达的任务，但上级医疗机构并不为其承担医疗风险。2020 年 6 月施行的《中华人民共和国基本医疗卫生与健康促进法》第一次将"国家加强乡村医疗卫生队伍建设，建立县乡村上下贯通的职业发展机制，完善对乡村医疗卫生人员的服务收入多渠道补助机制和养老政策"写入法律，缓解了目前缺乏激励机制的情况。

（3）人员结构不合理，数量不足，老龄化严重，工作能力较低。乡村医生是我国基层卫生服务从业者的重要组成部分，然而，具备报考国家执业（助理）医师资格的乡村医生数量却不足 50%。同时，由于我国历史原因，乡村医生队伍年龄偏大，老龄化问题严重，年龄分布不均，加上尚未形成完善的年轻人员补缺制度，村卫生室存在后继无人的困境。张智滨等人在重庆市梁平区的研究发现，被调查的 448 名乡村医生中，获执业医师仅 15 人，执业全科助理医师 84 人，执业助理医师 108 人；同时其中大多数医生是医专毕业，不少乡村医生小学或初中毕业后，子承父业，未能经过长期系统专业知识培训。

（二）全科医生

1. 发展现状

截至 2018 年底，我国全科医生总数 30.87 万，每万人口全科医生 2.22 人，注册为全科医学专业的有 15.68 万人，相比 2017 年 37%、2018 年 38% 的注册率有了明显提升，但依然仅过半。

家庭医生主要在基层承担预防保健、常见病及多发病诊疗和转诊、病人康复和慢性病管理、健康管理等一体化服务工作。家庭医生以人为中心、以家庭为单位、以整体健康的维护与促进为方向,提供长期签约式照顾,将个体与群体健康照顾融为一体。目前,家庭医生签约主要有点单式、服务包式两种模式,前者是根据居民的健康需求在签约服务清单中选择适宜的服务内容,后者是根据居民健康状况和基层医疗卫生机构服务能力开发形成基础服务包和不同类型的个性化服务包。研究发现,签约家庭医生能有效引导常见病、症状轻发展慢的疾病首诊,以及复发概率高、复发病情急、需求的检测设备常见并且操作简单的患者在基层复诊;签约居民对社区卫生服务中心的利用率更高,对社区卫生服务各项指标的满意度更高。

2. 存在问题

(1)人才数量不足,流失严重。系统内部后备力量不足,对于转岗培训的基层医生,需至少脱产一年来参加培训学习,培训时间长、工作学习矛盾,阻碍了此类培训的广泛展开。且已经过"5+3"模式及转岗培训的全科医生,因收入水平、机构编制、职业发展等因素出现培养后备人才"下不去""留不住"的人才流失现象。

(2)薪酬待遇较低,职业吸引力低。我国全科医生工作满意度处于中等水平,收入、职业发展、加班和工作压力普遍影响全科医生的满意度,合同制任职、高职称、行政职位则分别提升了西、中、东部全科医生的满意度。社区基层卫生事业发展压力、高学历者职业期望和工作价值要求高、工作量超负荷等因素使全科医生情感耗竭、个人成就感低,进而导致我国全科医生的职业倦怠较为严重,同时在执业中还普遍存在工作场所暴力问题。江苏省对社区全科医生调查发现,由于因服务的对象多且病种复杂、服务的区域范围广以及医院对职责划分模糊,其岗位工作量大、工作内容复杂,不仅难以保证休息时间,而且多需承担非本职工作等,全科医生的工作满意度较低。实施签约服务后,工作时长增加,执业风险更大,而激励措施不足,使得家庭医生的工作总体满意度更低。上海市浦东新区的研究发现,在利好政策下,虽然农村社区卫生服务中心护士工作生活质量中等偏上,但工作繁杂而社会认可不足,使得全科护士的工作生活质量明显低于其他科室。

(3)业务水平较低,工作能力尚需提高。目前在岗的全科医生绝大多数是通过社区卫生服务机构医生在岗或转岗培训产生的,但在岗、转岗培训的计划与内容未能很好地结合全科医生的培训需求和执业标准,且考核与考核结果反馈机制不健全;具有临床经验的全科师资也多由专科医师转岗而来,全科住培基地准入和再认证机制还不完善。由于全科医生的规范化培训是在二、三级医疗机构完成的,医院缺乏具有全科理念的师资参与培训,仍然以培训专科医生的方式培训全科医生,使得全科医生规范化培训后回到基层不能完成工作。

(4)缺乏相关法律支撑和保障。在现行政策环境中,"上门服务"是家庭医生服务的一种重要方式。但2008年制定的《护士执业注册管理办法》要求护士经执业注册后,应当按照注册的执业地点从事护理工作。2017年新制定的《医师执业注册管理办法》虽然拓展了医师执业地点的范围,将执业医师和执业助理医师的执业地点,分别界定为其各自机构所在地的省级行政区划和县级行政区划,但其本质上是为近些年推行的医师多点执业制度服务的。

上门医疗服务是否合法依然不明晰,相关法规也没有对上门服务的内容进行明确界定。北京市曾于 2016 年就开展上门医疗服务的合法性问题,向原国家卫生和计划生育委员会提交专门的请示文件,后者在随后做出的批复中明确表示:医疗机构以家庭病床、巡诊等方式开展的医疗服务,属于合法执业行为。但是,目前各地已经颁布家庭病床管理的地方性规定往往对家庭病床的设置要求和设置程序都有较高的标准,在这种情况下,各地家庭病床的设置不可能大规模开展,无法适应家庭医生制度广泛推行的需要。居家医疗和护理的服务项目、服务内容、服务规范等,仍需制定法律为之提供依据和保障。

第二节 我国基层医疗卫生服务的发展成就与经验

20 世纪初期,尤其是我国实施新一轮医疗卫生体制改革以来,全国各地围绕"保基本、强基层、建机制"的要求,大力推进乡镇卫生院、社区卫生服务机构等基层医疗卫生机构综合改革。按照"统筹安排、突出重点、循序渐进"的改革路径,基层成为新医改的重点。为此,中央财政先后投入约 1 000 亿元支持基层医疗卫生机构建设,着力改善老少边穷地区和农村医疗卫生服务条件,让基层群众看病就医的基本需求得到优先满足,不仅有效缓解了因病致贫的情况,还大大促进了社会的公平和正义。主要成就分为以下几个方面。

一、人均期望寿命提升

新中国成立以来,我国健康水平显著提高。人均期望寿命已由新中国成立前的 35 岁、1957 年的 57 岁提高到 2019 年的 77.3 岁,仅用半个多世纪就将人口寿命延长了 42 岁,这在世界上是十分罕见的(表 1-1)。

表 1-1 中国人均期望寿命(岁)

年份	合计	男	女
2000	71.4	69.6	73.3
2005	73.0	71.0	74.0
2010	74.8	72.4	77.4
2015	76.3	73.6	79.4
2020	77.9	75.4	80.9

数据来源:《中国统计年鉴(2022)》

日本是全世界人均期望寿命最高的国家,通过对比近几年数据可以发现,我国人均期望寿命的增长率大部分高于日本(图 1-2)。

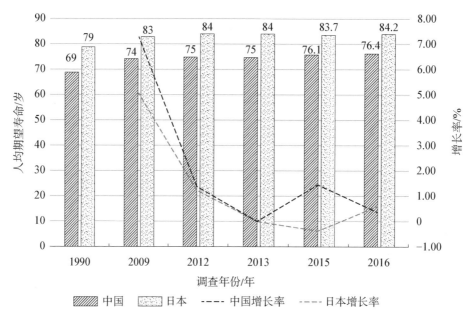

图1-2 1990～2016年人均期望寿命中日对比

资料来源：World health statistics，2019

2000～2020年，我国5岁以下儿童死亡率、婴儿死亡率、新生儿死亡率和孕产妇死亡率都有大幅下降，在维护妇幼群体健康方面取得巨大成就（表1-2、1-3）。

表1-2 我国城市与农村儿童死亡率及发展趋势

指标	2000 年	2005 年	2010 年	2015 年	2020 年
5 岁以下儿童死亡率(‰)	39.7	22.5	16.4	10.7	7.5
其中：城市	13.8	10.7	7.3	5.8	4.4
农村	45.7	25.7	20.1	12.9	8.9
婴儿死亡率(‰)	32.2	19.0	13.1	8.1	5.4
其中：城市	11.8	9.1	5.8	4.7	3.6
农村	37.0	21.6	16.1	9.6	6.2
新生儿死亡率(‰)	22.8	13.2	8.3	5.4	3.4
其中：城市	9.5	7.5	4.1	3.3	2.1
农村	25.8	14.7	10.0	6.4	3.9

资料来源：《中国统计年鉴》

表 1-3　我国城市与农村孕产妇死亡率及发展趋势

指标	2000 年	2005 年	2010 年	2015 年	2020 年
孕产妇死亡率(1/10 万)	53.0	47.7	30.0	20.1	16.9
其中:城市	29.3	25.0	29.7	19.8	14.1
农村	69.6	53.8	30.1	20.2	18.5

资料来源:《中国统计年鉴(2020)》

二、基层医疗改革初显成效

医疗改革是世界性难题,关乎人民群众福祉。福建省三明市于 2012 年打破了公立医院"以药养医"、医务人员事业管理等各方深层利益藩篱,建立了"医药、医保、医疗"三医联动的改革路径。通过限价采购药品耗材、调整医疗服务价格、创新薪酬分配制度、改革医保支付方式等"三医"措施,完善了县级医院运行机制和服务模式,缓解"看病难、看病贵"的难题。目前,三明市公立医院改革取得成效,群众看病负担明显减轻,公立医院人均收入大幅提升,医院收入结构不断优化,政府财政负担没有明显加重,医保节约呈上升趋势,基层城乡居民医疗费用负担均逐年下降,实现了医院、医生、百姓共赢的局面。此外,厦门市推行"家庭医生"签约服务,家庭医生团队由二、三级医院的专科医生以及基层医疗卫生机构的全科医生和健康管理师共同组成,通过"三师共管"为入网的慢性病患者提供定制化、连续性的诊疗服务,强化了基层专业力量,实现了医疗资源、医学人才、科学技术的有效下沉。调研中,厦门同安区的医院实施了医共体改革,当地的居民对收费、技术服务水平、药品质量满意度均明显高于其他地区的居民满意度。由此可见,三明医改、"三师共管"为人们更好地维护健康带来了福音,而这亦为全国公立医院改革探索提供了可借鉴的范例。因此,可充分发挥其典型引领作用,纵深推进新时代医改,满足人民群众多层次的医疗服务需求。

近年来,贵州在制定全省医疗卫生资源配置标准和医疗卫生机构设置规划时,优先安排集中连片特困地区县级中医院、妇幼保健院、中心乡镇卫生院等项目的建设。城乡医院对口支援、重点专科建设、远程医疗政策试点、农村定向医学生免费培养、全科特岗医生计划等项目重点向少数民族地区、贫困地区倾斜。全面提升基层医疗卫生服务能力,着力解决基层医疗卫生资源总量不足、人才严重匮乏、体制机制不活、服务能力薄弱等突出问题。同时,在全省范围内推进医联体和医共体建设,进一步促使优质医疗资源由二、三级医院向基层医疗卫生机构下沉转移。全省标准化乡村卫生室的建立,进一步夯实完善了基层医疗卫生建设的基础。

河北省在医改中的尝试和改革模式探索已取得初步成效。借鉴三明医改"建机制、堵浪费、调结构、增效益"的总体思路,实施"医药、医疗、医保"三医联动,推进基层医疗卫生机构综合改革。激发基层医疗卫生机构活力,调动医务人员积极性,提高卫生资源合理配置,努力建立城乡分级诊疗制度,逐步解决好老百姓看病难、看病贵问题。加强医联体建设,完善上下联动机制,积极改善医联体双向转诊制度,建立医联体的各级医疗机构之间利益协同机制,改变管理方式,将上级医院的专家派到基层医疗卫生机构中扶持基层医疗卫生机构建设,不断推进基层卫生事业的良性发展,促进城乡基层卫生服务均等化。

其中,邯郸市"健康小屋"下沉优质医疗资源的典型经验做法,得到了国家卫健委健康教育首席专家、著名心血管病专家胡大一教授等众多知名专家的首肯。专家们一致认为,邯郸"健康小屋"是让老百姓少得病、慢得病,甚至不得病的有效手段,在全国医改进入深水区的当下,为破解医改难题走出了一条新路。

承德市实施"雨润工程",提升基层医疗服务能力,打赢健康扶贫攻坚战。承德市委、市政府相继出台了《承德市强化基层医疗卫生服务能力建设实施意见》《关于调动基层医疗卫生机构积极性进一步方便群众就医若干措施(试行)的通知》及实施"雨润工程"等9个配套文件,从人才培养、人事薪酬、医保政策、财政保障、价格调整等方面制定48条实用政策。选派1000名医师下基层,精准帮扶200个基层医疗卫生机构,培养3000名卫生专业人员,推广应用200项新技术、新项目,补充更新1000台医疗设备,发挥市级医疗资源和技术水平的优势。"雨润工程"实施以来,已经取得初步成效。

三、基层医疗卫生服务能力不断增强

"新医改"实施以来,基层医疗卫生基础设施建设得到加强,医疗卫生服务的可及性和质量有了明显提高。具体而言,乡镇卫生院"新医改"后诊疗人次、入院人数有明显增加,每万农业人口床位数由2009年的10.50张增长至2019年的14.80张;就村卫生室而言,诊疗人次有所增加,2018年,有10.53%的村卫生室为乡镇卫生院设点卫生室,相较于2009年的7.18%有大幅提升,说明农村医疗卫生条件得到逐步改善。在城市社区卫生服务中心(站),对比"新医改"实施之前,其诊疗人次、入院人数增加则更为明显,尤其是诊疗人次增加了1倍以上。

近年来,贵州通过"基层医疗服务能力三年提升计划""黔医人才计划""医疗卫生援黔专家团"等支援帮扶工作,农村医疗队伍建设水平不断上升,农村医疗服务能力获得了快速发展。2019年,贵州印发《全省健康扶贫突出问题专项治理工作方案》,制作全省健康扶贫突出问题专项治理"作战图",每周一调度,挂账销号。截至目前,贵州省三级医院对口帮扶贫困县综合医院、中医院实现了全覆盖。组织省内外三级医院对所有民族自治县的县级综合医院进行对口帮扶,帮扶率达100%;组织二级以上的医疗机构对564个乡镇卫生院进行对口帮扶,帮扶率达100%。同时,国家卫生健康委、国家中医药管理局和东部7个省市对贵州省66个贫困县人民医院实现了对口帮扶的全覆盖,贵州省64家中医医院全部得到了国内三级甲等中医医院的对口帮扶。在各种帮扶支援举措的支持下,农村医疗卫生服务水平与人民群众对于医疗卫生需求的差距不断缩小。

同时,贵州省坚持以"2+5"重点专科建设为抓手,即以重症医学、急诊急救科建设为基础,以5个当地疾病谱中发病率靠前的专科为重点,全面加强基层医院学科建设,努力提升以医疗技术水平为核心的专科服务能力。通过重点专科建设,不断促进基层医疗核心技术的发展,带动医疗质量与服务能力持续提升。近年来,通过推进县医院能力建设、"县乡一体、乡村一体"机制建设,提升了贫困地区医疗卫生服务的能力,历史性地消除了农村贫困地区、乡村两级医疗卫生机构和人员"空白点"。贵州全面推行家庭医生团队签约服务,贫困人口4类慢病规范管理,签约服务率98.56%,超过了全国同期平均水平,实现了应签尽签,规范服务。

天津市滨海新区多年来对标对表工作阶段目标,精心组织,全力推进,确保民心工程和重点工作高质量完成,切实提升基层医疗卫生服务能力。全区累计完成21个社区卫生服务机构的远程会诊平台建设;指导大沽街等3个社区卫生服务中心完成社区疼痛门诊建设;推动塘沽街三槐路、海滨街光明2个社区卫生服务中心在全市率先试点开展社区康复适宜项目纳入医保基金支付工作;塘沽街解放路、杭州道街向阳2个社区卫生服务中心通过中国社区卫生协会培训基地现场评估,杭州道街向阳社区卫生服务中心被授予国家级基层卫生人才能力提升项目培训基地;推动海滨人民医院紧密医联体建设,海滨人民医院与3个社区卫生服务中心形成了服务共同体、责任共同体、利益共同体和管理共同体;针对基层卫生技术力量相对薄弱的情况,持续推进基层卫生人才队伍建设,研究制定《滨海新区全科医生队伍三年行动提升计划(2018—2020年)》(津滨卫基〔2018〕20号),累计安排600余名医护人员参加全科医生、社区护士转岗及再认证培训;组织实施国家基层卫生人才能力提升项目,累计完成基层医师、护士、乡村医生培训近300人;印发《家庭医生特需上门服务团队临床实践技能培训实施方案》(津滨卫基〔2018〕161号),组织家庭医生特需上门服务团队到市第五中心医院进行脱产培训;制定《深入开展滨海新区大医院医师百人团队进基层工作实施方案》(津滨卫〔2019〕70号),海滨人民医院、汉沽中医院等8名中级以上职称医师下到社区卫生服务中心服务。

强化基层医疗卫生服务体系的功能定位,可有效满足居民的医疗服务需求。基层医疗作为新医改的重点受到政府的高度重视,一系列政策的出台推动了基层医疗体系的功能拓展和能力强化。在基层医疗体系发展的过程中,加强基层医疗服务能力建设是基石,新技术的应用也必将为实现健康中国的目标提供助力。

四、分级诊疗制度有序推进

分级诊疗制度实施以来,我国以提高基层医疗服务能力为重点,以常见病、多发病、慢性病分级诊疗为突破口,逐步引导优质医疗资源下沉,加快构建"基层首诊、双向转诊、急慢分治、上下联动"的分级诊疗制度。2016年,全国80%的城市和50%的县开展分级诊疗试点。2017年,全国85%以上的地市开展分级诊疗试点。目前,我国基本实现村村有卫生室、乡乡有卫生院,县医院服务能力明显提高,80%以上的居民15分钟内能够到达最近的医疗点。

2016年12月,贵州省人民政府办公厅印发了《贵州省加快推进分级诊疗制度建设实施方案》,旨在建成基层首诊、双向转诊、急慢分治、上下联动的分级诊疗模式。2017年以来,全省9个市州已全部开展分级诊疗试点。至2017年底,全省46家三级医院、252家二级医院及501家乡镇卫生院建立了医联体,建立起由县级医院牵头,将乡、村基层医院联合起来的医共体101个。在地方实践中,以余庆县为代表的"1+1+1+1+1"家庭医生签约服务团队模式和铜仁为代表的"管理、服务、责任、利益"县乡基层医疗卫生机构一体化管理模式,在分级诊疗制度实施过程中取得了显著成效,使优质医疗资源逐渐下沉至基层,在推进基层医疗卫生机构医疗服务能力提升的同时,有效引导了广大人民群众合理有序就医。

我国大力推进家庭医生签约服务,让群众患病后第一时间能够问诊自己的家庭医生,增强了群众对改革的获得感。截至2016年底,家庭医生签约率达到22%、重点人群签约率达到38.8%,"小病在基层、大病到医院、康复回基层"的合理就医秩序正在形成。2016年,19个省份基层医疗卫生机构诊疗量占总诊疗量的比例呈上升趋势,部分省份超过60%。

五、互联网技术促进资源下沉

为满足人民群众日益增长的健康需求,进一步推进健康中国战略实施,2015年国务院发布了《国务院关于积极推进"互联网+"行动的指导意见》,促进"互联网+医疗健康"的发展,增加对基层医疗的投入以及推进远程医疗系统以期惠及更多百姓。各级政府重视发展互联网建设,增加对基层医疗信息化建设的财政投入,大力完善远程医疗服务系统,促进医疗资源的二次分配。同时,依托现代通信技术,"互联网+"医疗技术逐渐在乡村铺开,线上诊疗、复诊开方、在线医保结算等功能为居民提供极大的便利,各种形式的微信公众号和APP等健康管理平台等越来越多的医疗服务模式应运而生,打破了医疗服务质量的地域界限,促进了优质医疗资源下沉到基层。基层群众可以足不出户得到专家诊疗、慢病管理监测、优良药材配送服务,一定程度上缓解了医疗资源总量不足、分布不均衡的难题。

调研中发现大部分县级医院不同程度上推进了医疗卫生信息共享、区域全民健康信息平台对接、远程医疗等工作服务。如福建省莆田市秀屿区建立了智能导医分诊、候诊提醒、移动支付、费用结算、检验检查结果等诊疗信息在线查询的信息系统,基层信息化建设为基层百姓提供了便捷、安全的医疗卫生服务。贵州省的"远程医疗"服务实现了全覆盖,这可以说是贵州省的一个特色。由于特殊的地理条件限制,就医难问题是阻碍贵州广大身处偏远大山之中的群众健康水平提升的重要原因。面对基层卫生人力资源总量严重不足,结构不合理、分布不均衡,特别是优质医疗资源匮乏的现实困境,贵州省依托大数据发展战略,充分激发信息化高效便捷、资源共享、机制优化的新动能。2017年已全面完成乡镇卫生院、社区卫生服务中心远程医疗服务体系建设的工作任务,在全国率先实现了乡镇卫生院、社区卫生服务中心远程医疗全覆盖,建立了纵向贯通、横向互通、扁平化、零距离的远程医疗服务体系。"远程医疗"能够覆盖省、市、县、乡,有些地方还覆盖到了村,远程会诊可以接通到贵州医科大学附属医院、贵州省人民医院、贵州中医药大学附属医院,甚至北京的中日友好医院的专家。在贵州医疗资源匮乏的情况下,老百姓不出乡镇就可以接受远程会诊,享受优质医疗资源的服务,降低了异地就医的经济负担。

六、中医药独特优势与作用显现

中医药历史源远流长,凝聚着中华民族的智慧经验,是我国重要的卫生资源。自新型冠状病毒感染疫情暴发以来,在没有特效药和疫苗的情况下,中医药凭借历史上积累的对抗瘟疫的丰富经验,参与到防控救治全过程,与西医药一道成为抗疫战场上的主力军。可见,在维护人民健康、促进中国特色卫生健康事业发展中,中医药发挥了举足轻重的作用。另一方面,现代医学的理念从"治疗疾病"向"预防疾病"转变,与中医"治未病"的思想不谋而合;而集养生保健、防治疾病和康复维护为一体的中医学亦恰恰契合了"健康中国"行动的理念。因此,习近平总书记明确指出:"充分发挥中医药防病治病的独特优势和作用,为建设健康中国、实现中华民族伟大复兴的中国梦贡献力量"。

如福建省依托区域优势大力发展中医药产业,对相关闽产道地药材进行重点研发,加大对片仔癀的研究,通过产、学、研相结合,推动其标准化、现代化和国际化发展。同时,中医药服务在大多数省份的基层医疗卫生机构已逐渐铺开,调研中大部分的基层医疗卫生机构配置了中药药房,中草药、中成药种类亦较前增多,大多基层医疗卫生机构开展了针灸、推拿、中药敷贴等中医药适宜技术,深受广大群众好评,百姓对中医药的服务需求日益增加。

民族医药是贵州的一大优势,也是贵州省医药产业的特色之一。贵州少数民族在长期的生产实践中,积累了十分丰富的医学知识,形成了很多各具特色的民族医疗技术。十八大以来,贵州省委、省政府对民族医药人才培养、基础理论、机构建设、医药产业发展、药用资源保护和服务能力等方面都进行了全面规划,强化少数民族医药制造业扩量提质,在加大少数民族医药产业招商引资和引才引智的开放吸纳力度等方面取得明显成绩,对建设同步小康、健康贵州、民族团结做出了重要贡献。在地方实践中,黔西南州和黔南州分别制定了地方民族医药保护与发展条例,黔东南州通过着力培养民族医药与健康养生产业链,有效发挥了民族医药产业在大健康战略中的地位和作用。

七、药品供应保障制度不断健全

大力实施药品生产、流通、使用全流程改革。调整利益驱动机制,破除以药补医机制,优先使用基本药物,理顺药品价格,保障药品安全有效、价格合理、供应充分,缓解长期以来就医过程中药价不合理的现状。贵州省通过建立省卫生计生委等九部门共同参与的工作协调机制,改进低价药品价格管理方式,建立了低价药品清单进入和退出机制和短缺药品常态储备制度,确保了常用低价药品的临床供应。2017 年,贵州省进一步推进新一轮药品集中采购改革,在全省公立医疗机构推行药品采购"两票制"政策,规范了药品采购行为,进一步防止了药品价格虚高。2018 年 6 月,贵州省已全面执行新一轮药品集中采购目录,按照基药和非基药两标合一、分类采购原则,公开招标中标药品有 963 个供医疗机构直接采购,直接挂网的药品有 24 548 个供医疗机构议价后采购。公开招标的 552 个品规 963 个药品,竞价品规平均降幅达 27.51%,议价品规平均降幅达 11.03%,单个产品最大降幅为 87.8%,达到了降低药品虚高价格的预期目标。2018 年版国家基本药物目录与 2012 年版国家基本药物目录比较:一是增加了品种数量,由原来的 520 种增加到 685 种,其中西药 417 种、中成药 268种(含民族药),涉及剂型 1 110 余个、规格 1 810 余个,能够更好地覆盖各级各类医疗卫生机构用药需求,有效推动全面配备、优先使用基本药物;二是优化了结构,突出常见病、慢性病以及负担重、危害大的疾病和公共卫生等方面的基本用药需求,注重儿童等特殊人群用药,新增品种包括了肿瘤用药 12 种、临床亟需儿童用药 22 种等;三是继续坚持中西药并重,增加了功能主治范围,覆盖更多中医临床症候;四是强化了临床必需,2018 年版国家基本药物目录调整新增的药品品种中,有 11 个药品为非医保药品,主要是临床必需、疗效确切的药品。

为解决社区居民取药难问题,结合社区居民用药特点,天津市滨海新区下发《区卫生健康委关于印发滨海新区"提升社区慢病用药保障季度攻坚"专项行动实施方案的通知》(津滨卫医政〔2019〕170 号),全面开展滨海新区"提升社区慢性病用药保障季度攻坚"专项行动。推动社区卫生服务机构用药范围与二三级医院衔接,方便社区居民就近取药。畅通药事服务咨询投诉渠道,对外公示各机构和区药品保障服务热线,主动接受群众监督。成立区基层医疗卫生机构药品保障专项检查组,对全区基层医疗卫生机构开展专项检查。专项行动的持续开展,明显提升了基层药品保障能力,有效减少了药品保障投诉数量。

八、全民医保体系基本建立

我国已经织起了世界上最大的基本医疗保障网。2018 年,城镇职工基本医疗保险、城镇居民基本医疗保险、新型农村合作医疗 3 项基本医疗保险参保人数达到 13.45 亿,参保率保持在 96% 以上,较 2010 年提高了 4 个百分点,基本已实现全民参保。2018 年新农合、城镇居民医保人均筹资增加到 700 元左右,比 2014 年增长了 50%。2014 年 3 项基本医疗保险住院费用政策范围内报销比例均达到 70% 以上。同时,医疗保障力度逐步提升,各等级医疗机构的起付线和报销比例差距加大,以此来引导患者基层就诊。

第二章

我国基层医疗卫生机构现状分析

第一节 我国基层医疗卫生机构资源现状分析

一、物力资源建设现状

(一) 机构数量

基层医疗卫生机构与县(市)级医院个数对比:如图 2-1 所示,从 2012 年至 2019 年,基层医疗卫生机构总数呈现下降态势,同时县(市)级医院总数也有所降低。从总数上来说,基层医疗卫生机构数量从 2012 年的 72.41 万个发展到 2019 年的 68.72 万个,下降了 5.10%;县(市)级医院则从 2012 年的 6 405 个下降到 2019 年的 6 234 个,下降比例为 2.67%。

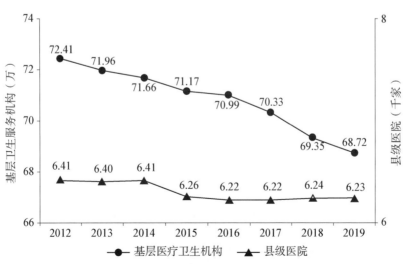

图 2-1 县级医院与基层医疗卫生机构数目变化情况

基层医疗卫生机构总数及占比变化情况:如图 2-2 所示,从 2010 年至 2019 年,基层医疗卫生机构总数呈现先上升后下降的态势。从总数上来说,基层医疗卫生机构数目从 2010 年的 71.90 万发展为 2019 年的 68.72 万,总数下降 4.42%。

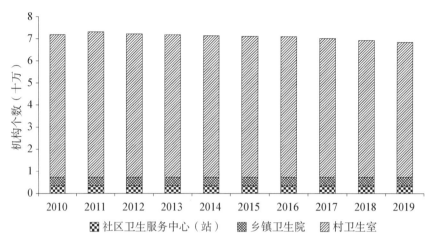

图 2-2　基层医疗卫生机构近 10 年机构数目变化情况

从占比上来看,近 10 年来村卫生室数目占基层医疗卫生机构总数超过 90%,远远高于社区卫生服务中心(站)和乡镇卫生院;社区卫生服务中心(站)则与乡镇卫生院数目相近,二者均约占基层医疗卫生机构总数的 5%。

不同地区基层医疗卫生机构变化情况:从图 2-3 可以看出,我国不同地区基层医疗卫生机构总数存在较大差异,其中东部地区基层医疗卫生机构总数高于中部和西部,并且东部地区机构总数呈现比较显著上升趋势,而中部和西部地区基层医疗卫生机构总数上非常接近,近年来也未呈现明显增长趋势。

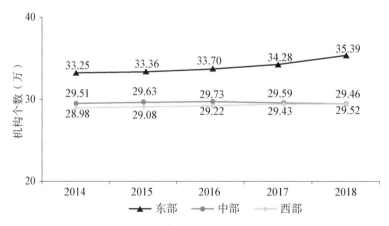

图 2-3　不同地区基层医疗卫生机构总数变化趋势

中医医疗卫生服务机构总数及占比情况:如图 2-4 所示,从 2015 年至 2019 年,中医医疗卫生服务机构总数大体上处在一种上升的趋势。从数量上来说,中医医疗服务机构数量从 4.65 万上升到 6.58 万,增长率为 41.5%,其中中医门诊部数量从 1 640 个上升到 3 267 个,上涨了将近 1 倍。

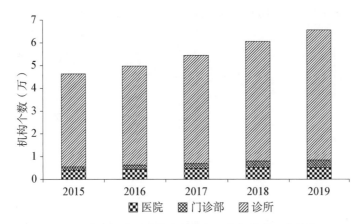

图 2-4　中医医疗卫生服务机构近 5 年机构数目变化情况

从占比上来看,近 5 年来中医类诊所在中医医疗卫生服务机构的占比最大,占 87% 左右,中医医院大致占比 8%,中医诊所占比 5% 左右。

不同地区中医医疗卫生服务机构变化情况:由图 2-5 可以看出,我国各个地区中医医疗卫生服务机构都呈现稳步上升的趋势,中部地区中医医疗卫生服务机构数量最少,增长趋势相对于其他地区而言较低;2015 年时西部地区的中医医疗卫生服务机构高于东部地区,但是东部地区增幅明显,在 2017 年接近西部地区中医医疗卫生服务机构的个数,从 2018 年开始,东部地区比西部地区的机构数量多。

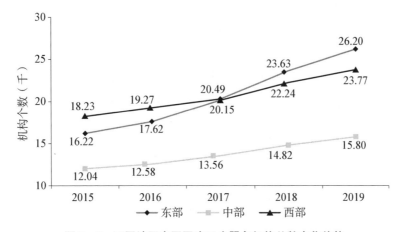

图 2-5　不同地区中医医疗卫生服务机构总数变化趋势

(二) 床位数

县(市)级医院和基层医疗卫生机构的床位数变化情况如图 2-6 所示,县(市)级医院和基层医疗卫生机构在 2012～2019 年间均呈现不同程度的增长态势,且县(市)级医院的床位数显著多于基层医疗卫生机构的总和。其中,县(市)级医院床位数由 2012 年的 167.02 万张增长到 2019 年的 236.69 万张,增幅达到 41.71%;基层医疗卫生机构则由 2012 年的 130.25 万张增长到 2019 年的 160.74 万张,增幅为 23.41%。

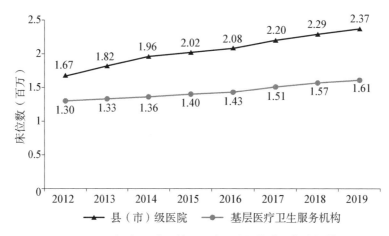

图 2-6　县(市)级医院和基层医疗卫生机构床位数变化情况

不同基层医疗卫生机构的床位数变化情况:如图 2-7 所示,从 2010 至 2019 年间,基层医疗卫生机构的床位数在迅速增长,年均增长率高于 2%。2010 年,社区卫生服务中心(站)和乡镇卫生院的床位数分别为 16.88 万和 99.43 万张,到 2019 年社区卫生服务中心(站)和乡镇卫生院的床位数分别达到 23.74 万和 136.99 万张,增幅达到 40.64% 和 37.78%。

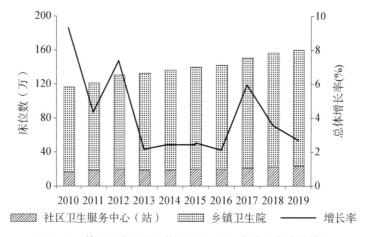

图 2-7　基层医疗卫生机构 2010～2019 年床位数变化情况

不同地区基层医疗卫生机构床位数变化情况:从图 2-8 可知,从不同地区的发展情况来看,我国不同地区基层医疗卫生机构床位数都呈现逐渐上升的趋势,其中中部地区基层医疗卫生机构床位数领先其他地区,并在近五年内呈现迅速增长的态势;西部地区及东部地区也呈现较好的增长态势,而且西部地区床位数略多于东部地区。虽然西部地区相比东部地区床位数占优,但从基层医疗卫生机构个数和总诊疗人次数来看,西部地区都低于中部地区和东部地区,可能由于大量流动人口从西部地区转移到东、中部地区务工,留守家庭经济收入较低,卫生保健需求并未得到充分释放;西部地区获得了更多的财政补贴用于供给侧改革,但这些财政资金主要用于购买医疗硬件设备、扩张医疗卫生机构的规模和数量,虽然改善了医疗服务的可及性,但服务质量仍取决于高水平的医务人员。

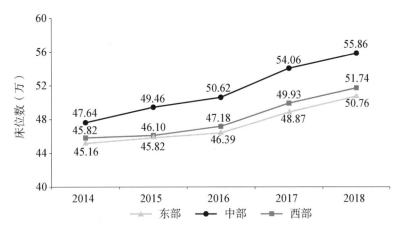

图 2-8 不同地区基层医疗卫生机构床位数变化趋势

不同中医医疗卫生服务机构的床位数变化情况:如图 2-9 所示,2015～2019 年,我国中医医疗卫生服务机构床位总数在迅速增长,增幅最高为 8.44%,最低为 6.86%,但是相比于中医医院稳步上升的趋势来说,中医门诊部处于一种不稳定的趋势:2016 年相较于 2015 年减少了 124 张床位数,从 2016 年开始床位数上升,但是 2019 年又开始下降。2015 年,中医医院和中医门诊部的床位数分别为 81.94 万张和 585 张,直至 2019 年,我国中医医院和中医门诊部的床位数分别上涨到 109.16 万张和 536 张,增幅分别为 33.22% 和 -8.38%。

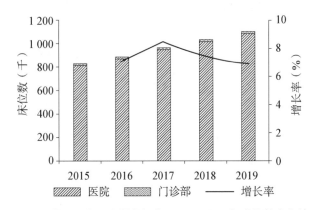

图 2-9 中医医疗卫生服务机构 2015～2019 年床位数变化情况

不同地区中医医疗卫生服务机构床位数变化情况:从图 2-10 可知,从不同地区的中医医疗卫生服务机构床位数发展趋势来看,总体呈现良好的上升趋势,其中东部地区中医医疗卫生服务机构床位数要高于其他地区,中部与西部地区基本持平。2015年,东、中、西部地区中医医疗卫生服务机构的床位数分别为31.4万张、25.6万张、25万张;至2019年,三个地区的床位数分别上涨到40.3万张、34.1万张、34.8万张,增幅分别为28.2%、33.3%、39.3%。

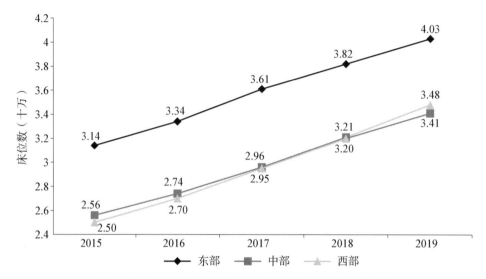

图2-10 不同地区中医医疗卫生服务机构床位数变化趋势

(三) 建筑面积

县(市)级医院和基层医疗卫生机构的建筑面积变化情况:如图2-11所示,从2012年至2019年,县(市)级医院和基层医疗卫生机构建筑面积均呈现增长态势,其中县(市)级医院从1.22亿平方米增长到1.77亿平方米,增幅为45.08%;基层医疗卫生机构从1.63亿平方米增长到1.93亿平方米,增幅为18.40%。

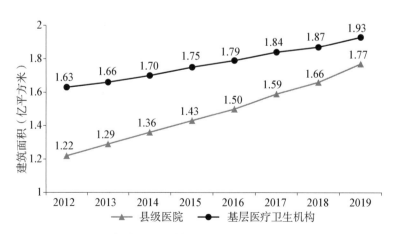

图2-11 县(市)级医院和基层医疗卫生机构建筑面积变化情况

不同基层医疗卫生机构的建筑面积变化情况：从2010年至2019年，我国基层医疗卫生机构的建筑面积在迅速增长，见图2-12。2010年，基层医疗卫生机构总建筑面积为1.66亿平方米，社区卫生服务中心（站）、乡镇卫生院和村卫生室的建筑面积分别为0.21亿平方米、0.98亿平方米和0.48亿平方米，直至2019年，总建筑面积达到1.93亿平方米，增幅达到16.27％；社区卫生服务中心（站）、乡镇卫生院和村卫生室的建筑面积分别达到0.27亿平方米、1.14亿平方米和0.52亿平方米，增幅分别为28.57％、16.33％和8.33％。

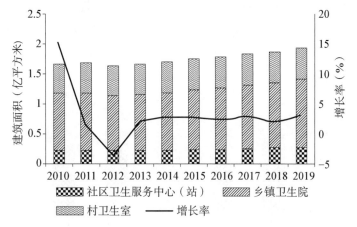

图2-12　基层医疗卫生机构2010～2019年建筑面积变化情况

不同中医医疗卫生服务机构的建筑面积变化情况：如图2-13所示，我国中医医疗卫生服务机构的建筑面积呈迅速增长的趋势。在2015年，我国中医医疗卫生服务机构总建筑面积为5836.03万平方米，中医医院、中医门诊部、中医诊所的建筑面积分别为5431.68万平方米、77.74万平方米和326.61万平方米；至2019年，总建筑面积达到8111.76万平方米，增幅达到39％，而中医医院、中医门诊部、中医诊所建筑面积分别为7528.41万平方米、144.24万平方米和439.12万平方米，增幅分别为38.6％、85.53％和34.45％。

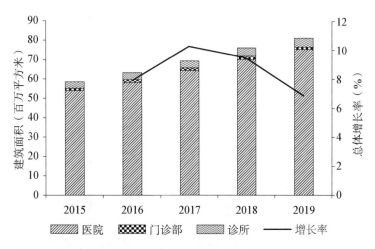

图2-13　中医医疗卫生服务机构2015～2019年建筑面积变化情况

二、财力资源建设现状

（一）收入情况

不同基层医疗卫生机构的医疗收入变化情况：如图 2-14 所示，社区卫生服务中心收入主要来源是医疗收入和财政补助收入。2014～2018 年，医疗收入与财政补助收入都有逐年增长的趋势，其中医疗收入由 2014 年的 739.6 万元增长到 2018 年的 1 104.9 万元，增幅达到 49.39%；财政补助收入由 409.2 万元上升到 676.1 万元，增幅达到 65.22%。

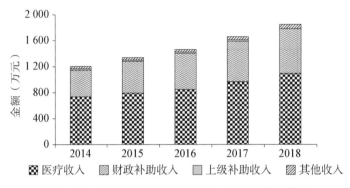

图 2-14 社区卫生服务中心 2014～2018 年收入情况

2014 年，在社区卫生服务中心的总收入中，医疗收入占比 61.88%，财政补助收入占比 34.24%；2018 年，社区卫生服务中心的总收入中，医疗收入占比下降到 59.86%，财政补助收入占比上升到 36.63%。

如图 2-15 所示，乡镇卫生院收入主要来源是医疗收入和财政补助收入，2014～2018 年，医疗收入与财政补助收入都有逐年增长的趋势，其中医疗收入由 2014 年的 302.5 万元增长到 2018 年的 426.0 万元，增幅达到 40.83%；财政补助收入由 217.9 万元上升到 373.8 万元，增幅达到 71.55%。

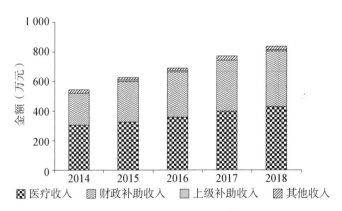

图 2-15 乡镇卫生院 2014～2018 年收入情况

　　2014 年,在乡镇卫生院的总收入中,医疗收入占比 56.02%,财政补助收入占比 40.35%;2018 年,社区卫生服务中心的总收入中,医疗收入占比下降到 51.31%,财政补助收入占比上升到 45.02%。

　　不同中医医疗卫生服务机构的医疗收入变化情况:如图 2-16 所示,从发展情况上来看,我国中医医疗卫生服务机构收入呈稳步上升的趋势,2015 年中医医疗卫生服务机构的总收入为 3.26 亿元,2019 年为 5.3 亿元,增幅为 62.74%。从占比情况来看,在我国中医医疗卫生服务机构的收入中,中医类医院占比最高,5 年间占比均为 96% 以上。

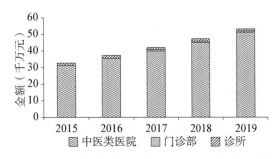

图 2-16　中医医疗卫生服务机构 2015~2019 年收入变化情况

(二) 支出情况

　　不同基层医疗卫生机构的医疗支出变化情况:如图 2-17、2-18 所示,社区卫生服务中心和乡镇卫生院的主要支出是医疗卫生支出。2014 年社区卫生服务中心的医疗支出为 1115.6 万元,乡镇卫生院为 500.4 万元;到 2018 年,社区卫生服务中心的医疗卫生支出为 1741.3 万元,乡镇卫生院的支出为 783.7 万元,两种机构分别增加了 56.09% 和 56.61%。

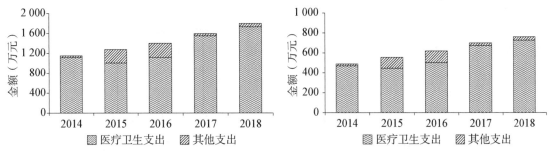

图 2-17　社区卫生服务中心 2014~2018 年支出情况　　　图 2-18　乡镇卫生院 2014~2018 年支出情况

　　不同中医医疗卫生服务机构的医疗支出变化情况:如图 2-19 所示,从发展情况上来看,我国中医医疗卫生服务机构支出呈上升的趋势,2014 年中医医疗卫生服务机构的总支出为 3.14 亿元,2019 年为 4.95 亿元,增幅为 57.55%。从占比情况来看,我国中医医疗卫生服务机构的支出主要为中医类医院支出,五年间占比在97%左右。

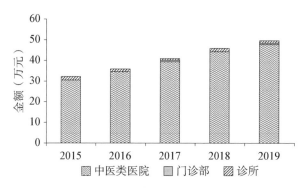

图2-19　中医医疗卫生服务机构2015～2019年支出变化情况

近年来,我国对基层医疗卫生机构的投入逐步增加,基层医疗卫生机构的总数增加、床位数和建筑面积不断增长,基层就诊人次数增加,城乡基层卫生服务体系的建设日趋完善。同时,基层医疗卫生机构的收入占比中,医疗收入占比逐步提升。但东部、中部和西部差距较大,城乡差距较大等问题亟需解决。

我国中医医疗卫生服务机构的数量逐年上升、床位数和建筑面积也不断增长,总诊疗次数也呈逐步上升的趋势,依旧能够看到有不足的地方,例如地区差距大,东部地区要优于西部地区和中部地区,其次就是中医诊所与中医门诊部占比较小,需要重视这些方面的问题。

三、人力资源建设现状

(一) 基层医疗卫生服务人员界定

1. 定义

基层医务人员是指在基层医疗卫生机构工作的医务人员。其包括乡镇卫生院和村卫生室卫生技术人员,社区卫生服务中心和社区卫生服务站的执业医师、护士等其他卫生技术人员。

2. 组成人员

(1) 农村地区:乡镇卫生院和村卫生室卫生技术人员执业应当达到《执业医师法》和《乡村医生从业管理条例》(以下简称《条例》)规定的条件。新进入村卫生室的人员应当具备执业助理医师及以上资格,对暂时达不到这一要求的村卫生室人员,按照《条例》有关要求,由省(自治区、直辖市)人民政府根据实际需要制定具体办法。从事医疗、护理、公共卫生等卫生专业技术人员必须经卫生行政部门注册并在规定的范围内执业。乡镇卫生院和村卫生室人员实行聘用制,建立能进能出的人力资源管理制度,选择具有一定管理水平和专业素质的人员担任乡镇卫生院和村卫生室负责人。

(2) 全科医生：全科医生(general practitioner，GP)是全科医疗的主要执行者，他们所受的训练使他们能从事内、外科等若干领域的服务，对于家庭的成员，不论其性别、年龄或所发生的躯体、心理及社会方面问题的类型，均能以其独特的态度和技能，提供连续性和综合性的医疗保健服务。必要时也适度地利用社区资源、专家会诊和转诊，为个人及其家庭提供协调性的医疗保健服务。

(二) 基层医疗卫生服务人员队伍建设现状

1. 各类基层医疗卫生机构人员数量情况

从 2012～2019 年，我国基层医疗卫生机构人员数量呈现增长态势，如图 2-20、2-21 所示。从占比来看，乡镇卫生院从业人员数目最多，超过社区卫生服务中心(站)和村卫生室的总和。对于不同基层医疗卫生机构而言，社区卫生服务中心(站)、乡镇卫生院和村卫生室卫生人员数量都呈现增长态势，增长率分别为 32.20％、47.06％和 50.00％。

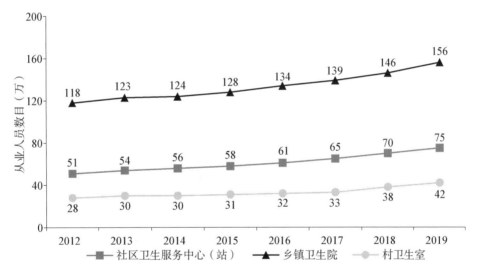

图 2-20 2012～2019 年基层医疗卫生机构人员数量变化情况

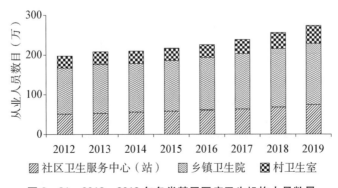

图 2-21 2012～2019 年各类基层医疗卫生机构人员数量

2. 基层医疗卫生机构人员年龄情况

我国基层医疗卫生机构总体年龄变化趋势如图 2-22 所示。2015~2018 年,社区卫生服务中心和乡镇卫生院年龄结构变化不大,而村卫生室则呈现较为严重的老龄化趋势,2015 年村卫生院 35 岁以下占比 12.7%,60 岁以上人群占比 21.2%;2018 年村卫生室 35 岁以下占比 6.9%,60 岁以上人群占比 23.7%。

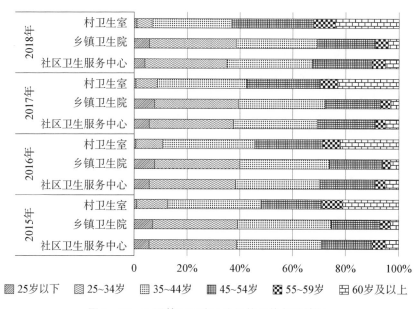

图 2-22　不同基层医疗卫生机构总体年龄情况

3. 基层医疗卫生机构人员学历情况

社区卫生服务中心(站)2014~2018 年学历变化情况如图 2-23 所示,研究生、大学本科占比不断增加,大专比例保持最高且无明显变化,中专及以下比例在逐渐减少。

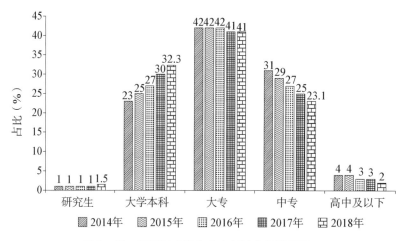

图 2-23　社区卫生服务中心(站)人员学历情况

图 2-24 反映了乡镇卫生院人员的学历变化趋势,大学本科及大专占比呈现逐年增加态势,反观中专和高中及以下占比则逐年减少,研究生占比很低且基本保持不变。

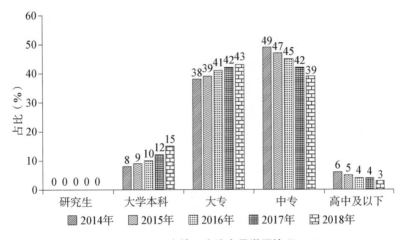

图 2-24 乡镇卫生院人员学历情况

由图 2-25 可以看出,村卫生室人员中专占比超过 50%,大专和大学本科及以上占比很低。从发展趋势来看,中专、大专和大学本科及以上都呈现递增态势,中专水平和高中及以下都呈现递减态势。

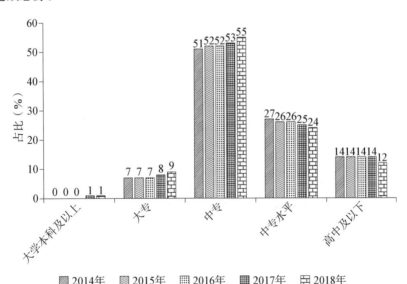

图 2-25 村卫生室人员受教育程度情况

4. 基层医疗卫生机构人员职称情况

表 2-1、2-2、2-3 分别反映了社区卫生服务中心、乡镇卫生院、村卫生室人员的职称变化。

社区卫生服务中心中高级职称的技术人员呈现逐渐增长的趋势,2014 年中高级职称占比27.7%,2018 年占比达到 29.8%;未取得专业资格的比例也从 12.7% 下降到 11%(表 2-1)。

表 2-1   2014～2018 年社区卫生服务中心人员职称构成(%)

职称	2014	2015	2016	2017	2018
正高	0.6	0.6	0.6	0.6	0.6
副高	3.6	3.7	3.9	4.3	4.5
中级	23.5	23.9	23.7	24.0	24.7
师级/助理	32.7	32.4	32.2	31.5	32.0
士级	27.0	26.8	27.4	26.6	27.2
其他	12.7	12.6	12.3	13.1	11.0

注:师级/助理指执业医师、执业助理医师、见习医师、注册护士;士级指药剂师、技师、检验师

乡镇卫生院中高级职称的技术人员也呈现逐渐增长的趋势,2014 年中高级职称占比 14.5%,2018 年占比达到 15.6%;未取得专业资格的比例也从 13.1% 下降到 11.8%(表 2-2)。

表 2-2   2014～2018 年乡镇卫生院人员职称构成(%)

职称	2014	2015	2016	2017	2018
正高	0.1	0.1	0.1	0.1	0.1
副高	1.1	1.2	1.4	1.8	2.1
中级	13.3	13.4	13.3	13.4	13.4
师级/助理	31.2	30.4	29.9	29.3	29.7
士级	41.3	41.9	42.4	41.8	42.8
其他	13.1	13.1	12.8	13.5	11.8

注:师级/助理指执业医师、执业助理医师、见习医师、注册护士;士级指药剂师、技师、检验师

2014～2018 年,村卫生室卫生人员的职称也呈现增长态势,师级(助理)和士级占比都有显著增长,未取得专业资格的技术人员由 62.5% 下降到 58.5%(表 2-3)。

表 2-3   2014～2018 年村卫生室人员职称构成(%)

职称	2014	2015	2016	2017	2018
副高及以上	0	0	0	0	0
中级	0.6	0.6	0.6	0.7	0.6
师级/助理	10.9	11	11	11.3	11.4
士级	25.9	26.2	26.2	28.1	29.4
其他	62.5	62.1	62.1	59.9	58.5

注:师级/助理指执业医师、执业助理医师、见习医师、注册护士;士级指药剂师、技师、检验师

5. 基层医疗卫生机构中医服务人员情况

如图 2-26 所示,2012~2019 年基层医疗卫生机构中医执业(助理)医师从业人数呈现显著上升趋势,2012 年医疗卫生机构中医执业(助理)医师从业人数为 10.38 万,到 2019 年医疗卫生机构中医执业(助理)医师从业人数已达到 16.53 万;并且 2012~2018 年每年增速高于 4%,2019 年的年增速已达 6.90%。

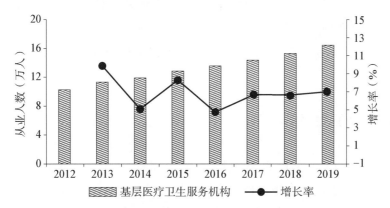

图 2-26　基层医疗卫生机构中医执业(助理)医师从业人数变化图

2014~2018 年我国基层医疗卫生机构中医人员占比变化趋势如图 2-27 所示,社区卫生服务中心、社区卫生服务站和乡镇卫生院执业(助理)医师占比均呈现增长趋势,社区卫生服务站的中药师占比也有小幅度增长,而社区卫生服务中心和乡镇卫生院中药师占比有所下降。

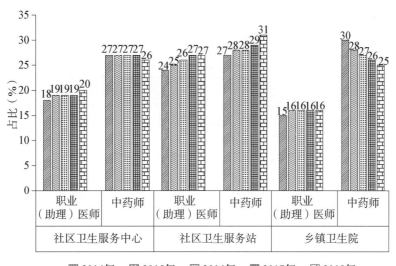

图 2-27　基层医疗卫生机构中医人员占比变化趋势

第二节　我国基层医疗卫生机构服务现状分析

《基本医疗卫生法》对基本医疗服务进行了清晰定义,即维护人体健康所必需、与经济社会发展水平相适应、公民可公平获得的,采用适宜药物、适宜技术、适宜设备提供的疾病预防、诊断、治疗、护理和康复等服务。

基本医疗卫生服务包括基本公共卫生服务和基本医疗服务,基本公共卫生服务由国家免费提供。

一、基本公共卫生服务

2009 年,卫生部、财政部、国家人口计生委联合印发《关于促进基本公共卫生服务逐步均等化的意见》,由基层医疗卫生机构为全国居民免费提供 9 大类基本公共卫生服务。同年,《国家基本公共卫生服务规范》发布,以此作为地方各级卫生行政部门结合当地实际情况,制订本地区基本公共卫生服务规范的参照标准。经不断完善,《国家基本公共卫生服务规范》至今已更新至第三版,包括建立居民健康档案、健康教育、预防接种、儿童健康管理、孕产妇健康管理、老年人健康管理、高血压和 2 型糖尿病等慢性病患者健康管理、严重精神障碍患者管理、肺结核患者健康管理、中医药健康管理、传染病和突发公共卫生事件报告和处理、卫生监督协管等 12 类项目。2019 年起,原属于重大公共卫生服务和计划生育项目中的妇幼卫生、老年健康服务、医养结合、卫生应急、孕前检查等内容也纳入基本公共卫生服务,《基本公共卫生服务相关工作规范(2019 年版)》同时印发,具体如表 2-4 所示。

表 2-4　基本公共卫生服务相关工作规范(2019 年版)

序号	类别	服务对象	项目及内容
1	建立居民健康档案	辖区内常住居民,包括居住半年以上非户籍居民	(1) 建立健康档案; (2) 健康档案维护管理
2	健康教育	辖区内常住居民	(1) 提供健康教育资料; (2) 设置健康教育宣传栏; (3) 开展公众健康咨询服务; (4) 举办健康知识讲座; (5) 结合信息化开展个体化健康教育
3	预防接种	辖区内 0~6 岁儿童和其他重点人群	(1) 预防接种管理; (2) 预防接种; (3) 疑似预防接种异常反应处理

（续表）

序号	类别	服务对象	项目及内容
4	儿童健康管理	辖区内常住的0~6岁儿童	（1）新生儿家庭访视； （2）新生儿满月健康管理； （3）婴幼儿健康管理； （4）学龄前儿童健康管理
5	孕产妇健康管理	辖区内常住的孕产妇	（1）孕早期健康管理； （2）孕中期健康管理； （3）孕晚期健康管理； （4）产后访视； （5）产后42天健康检查
6	老年人健康管理	辖区内65岁及以上常住居民	（1）生活方式和健康状况评估； （2）体格检查； （3）辅助检查； （4）健康指导
7	慢性病患者健康管理（高血压）	辖区内35岁及以上常住居民中原发性高血压患者	（1）检查发现； （2）随访评估和分类干预； （3）健康体检
8	慢性病患者健康管理（2型糖尿病）	辖区内35岁及以上常住居民中2型糖尿病患者	（1）患者信息管理； （2）随访评估和分类干预； （3）健康体检
9	严重精神障碍患者管理	辖区内常住居民中诊断明确、在家居住的严重精神障碍患者	（1）患者信息管理； （2）随访评估和分类干预； （3）健康体检
10	肺结核患者健康管理	辖区内确诊的常住肺结核患者	（1）筛检及推介转诊； （2）第一次入户随访； （3）督导和随访管理； （4）结案评估
11	中医药健康管理	辖区内65岁及以上常住居民和0~36个月儿童	（1）老年人中医体质辨识； （2）儿童中医调养
12	传染病和突发公共卫生事件报告和处理	辖区内服务人口	（1）传染病疫情和突发公共卫生事件风险管理； （2）传染病和突发公共卫生事件的发现和登记； （3）传染病和突发公共卫生事件相关信息报告； （4）传染病和突发公共卫生事件的处理
13	卫生监督协管	辖区内居民	（1）食源性疾病及相关信息报告； （2）饮用水卫生安全巡查； （3）学校卫生服务； （4）非法行医和非法采供血信息报告； （5）计划生育相关信息报告

（续表）

序号	类别	服务对象	项目及内容
14	免费提供避孕药具	辖区内居民	（1）省级卫生计生部门作为本地区免费避孕药具采购主体依法实施避孕药具采购； （2）省、地市、县级计划生育药具管理机构负责免费避孕药具存储、调拨等工作
15	健康素养促进行动		（1）健康促进县（区）建设； （2）健康科普； （3）健康促进医院和戒烟门诊建设； （4）健康素养和烟草流行监测； （5）热线咨询服务； （6）重点疾病、重点领域和重点人群的健康教育

实施基本公共卫生服务以来，我国与预防接种相关主要传染病发病率总体呈现下降趋势，孕产妇死亡率持续下降且城乡差距逐年缩小，全国婴儿及 5 岁以下儿童死亡率降幅明显，与高血压、糖尿病管理相关的心血管疾病死亡率增长速度逐年放缓，服务取得明显成效。

在发展的过程中，一些不均衡、不充分的问题也逐步显现。

（1）公共卫生服务激励机制不健全、工作量较重，从业人员缺乏积极性。已有研究发现，基层公共卫生服务各项目的覆盖范围和服务质量在地区、城乡、不同群体间仍然存在差距；财政投入不足，服务内容有增无减，根据基层服务能力、群众健康需求等因素科学调整的机制尚未建立；考核重量轻质，形式过于严格和繁琐，欠缺明确的问题反馈和改进机制、奖惩落实不到位等导致考核结果与实际工作情况差距较大；基层医疗卫生人员及专业人才数量、基层医疗卫生机构配备的常用药物不足，基层医疗卫生人员任务繁重但激励机制不完善，导致工作积极性不高，项目实施绩效不佳。

（2）居民对公共卫生工作认知和认可度尚需提高。我国部分省份对于居民公共卫生认知和参与的状况进行了研究：如海南省东方市、内蒙古自治区满洲里市农村地区研究显示，老年人和儿童的基本公共卫生服务参与率中，健康登记管理和免费体检分别在两地达到六成以上，预防接种达八成左右，其余项目参与率均不足 50％，孕产妇、慢性病等服务的接受情况也不佳，总体基本公共卫生服务整体水平不理想，居民们对相关政策及制度也不够了解。并且，当前农村的常住人口多以老年人和儿童为主，保健意识缺乏，对村医基本公共卫生服务的配合度不佳，存在慢性病即使查出也不治疗的情况。陕西省 2016 年对乡镇居民进行调查，调查显示，78.7％的调查对象表示至少参加过一项基本公共卫生服务项目，其中参与率较高的是预防接种、孕产妇健康管理和老年人健康管理服务项目，均在九成以上，而健康教育和糖尿病患者健康管理项目居民参与率较低，仅为一半左右；居民们知晓基本公共卫生服务主要是通过医务人员入户宣传告知，这不仅加重了基层医疗卫生人员的负担，也影响了基本公共卫生服务的广度和普及。

（3）人才队伍建设落后于基本公共卫生服务的工作要求。不断更新的基本公共卫生服务要求基层卫生服务人员进行基本的入户随访、简单的计算机操作等，但是，目前的人才队伍距离现有的基本公共卫生服务工作要求差距较大，尤其是农村地区，乡村医生是我国村一级公共卫生服务的实际提供者，整体年龄偏大、技术水平不高的村医群体，在一定程度上制约了村级公共卫生服务的实施效果。

（4）基层公共卫生应急体系存在问题。目前我国基层公共卫生应急体系中存在法律体系不完善、突发传染病应对预案体系不健全、监测系统不完善、应急响应系统更新慢等问题。我国目前面对突发公共卫生事件仅有两部法律，即《传染病防治法》和《突发公共卫生事件应急管理条律》，法律体系并不完善，涉及面较窄，在本次的新冠疫情中便发现了局限性。虽然在 2003 年"非典"之后，卫生应急预案体系逐步建立，但基层医疗卫生机构应急预案的操作性不强、因地制宜性不够、重"应急"轻"预防"等问题仍然存在。除此之外，我国在某些地区已经建立了突发应急事件的监测预警系统，但从全国的层面来看我国突发公共卫生事件的监测系统并不完善。全国的应急响应系统更新速度远比不上事情发展的速度，我国《国家突发公共卫生事件应急预案》是 2006 年制定的，在 2020 年的新冠疫情中发挥不了原本的作用，且不适合我国目前的发展水平。

二、基本医疗服务

如前所述，基层医疗卫生机构承担的基本医疗服务包括为城乡居民提供一般常见病、多发病的诊疗与护理，慢性病治疗、现场应急救护、家庭医疗服务、康复医疗服务等。

近年来，国家卫生健康委员会等陆续出台了《关于开展基层医疗卫生机构医院感染管理培训工作的通知》《关于进一步加强基层医疗卫生机构药品配备使用管理工作的意见》《关于进一步规范医疗废物管理工作的通知》《中国防治慢性病中长期规划（2017—2025 年）》《关于印发全国基层医疗卫生机构信息化建设标准与规范（试行）的通知》等规定，更具体地对基层医疗卫生机构服务能力提出要求。

基本医疗服务建设以来，我国社区卫生服务中心的服务能力和实际利用情况得到明显改善，受到医患认可，科室设置和设施配置较为齐全，医务人员素质不断提高，中医药服务稳步推广，但是还存在一系列问题。

（1）基层首诊、双向转诊制度仍存在问题。在基本医疗卫生制度和基层卫生服务网络建设的推动以及新农合政策对低收入人群的保障下，近年来，各省市基层医疗卫生服务能力公平性、可及性有较大提高，受机构密度、交通便利情况、患者经济能力的影响，经济发达地区效果更佳。但分级诊疗制度政策的实施尚未达到预期效果，因而其协调性，即上下级医疗机构的联动互通欠佳，服务效率也一般，即使在经济发达地区也是如此。基层医疗卫生服务的首诊、连续性指标较低，人才缺乏导致家庭医生有效签约率不高，居民也多不在同一医生处就诊。好在由于上级医院的人力、教学的支援,基层医疗卫生机构的服务能力和患者信任度得到了提升。北京市医疗资源纵向整合模式下的基层医疗卫生机构的首诊实现较好;不过,虽然患者上转路径通畅,但下转的基层医疗卫生机构的承接能力和被信任程度还不佳,并且同样面临家庭医生有效签约率不高、医务人员负荷较重,进而导致患者不在同一医生处就诊、医生对患者多方面了解的连续性较差等问题。

(2)存在资金投入"重物轻人"的现象。基层公共卫生服务不仅不合理地占用了医护人员大部分精力,还存在"重数量、轻质量"的情况,即使在医疗资源相对丰富、基层医疗卫生服务各项指标考核均较好的上海市也是如此。有研究分析了各省市基层医疗卫生服务的投入与服务情况,发现整体技术效率值偏低,多数省份呈现规模报酬递减、资源过剩的状况;全科医生数的增加促进技术效率的提高,但医护比和管理人员对技术效率产生负向影响,且均对技术效率有较大影响。结合我国基层医疗卫生实际情况,同样反映了重视硬件投入而忽视了资源合理配置利用、人才发展的情况。

(3)基层医疗卫生机构质控体系不佳。2016年全国调查显示,基层医疗卫生机构中89.35%建立了医院感染管理体系,93.53%开展了院内医院感染管理培训,58.87%开展了医院感染监测,89.14%开展了卫生培训工作,83.30%开展了安全注射工作,98.75%开展了医疗废物管理工作,63.26%表示了解医院感染质控中心的工作,还需加强临床医师的医院感染防控基础知识培训,提高医院感染监测信息化水平,加强质控体系建设,加大基层医疗卫生机构质控力度。

(4)基层医疗卫生机构管理体制存在不足。有研究认为,我国"管办不分"的医院管理体制导致医疗基层医疗卫生机构服务能力缺乏改善动力,机构再行政化,由此导致基层医疗卫生机构薪酬制度重保底轻激励、用人缺乏自主权、因行政级别而不具资源优势等不利情况,机构服务能力由此弱化。作为农村三级卫生服务网基础的村卫生室则走向另一个极端。其隶属村委会,后者是村民自治组织,与其他行政机构相比在人员聘用、经费补偿、机构管理上具有劣势;村卫生室也因而不属于事业单位,法律保护、人员保障均不佳,影响了村卫生室服务能力。

第三节 基层医疗卫生机构现状实证分析

一、数据报告分析

在我国,基层医疗卫生机构是中国特色医药卫生体系的重要组成部分,在整个医疗卫生体系中的占比高达95%,涵盖了社区卫生服务中心(站)、乡镇(街道)卫生院、村卫生室以及门诊部(所)等基层医疗卫生机构,其主要作用是为本机构辐射区域的居民提供基本公共卫生服务和基本医疗服务。我国政府高度重视基层医疗卫生机构服务能力的建设和提升,并将提升基层医疗卫生服务能力作为政府工作的重点任务。

本节以福建省、贵州省、河南省、河北省、天津市基层医疗卫生服务体系基本情况为出发点，对京津冀、中部、西南、沿海地区基层医疗卫生机构发展现状、存在的问题进行分析，为基层医疗卫生机构服务能力提升提供建议和支持。

（一）县级综合医院、县级中医院建设情况

1. 基本情况

本次共调研5省（市）县级医院41家（含县级综合医院22家、县级中医医院19家），包括福建省县级医院12家（含县级综合医院7家、县级中医医院5家），贵州省县级医院5家（含县级综合医院3家、县级中医医院2家），河南省县级医院8家（含县级综合医院4家、县级中医医院4家），河北省县级医院11家（含县级综合医院6家、县级中医医院5家），天津市县级医院5家（含县级综合医院2家、县级中医医院3家）。

2019年五省（市）县级医院医共体管辖的乡镇卫生院168家（含县级综合医院医共体管辖113家、县级中医医院医共体管辖55家），2019年县级医院医共体管辖的村卫生室2 172家（含县级综合医院医共体管辖1 296家、县级中医医院医共体管辖876家）。县级医院2019年末居民健康档案累计建档人数1 251 127人（含县级综合医院999 892人、县级中医医院251 235人），县级医院2019年内中医治未病服务人次数144 062人（含县级综合医院127 673人、县级中医医院16 389人）。县级医院2019年信息系统建成35家（含县级综合医院20家、县级中医医院15家）（表2-5）。

表2-5　五省（市）调研综合医院、县级中医院、医共体、基本公共卫生服务、信息化建设情况对比分析

	指标名称	福建省	贵州省	河南省	河北省	天津市	总计
调研机构数	县级综合医院	7	3	4	6	2	22
	县级中医医院	5	2	4	5	3	19
医共体建设	2019年县级综合医院医共体管辖的乡镇卫生院数	53	1	36	18	5	113
	2019年县级综合医院医共体管辖的村卫生室数	594	0	484	218	0	1 296
	2019年县级中医医院医共体管辖的乡镇卫生院数	0	15	24	12	4	55
	2019年县级中医医院医共体管辖的村卫生室数	0	0	581	295	0	876
基本公共卫生服务情况	县级综合医院2019年末居民健康档案累计建档人数	872 793	0	0	127 099	0	999 892
	县级综合医院2019年内中医治未病服务人次数	119 704	0	0	7 025	944	127 673
	县级中医医院2019年末居民健康档案累计建档人数	0	0	0	251 235	0	251 235

（续表）

指标名称		福建省	贵州省	河南省	河北省	天津市	总计
	县级中医医院2019年内中医治未病服务人次数	6 604	3 600	0	4 800	1 385	16 389
信息化建设情况	县级综合医院2019年信息系统建设情况	7	3	4	5	1	20
	县级中医医院2019年信息系统建设情况	5	2	4	4	0	15

2. 财政投入分析

（1）五省（市）县级综合医院财政投入比较分析。本次调研涉及五省（市）22家县级综合医院，其中福建7家、贵州3家、河南4家、河北6家、天津1家。从对五省（市）院均县级综合医院2018、2019两年财政补助总和比较来看，从多到少依次排序为天津（10 732万元）、福建（8 440万元）、贵州（7 724万元）、河南（5 875万元）、河北（2 788万元），其中河南、河北的仅是天津的二分之一和三分之一，与2018年相比，福建和天津的是下降的，福建降幅最大，达—22.57%，其他省份都是增加的，其中河南的增幅最大，达166.2%（图2-28）。

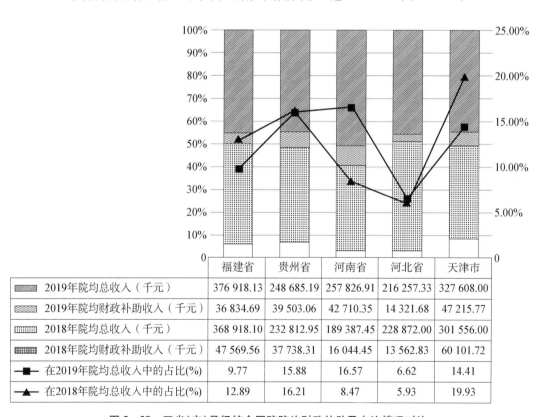

	福建省	贵州省	河南省	河北省	天津市
▨ 2019年院均总收入（千元）	376 918.13	248 685.19	257 826.91	216 257.33	327 608.00
▥ 2019年院均财政补助收入（千元）	36 834.69	39 503.06	42 710.35	14 321.68	47 215.77
▦ 2018年院均总收入（千元）	368 918.10	232 812.95	189 387.45	228 872.00	301 556.00
▦ 2018年院均财政补助收入（千元）	47 569.56	37 738.31	16 044.45	13 562.83	60 101.72
■ 在2019年院均总收入中的占比（%）	9.77	15.88	16.57	6.62	14.41
▲ 在2018年院均总收入中的占比（%）	12.89	16.21	8.47	5.93	19.93

图2-28 五省（市）县级综合医院院均财政补助及占比情况对比

注：左侧纵坐标表示五省（市）县级综合医院2018、2019年院均总收入、院均财政补助收入分布情况，右侧纵坐标表示2018、2019年院均财政补助收入在院均总收入中的占比

为了更好地比较五省(市)经济水平较好、中等、较差三类地区县级综合医院财政投入情况,分别选择五省(市)经济水平较好地区5家县级综合医院、经济水平中等地区5家县级综合医院、经济水平较差地区5家县级综合医院进行比较。

从对五省(市)经济水平较好地区5家县级综合医院2018、2019两年财政补助总和比较来看,从多到少依次排序为福建(2.02亿元)、天津(1.23亿元)、贵州(0.96亿元)、河南(0.74亿元)、河北(0.59亿元),其中河北、河南仅是福建的四分之一和三分之一,贵州、天津仅是福建的二分之一。从发展趋势来看,与2018年相比,仅天津下降,达-38.17%,其他省份均增加,其中河南增幅最大,达73.86%(表2-6)。

表2-6 五省(市)经济水平较好的地区5家县级综合医院财政补助增幅情况对比

省(市)	福建省		贵州省		河南省		河北省		天津市	
年度	2018	2019	2018	2019	2018	2019	2018	2019	2018	2019
财政补助(千元)	79513.00	122685.00	45073.90	51247.30	27202.00	47292.20	28273.00	30337.00	76138.43	47076.53
财政补助总和(万元)	20219.80		9632.12		7449.42		5861.00		12321.50	
增幅(%)	54.30		13.70		73.86		7.30		-38.17	

从对五省(市)经济水平中等地区5家县级综合医院2018、2019两年财政补助总和比较来看,从多到少依次排序为天津(9142万元)、贵州(6583万元)、福建(1430万元)、河南(568万元)、河北(358万元),其中河南、河北的投入都不足福建的二分之一。从发展趋势来看,与2018年相比,贵州、福建、天津的都是增加的,其中贵州的增幅最大,达34.52%;河南、河北都在下降,其中河北的降幅最大,达-72.35%(表2-7)。

表2-7 五省(市)经济水平中等地区5家县级综合医院财政补助增幅情况对比

省(市)	福建省		贵州省		河南省		河北省		天津市	
年度	2018	2019	2018	2019	2018	2019	2018	2019	2018	2019
财政补助(千元)	6886.00	7416.00	28070.96	37762.37	3257.05	2426.19	2807.00	776.05	44065.00	47355.00
财政补助总和(万元)	1430.2		6583.33		568.32		358.31		9142.0	
增幅(%)	7.70		34.52		-25.51		-72.35		7.47	

从对四省经济水平较差的地区4家县级综合医院2018、2019两年财政补助总和比较来

看,从多到少依次排序为贵州(6 957 万元)、福建(2 714 万元)、河南(407 万元)、河北(162 万元),其中河南、河北的财政补助都非常少。从发展趋势来看,与 2018 年相比,福建、贵州、河南均下降,其中河南降幅最大,达-79.19%;只有河北增加,达 108.40%,但仅增加约 57 万元(表 2-8)。

表 2-8 四省经济水平较差的地区 4 家县级综合医院财政补助增幅情况对比

省份	福建省		贵州省		河南省		河北省	
年度	2018	2019	2018	2019	2018	2019	2018	2019
财政补助(千元)	15 300.30	11 841.21	40 070.08	29 499.50	3 372.77	702.00	524.00	1 092.00
财政补助总和(万元)	2 714.15		6 956.96		407.48		161.60	
增幅(%)	-22.61		-26.38		-79.19		108.40	

由于经济水平不同带来的财政投入差距在逐年加大,从对五省(市)经济水平较好、中等、较差地区 5 家县级综合医院 2018、2019 年两年财政补助增幅趋势来看,经济水平较好的地区中,河南增幅最大,达 73.86%,天津降幅最大,达-38.17%;经济水平中等地区中,贵州增幅最大,达 34.52%,河北降幅最大,达-72.35%;经济水平较差地区中,天津数据缺失,河北增幅最大,达 108.40%,河南降幅最大,达-79.19%(图 2-29)。

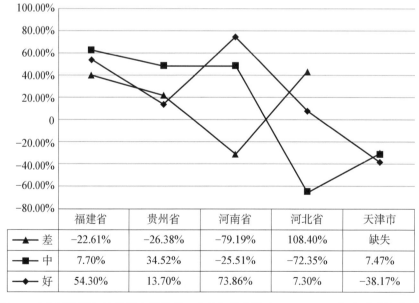

	福建省	贵州省	河南省	河北省	天津市
▲ 差	-22.61%	-26.38%	-79.19%	108.40%	缺失
■ 中	7.70%	34.52%	-25.51%	-72.35%	7.47%
◆ 好	54.30%	13.70%	73.86%	7.30%	-38.17%

图 2-29 五省(市)不同经济发展水平地区 5 家县级综合医院 2018、2019 年度财政补助增长趋势

（2）五省（市）县级中医医院财政投入比较分析。本次调研涉及五省（市）19家县级中医医院，其中，福建5家、贵州2家、河南4家、河北5家、天津3家。

从对五省（市）院均县级中医医院2018、2019两年财政补助总和比较来看，从多到少依次排序为天津（7 150万元）、贵州（4 822万元）、河北（3 042万元）、福建（2 561万元）、河南（1 686万元），其中河南、河北仅是天津的四分之一和二分之一，与2018年相比，贵州、河北和天津是下降的，河北降幅最大，达−8.68%，其他省份均增加，其中河南增幅最大，达632.92%（图2−30）。

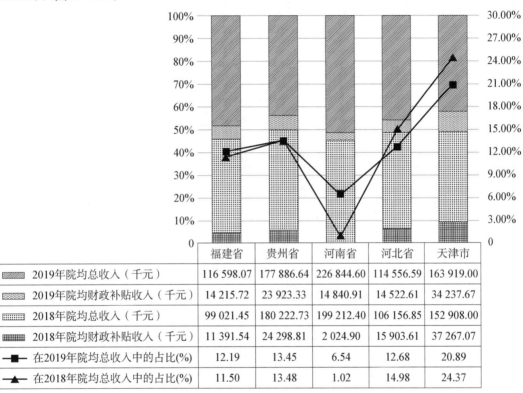

	福建省	贵州省	河南省	河北省	天津市
▨ 2019年院均总收入（千元）	116 598.07	177 886.64	226 844.60	114 556.59	163 919.00
▧ 2019年院均财政补贴收入（千元）	14 215.72	23 923.33	14 840.91	14 522.61	34 237.67
▦ 2018年院均总收入（千元）	99 021.45	180 222.73	199 212.40	106 156.85	152 908.00
▩ 2018年院均财政补贴收入（千元）	11 391.54	24 298.81	2 024.90	15 903.61	37 267.07
■ 在2019年院均总收入中的占比(%)	12.19	13.45	6.54	12.68	20.89
▲ 在2018年院均总收入中的占比(%)	11.50	13.48	1.02	14.98	24.37

图2−30 五省（市）县级中医医院院均财政补助及占比情况对比

注：左侧纵坐标表示五省（市）县级中医医院2018、2019年院均总收入、院均财政补助收入分布情况，右侧纵坐标表示2018、2019年院均财政补助收入在院均总收入中的占比

为了更好地比较五省（市）经济水平较好、中等、较差三类地区县级中医医院财政投入情况，分别选择五省（市）经济水平较好地区5家县级中医医院、经济水平中等地区5家县级中医医院、经济水平较差地区5家县级中医医院进行比较。

从对五省（市）经济水平较好的地区5家县级中医医院2018、2019两年财政补助总和比较来看，从多到少依次排序为天津（9 142万元）、福建（6 093万元）、贵州（5 729万元）、河北（2 837万元）、河南（44万元），其中河南的财政补助非常少，与其他省份比较几乎没有财政补助。从发展趋势来看，与2018年相比，五省均呈增加趋势，其中福建的财政补助增幅最大，尽管河南的也在增加，但金额太少（表2−9）。

表 2-9　五省(市)经济水平好的地区 5 家县级中医医院财政补助增幅情况对比

省(市)	福建省		贵州省		河南省		河北省		天津市	
年度	2018	2019	2018	2019	2018	2019	2018	2019	2018	2019
财政补助(千元)	18 063.50	42 863.50	30 047.87	27 239.87	160.00	284.00	13 970.00	14 402.00	44 065.20	47 355.00
财政补助总和(万元)	6 092.70		5 728.77		44.40		2 837.20		9 142.02	
增幅(%)	137.29		9.35		77.50		3.09		7.47	

　　从对五省(市)经济水平中等的地区 5 家县级中医医院 2018、2019 两年财政补助总和比较来看,从多到少依次排序为天津(1.02 亿元)、贵州(3 916 万元)、河南(398 万元)、河北(256 万元)、福建(24 万元),其中河南、河北和福建对中医医院的财政补助都不多。从发展趋势来看,与 2018 年相比,天津、河南、河北都呈下降趋势(表 2-10)。

表 2-10　五省(市)经济水平中等地区 5 家县级中医医院财政补助增幅情况对比

省(市)	福建省		贵州省		河南省		河北省		天津市	
年度	2018	2019	2018	2019	2018	2019	2018	2019	2018	2019
财政补助(千元)	96.50	139.76	18 549.74	20 606.78	2 082.00	1 900.00	1 783.04	776.05	56 734.00	45 300.00
财政补助总和(万元)	23.63		3 915.65		398.20		255.91		10 203.40	
增幅(%)	44.83		11.09		-8.74		-56.48		-20.15	

　　从对四省(市)经济水平较差的地区 4 家县级中医医院 2018、2019 两年财政补助总和比较来看,从多到少依次排序为河北(6 551 万元)、天津(2 106 万元)、福建(761 万元)、河南(386 万元),其中河南对中医医院的财政补助不足。从发展趋势来看,与 2018 年相比,河南、天津、河北都呈下降趋势(表 2-11)。

表 2-11　四省(市)经济水平差的地区 4 家县级中医医院财政补助增幅情况对比

省(市)	福建省		河南省		河北省		天津市	
年度	2018	2019	2018	2019	2018	2019	2018	2019
财政补助(千元)	3 395.00	4 213.00	2 957.00	901.00	33 756.00	31 758.00	11 002.00	10 058.00
财政补助总和(万元)	760.80		385.80		6 551.40		2 106.00	
增幅(%)	24.09		-69.53		-5.92		-8.58	

（3）小结。五省（市）三类地区都重视对综合医院的投入（2018、2019年总和）且与经济发展水平基本成正比。在经济发达的福建、天津及经济不发达的贵州，无论是经济水平较好的地区，还是中等和较差的地区对综合医院的投入都比较多，并与经济水平基本成正比；经济水平较好的和中等的地区对综合医院的财政投入较2018年有所增加，但经济水平较差的地区对综合医院的财政投入较2018年有所下降。在经济不发达的河南和河北，经济水平较好的地区对综合医院的财政投入较多，经济水平中等和较差的地区对综合医院的投入较少，并且经济水平越差，投入越少；经济水平较好的地区对综合医院的财政投入较2018年有所增加，经济水平中等和较差（河北除外）的地区对综合医院的财政投入较2018年有所减少。

五省（市）三类地区对中医医院的投入（2018、2019年总和）均低于对综合医院的投入，且与经济发展水平基本成正比。在经济发达的福建、天津及经济不发达的贵州，无论是经济水平较好的地区、还是中等（福建除外）和较差的地区对中医医院的投入都比较多，并与经济水平基本成正比；经济水平较好的、中等（天津除外）和较差（天津除外）的地区对中医医院的财政投入较2018年有所增加，但经济水平较差的地区对中医医院的财政投入较2018年有所下降。在经济不发达的河北，经济水平较好和较差的地区对中医医院的财政投入较多，经济水平中等的地区对中医医院的投入较少，经济水平较好的地区对中医医院的财政投入较2018年有所增加，经济水平中等和较差的地区对中医医院的财政投入较2018年有所减少。在经济不发达的河南，三类地区对中医医院的财政补助均不高，与其对综合医院的投入差距较大；经济水平较好的地区对中医医院的投入最少，经济水平中等和较差的地区对中医医院的投入（2019）较2018年有所下降。

3. 医疗资源配置与服务

（1）基本情况。按照地域划分、机构调查、随机抽样的原则与方法展开调研。五省（市）共选取县级医院41家（含县级综合医院22家、县级中医医院19家）。医疗资源配置与服务分析选取好、中、差三类地区各5家综合医院、中医医院进行比较。2019年院均执业（助理）医师数发展趋势与2018年相比，福建、河南、天津明显增加，贵州、河北下降；2019年中医类执业（助理）医师情况与2018年相比，福建、天津、河南增加，而贵州、河北下降。

（2）五省（市）综合医院医疗资源配置对比分析。通过对五省（市）22家2019年县级综合医院医疗资源分析（图2-31），院均执业（助理）医师数从高到低的分别是天津、福建、河北、河南、贵州；院均注册护士数从高到低的分别是天津、福建、贵州、河南、河北；院均编制床位数从高到低的分别是河南、福建、天津、贵州、河北；院均年末房屋建筑面积从高到低的分别是福建、河南、河北、天津、贵州；院均年末万元以上设备数从高到低的分别是河南、福建、天津、贵州、河北。

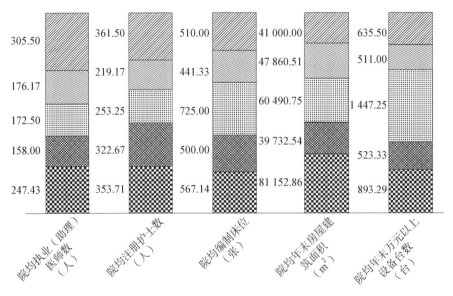

图 2-31 2019 年五省(市)县级综合医院院均医疗资源情况对比

针对综合医院中医师资源配置情况,通过对五省(市)22 家 2019 年县级综合医院院均执业(助理)医师数、中医师对比分析,与 2018 年相比,贵州、河北中医师在执业(助理)医师中的占比明显提高,福建和天津呈下降趋势(图 2-32)。

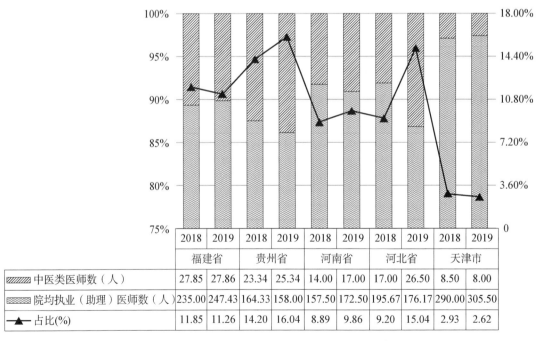

	2018	2019	2018	2019	2018	2019	2018	2019	2018	2019
	福建省		贵州省		河南省		河北省		天津市	
中医类医师数(人)	27.85	27.86	23.34	25.34	14.00	17.00	17.00	26.50	8.50	8.00
院均执业(助理)医师数(人)	235.00	247.43	164.33	158.00	157.50	172.50	195.67	176.17	290.00	305.50
占比(%)	11.85	11.26	14.20	16.04	8.89	9.86	9.20	15.04	2.93	2.62

图 2-32 五省(市)县级综合医院院均执业医师、中医师情况及占比

注:左侧纵坐标表示五省(市)县级综合医院中医类医师数、院均执业(助理)医师数分布情况,右侧纵坐标表示中医类医师数在院均执业(助理)医师数中的占比

为了更好地比较五省(市)经济水平较好、中等、较差三类地区县级综合医院医疗资源配置情况,分别选择五省(市)经济水平较好地区 5 家县级综合医院、经济水平中等地区 5 家县级综合医院、经济水平较差地区 5 家县级综合医院进行比较。

通过对五省(市)经济发展水平较好地区 5 家 2019 年县级综合医院医疗资源分析(图 2-33),执业(助理)医师数从高到低的分别是福建、天津、河北、贵州、河南;注册护士数从高到低的分别是福建、贵州、河北、天津、河南;编制床位数从高到低的分别是福建、贵州、河北、天津、河南;房屋建筑面积从高到低的分别是福建、河北、河南、贵州、天津;万元以上设备数从高到低的分别是福建、贵州、河北、河南、天津。福建资源配置整体水平较高,河南资源配置水平整体较低。

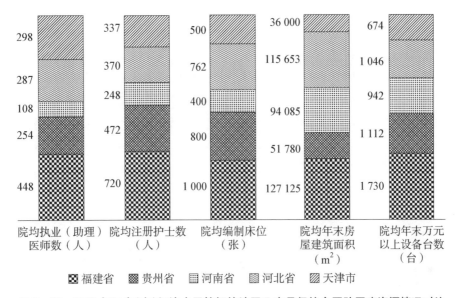

图 2-33　2019 年五省(市)经济水平较好的地区 5 家县级综合医院医疗资源情况对比

从五省(市)经济水平较好的地区执业(助理)医师配置情况来看,相较于 2018 年,2019年执业(助理)医师数仅贵州减少,减少 70 人;福建、河南、河北、天津均增加,其中河南增加最多,达 40 人(图 2-34)。

针对综合医院中医师资源配置情况,通过对五省(市)经济发展水平较好地区 5 家县级综合医院 2018、2019 两年中医师总和比较来看,从多到少依次排序为福建(86 人)、贵州(66人)、河北(62 人)、河南(45 人)、天津(18 人),与 2018 年相比,2019 年占比执业(助理)医师数福建、贵州增加,河北、河南和天津下降,河南省县级综合医院重视中医类别执业(助理)医师的配置,占比较高。

针对综合医院执业(助理)医师资源配置情况,通过对五省(市)经济发展水平中等地区 5家 2019 年县级综合医院医疗资源分析(图 2-35),执业(助理)医师数从高到低的分别是天津、河北、贵州、河南、福建;注册护士数从高到低的分别是天津、贵州、河北、福建、河南;编制

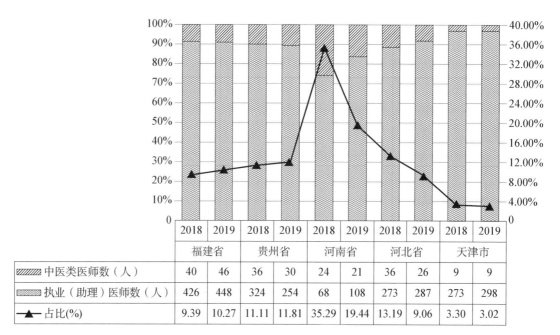

图 2-34 五省(市)经济水平较好的地区 5 家县级综合医院执业医师、中医师情况及占比

注:左侧纵坐标表示五省(市)经济水平较好地区的县级综合医院中医类医师数、执业(助理)医师数分布情况,右侧纵坐标表示中医类医师数在院均执业(助理)医师数中的占比

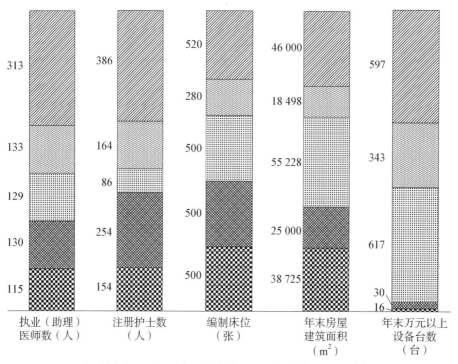

图 2-35 2019 年五省(市)经济水平中等地区 5 家县级综合医院医疗资源情况对比

床位数从高到低的分别是天津、福建、贵州、河南、河北;房屋建筑面积从高到低的分别是河南、天津、福建、贵州、河北;万元以上设备数从高到低的分别是河南、天津、河北、贵州、福建,天津医疗资源配置整体水平较高。

从五省(市)经济水平中等的地区执业(助理)医师配置情况来看,相较于 2018 年,2019 年执业(助理)医师数仅河北减少,减少 138 人;福建、贵州、河南、天津均增加执业(助理)医师,贵州增加最多,达 24 人(图 2-36)。

针对综合医院中医师资源配置情况,通过对五省(市)经济发展水平中等地区 5 家县级综合医院 2018、2019 两年中医师总和比较来看,从多到少依次排序为河北(77 人)、福建(51 人)、贵州(34 人)、河南(20 人)、天津(15 人),较 2018 年增加的分别是河北、福建、贵州、河南,下降的是天津;河北、福建的中医类别执业(助理)医师配置水平较高。

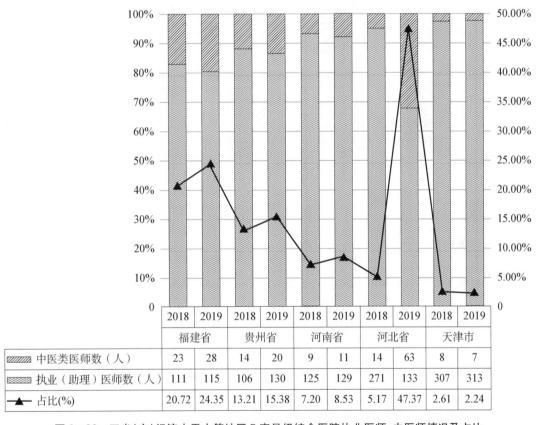

	福建省		贵州省		河南省		河北省		天津市	
	2018	2019	2018	2019	2018	2019	2018	2019	2018	2019
中医类医师数(人)	23	28	14	20	9	11	14	63	8	7
执业(助理)医师数(人)	111	115	106	130	125	129	271	133	307	313
占比(%)	20.72	24.35	13.21	15.38	7.20	8.53	5.17	47.37	2.61	2.24

图 2-36 五省(市)经济水平中等地区 5 家县级综合医院执业医师、中医师情况及占比

注:左侧纵坐标表示五省(市)经济水平中等地区的县级综合医院中医类医师数、执业(助理)医师数分布情况,右侧纵坐标表示中医类医师数在院均执业(助理)医师数中的占比

针对综合医院执业(助理)医师资源配置情况,通过对四省经济发展水平较差的地区 4 家县级综合医院 2019 年医疗资源分析(图 2-37),执业(助理)医师数从高到低的分别是河南、福建、贵州、河北;注册护士数从高到低的分别是贵州、河南、福建、河北;编制床位数从高

到低的分别是河南、福建、贵州、河北;房屋建筑面积从高到低的分别是河南、贵州、福建、河北;万元以上设备数从高到低的分别是河南、贵州、福建、河北;河南医疗资源配置整体水平较高,河北医疗资源配置整体水平较低。

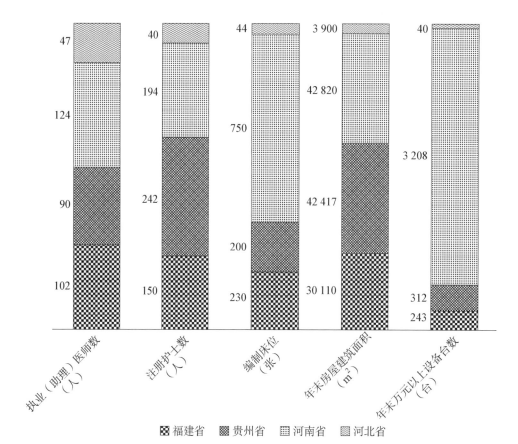

图 2-37　2019 年四省经济水平较差的地区 4 家县级综合医院医疗资源情况对比

从五省(市)经济水平较差的地区执业(助理)医师配置情况来看,除天津市无数据之外,相较于 2018 年,2019 年福建、贵州、河南、河北均增加执业(助理)医师,贵州增加最多,达 27 人;河南增加 20 人、福建增加 8 人、河北增加 3 人(图 2-38)。

针对综合医院中医师资源配置情况,通过对四省(市)经济发展水平差的地区 4 家县级综合医院 2018、2019 年中医师总和比较来看,从多到少依次排序为贵州(46 人)、福建(26 人)、河南(22 人)、河北(13 人),较 2018 年增加的分别是河南、河北,下降的是贵州、福建;贵州中医类执业(助理)医师配置水平较高。

针对综合医院执业(助理)医师配置情况,通过对五省(市)县级综合医院 2018、2019 年院均执业(助理)医师配置情况及变化比较来看,两年总和的均值从高到低排序依次为:天津、福建、河北、河南、贵州;从趋势来看,福建、河南、天津增长,贵州、河北则下降(图 2-39、表 2-12)。

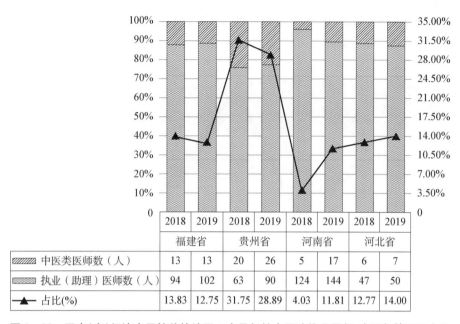

	2018	2019	2018	2019	2018	2019	2018	2019
	福建省		贵州省		河南省		河北省	
中医类医师数（人）	13	13	20	26	5	17	6	7
执业（助理）医师数（人）	94	102	63	90	124	144	47	50
占比(%)	13.83	12.75	31.75	28.89	4.03	11.81	12.77	14.00

图 2-38 四省(市)经济水平较差的地区 4 家县级综合医院执业医师、中医师情况及占比

注：左侧纵坐标表示五省(市)经济水平较差地区的县级综合医院中医类医师数、执业（助理）医师数分布情况,右侧纵坐标表示中医类医师数在院均执业（助理）医师数中的占比

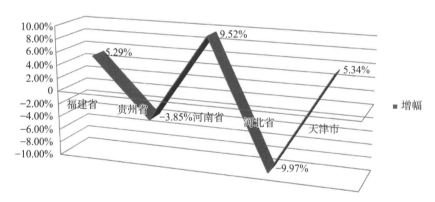

图 2-39 五省(市)县级综合医院 2018～2019 年院均执业(助理)医师配置变化趋势

表 2-12 五省(市)县级综合医院 2018～2019 年院均执业(助理)医师配置变化趋势

省(市)	福建省		贵州省		河南省		河北省		天津市	
年份	2018	2019	2018	2019	2018	2019	2018	2019	2018	2019
院均执业(助理)医师数(人)	235.00	247.43	164.33	158.00	157.50	172.50	195.67	176.17	290.00	305.50
均值(人)	241.22		161.17		165.00		185.92		297.75	
增幅(%)	5.29		−3.85		9.52		−9.97		5.34	

针对综合医院执业（助理）医师配置情况,通过对五省（市）经济发展水平较好的地区 5 家县级综合医院 2018、2019 年执业（助理）医师配置情况及变化比较来看,两年总和的均值

从高到低排序依次为：福建、贵州、天津、河北、河南；从趋势来看，仅贵州下降，其余均增加，河南增幅最大，达 58.82%（图 2-40、表 2-13）。

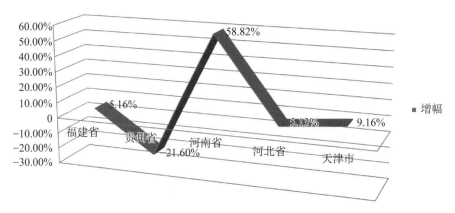

图 2-40　五省(市)经济发展水平较好的地区 5 家县级综合医院 2018~2019 年执业(助理)医师配置变化趋势

表 2-13　五省(市)经济发展水平较好的地区 5 家县级综合医院 2018~2019 年执业(助理)医师配置变化趋势

省(市)	福建省		贵州省		河南省		河北省		天津市	
年份	2018	2019	2018	2019	2018	2019	2018	2019	2018	2019
执业(助理)医师数(人)	426	448	324	254	68	108	273	287	273	298
均值(人)	437		289		88		280		285.5	
增幅(%)	5.16		−21.60		58.82		5.13		9.16	

针对综合医院执业(助理)医师配置情况，通过对五省(市)经济发展水平中等的地区 5 家县级综合医院 2018、2019 年执业(助理)医师配置情况及变化比较来看，两年总和的均值从高到低排序依次为：天津、河北、河南、贵州、福建；从趋势来看，仅河北下降，其余均增加，贵州增幅最大，达 22.64%（图 2-41、表 2-14）。

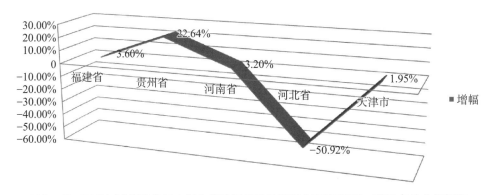

图 2-41　五省(市)经济发展水平中等地区 5 家县级综合医院 2018~2019 年执业(助理)医师配置变化趋势

表 2-14 五省(市)经济发展水平中等地区 5 家县级综合医院 2018～2019 年执业(助理)医师配置变化趋势

省(市)	福建省		贵州省		河南省		河北省		天津市	
年份	2018	2019	2018	2019	2018	2019	2018	2019	2018	2019
执业(助理)医师数(人)	111	115	106	130	125	129	271	133	307	313
均值(人)	113		118		127		202		310	
增幅(%)	3.60		22.64		3.20		−50.92		1.95	

　　针对综合医院执业(助理)医师配置情况,通过对四省经济发展水平较差的地区 4 家县级综合医院 2018、2019 年执业(助理)医师配置情况及变化比较来看,两年总和的均值从高到低排序依次为:河南、福建、贵州、河北;从趋势来看,均有增加,贵州增幅最大,达 42.86%(图 2-42、表 2-15)。

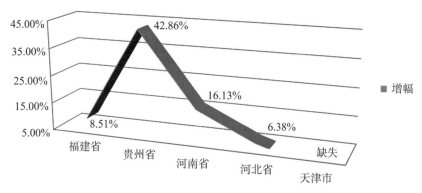

图 2-42 四省经济发展水平较差的地区 4 家县级综合医院 2018～2019 年执业(助理)医师配置变化趋势

表 2-15 四省经济发展水平较差的地区 4 家县级综合医院 2018～2019 年执业(助理)医师配置变化趋势

省(市)	福建省		贵州省		河南省		河北省	
年份	2018	2019	2018	2019	2018	2019	2018	2019
执业(助理)医师数(人)	94	102	63	90	124	144	47	50
均值(人)	98		76.5		134		48.5	
增幅(%)	8.51		42.86		16.13		6.38	

　　从对五省(市)不同经济发展水平地区 5 家县级综合医院 2018、2019 年执业(助理)医师中中医师占比趋势来看:在经济发达的福建、经济不发达的贵州,无论是经济水平较好的地区、还是中等地区,中医师占比呈现增长趋势,并与经济水平基本成正比,但经济水平较差的地区中医师占比较 2018 年有所下降;在经济不发达的河北,经济水平中等和差的地区中医师占比呈增长趋势,经济水平较好的地区中医师占比低于院均水平,但经济水平中等地区中医师占比高于院均水平 2.15 倍;在经济不发达的河南,经济水平中等和差的地区中医师占

比呈增长趋势,经济水平较好的地区中医师占比较 2018 年有所下降(图 2 - 43)。

	2018	2019	2018	2019	2018	2019	2018	2019	2018	2019
	福建省		贵州省		河南省		河北省		天津市	
院均	11.85%	11.26%	14.20%	16.04%	8.89%	9.86%	9.20%	15.04%	2.93%	2.62%
好	9.39%	10.27%	11.11%	11.81%	35.29%	19.44%	13.19%	9.06%	3.30%	3.02%
中	20.72%	24.35%	13.21%	15.38%	7.20%	8.53%	5.17%	47.37%	2.61%	2.24%
差	13.83%	12.75%	31.75%	28.89%	4.03%	11.81%	12.77%	14%	缺失	缺失

图 2 - 43　五省(市)不同经济发展水平地区 5 家县级综合医院 2018、2019 年度执业(助理)医师中中医师占比趋势

(3) 五省(市)中医医院医疗资源配置对比分析。通过对五省(市)19 家县级中医医院 2019 年医疗资源分析(图 2 - 44),院均执业(助理)医师数从高到低的分别是河南、贵州、天津、河北、福建;院均注册护士数从高到低的分别是河南、贵州、天津、河北、福建;院均编制床位数从高到低的分别是河南、贵州、河北、福建、天津;院年末房屋建筑面积从高到低的分别是河南、贵州、福建、天津、河北;院均年末万元以上设备数从高到低的分别是河南、贵州、河北、福建、天津。河南、贵州医疗资源配置整体水平较高,体现出两省对中医药工作的重视。

从五省(市)院均县级中医医院执业(助理)医师配置情况来看,相较于 2018 年,2019 年院均执业(助理)医师数增加的省份是福建、河南、河北,其中河南增加最多,达 15 人;减少的省(市)有贵州、天津,其中贵州减少 3 人、天津减少 1.66 人(图 2 - 45)。

针对县级中医医院中医师资源配置情况,通过对五省(市)19 家县级中医医院 2019 年院均中医类别执业(助理)医师数对比分析,较 2018 年,尽管五省(市)中医类执业(助理)医师数增加,但中医师占比只有福建、河北、天津呈现小幅增加,贵州、河南呈下降趋势。

为了更好地比较五省(市)经济水平较好、中等、较差三类地区县级中医医院医疗资源配置情况,分别选择五省(市)经济水平较好地区 5 家县级中医医院、经济水平中等地区 5 家县级中医医院、经济水平较差地区 5 家县级中医医院进行比较。

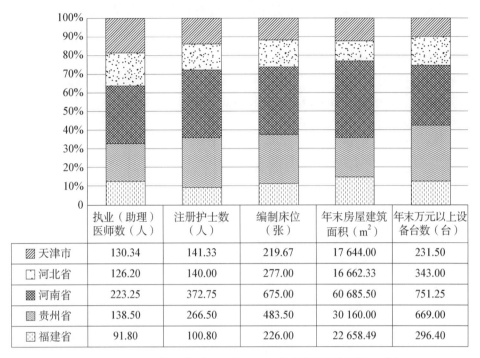

	执业（助理）医师数（人）	注册护士数（人）	编制床位（张）	年末房屋建筑面积（m²）	年末万元以上设备台数（台）
天津市	130.34	141.33	219.67	17 644.00	231.50
河北省	126.20	140.00	277.00	16 662.33	343.00
河南省	223.25	372.75	675.00	60 685.50	751.25
贵州省	138.50	266.50	483.50	30 160.00	669.00
福建省	91.80	100.80	226.00	22 658.49	296.40

图 2-44　2019 年五省(市)县级中医医院院均医疗资源情况对比

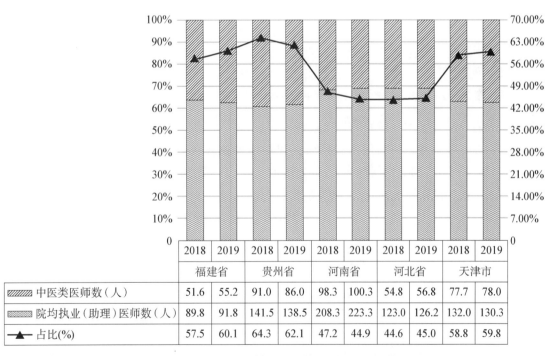

	福建省		贵州省		河南省		河北省		天津市	
	2018	2019	2018	2019	2018	2019	2018	2019	2018	2019
中医类医师数（人）	51.6	55.2	91.0	86.0	98.3	100.3	54.8	56.8	77.7	78.0
院均执业（助理）医师数（人）	89.8	91.8	141.5	138.5	208.3	223.3	123.0	126.2	132.0	130.3
占比(%)	57.5	60.1	64.3	62.1	47.2	44.9	44.6	45.0	58.8	59.8

图 2-45　五省(市)县级中医医院院均执业医师、中医师情况及占比

注：左侧纵坐标表示五省(市)县级中医医院中医类医师数、院均执业（助理）医师数分布情况,右侧纵坐标表示中医类医师数在院均执业（助理）医师数中的占比

针对县级中医医院中医师资源配置情况,通过对五省(市)经济发展水平较好地区5家2019年县级中医医院医疗资源分析(图2-46),执业(助理)医师数从高到低的分别是河北、河南、天津、贵州、福建;注册护士数从高到低的分别是河南、贵州、河北、天津、福建;编制床位数从高到低的分别是河南、贵州、河北、福建、天津;房屋建筑面积从高到低的分别是河南、贵州、天津、福建、河北;万元以上设备数从高到低的分别是贵州、河南、河北、天津、福建。河南、贵州医疗资源配置整体水平较高。

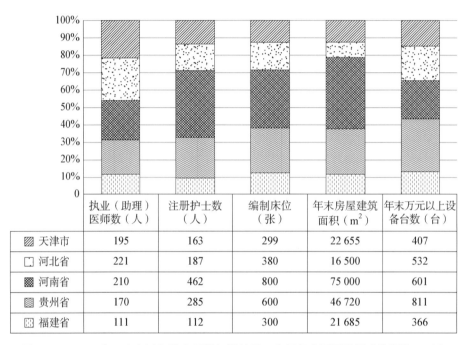

	执业(助理)医师数(人)	注册护士数(人)	编制床位(张)	年末房屋建筑面积(m²)	年末万元以上设备台数(台)
天津市	195	163	299	22 655	407
河北省	221	187	380	16 500	532
河南省	210	462	800	75 000	601
贵州省	170	285	600	46 720	811
福建省	111	112	300	21 685	366

图2-46 2019年五省(市)经济水平较好的地区5家县级中医医院医疗资源情况对比

从五省(市)经济水平较好的地区县级中医医院执业(助理)医师配置情况来看,相较于2018年,2019年福建、贵州、河南、河北、天津均增加执业(助理)医师数,其中河南增加26人,排名第一;贵州、河北均增加7人;福建增加6人、天津增加3人(图2-47)。

针对中医医院中医类执业(助理)医师配置情况,通过对五省(市)经济发展水平较好的地区5家县级中医医院2018、2019两年中医师总和的均数比较来看,从多到少依次排序为河南(122人)、天津(118人)、贵州(103.5人)、河北(95人)、福建(78.5人),较2018年均有增加。福建中医类别执业(助理)医师占比最高,河南、贵州、天津也都超过60%的标准要求,只有河北的低于60%的标准。

通过对五省(市)经济发展水平中等地区5家县级中医医院2019年医疗资源分析(图2-48),执业(助理)医师数从高到低的分别是河北、天津、贵州、福建、河南;注册护士数从高到低的分别是贵州、河北、天津、福建、河南;编制床位数从高到低的分别是河南、河北、贵州、天津、福建;房屋建筑面积从高到低的分别是福建、河北、贵州、河南;万元以上设备数从高到低的分别是贵州、河北、福建、河南。

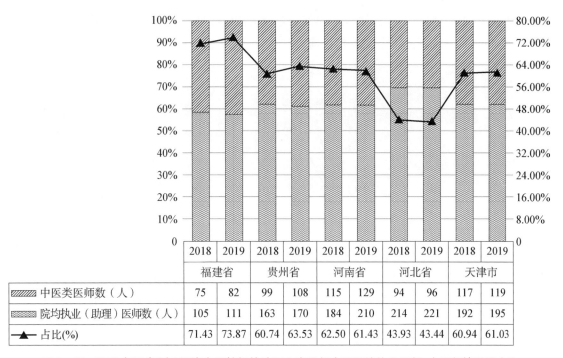

	2018	2019	2018	2019	2018	2019	2018	2019	2018	2019
	福建省		贵州省		河南省		河北省		天津市	
中医类医师数（人）	75	82	99	108	115	129	94	96	117	119
院均执业（助理）医师数（人）	105	111	163	170	184	210	214	221	192	195
占比(%)	71.43	73.87	60.74	63.53	62.50	61.43	43.93	43.44	60.94	61.03

图 2-47　2019 年五省(市)经济水平较好的地区 5 家县级中医医院执业医师、中医师情况及占比

注：左侧纵坐标表示五省(市)经济水平较好地区的县级中医医院中医类医师数、执业（助理）医师数分布情况,右侧纵坐标表示中医类医师数在院均执业（助理）医师数中的占比

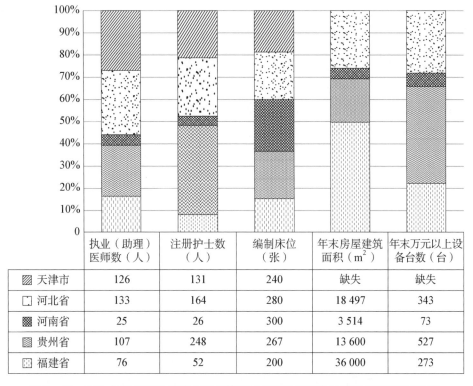

	执业（助理）医师数（人）	注册护士数（人）	编制床位（张）	年末房屋建筑面积（m²）	年末万元以上设备台数（台）
天津市	126	131	240	缺失	缺失
河北省	133	164	280	18 497	343
河南省	25	26	300	3 514	73
贵州省	107	248	267	13 600	527
福建省	76	52	200	36 000	273

图 2-48　2019 年五省(市)经济水平中等地区 5 家县级综合医院医疗资源情况对比

从五省(市)经济水平中等的地区县级中医医院执业(助理)医师配置情况来看,相较于2018年,除福建无变化之外,2019年仅河南增加2人;贵州、河北、天津均减少,其中贵州减少13人,天津减少8人、河北减少2人(图2-49)。

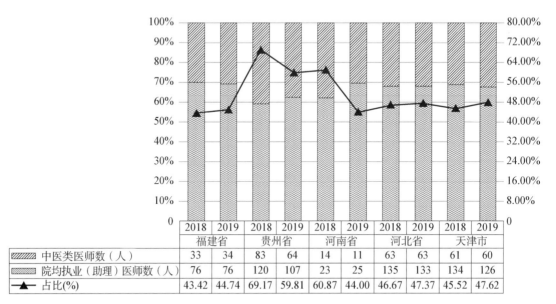

	2018	2019	2018	2019	2018	2019	2018	2019	2018	2019
	福建省		贵州省		河南省		河北省		天津市	
中医类医师数(人)	33	34	83	64	14	11	63	63	61	60
院均执业(助理)医师数(人)	76	76	120	107	23	25	135	133	134	126
占比(%)	43.42	44.74	69.17	59.81	60.87	44.00	46.67	47.37	45.52	47.62

图2-49 2019年五省(市)经济水平中等地区5家县级中医医院执业医师、中医师情况及占比

注:左侧纵坐标表示五省(市)经济水平中等地区的县级中医医院中医类医师数、执业(助理)医师数分布情况,右侧纵坐标表示中医类医师数在院均执业(助理)医师数中的占比

针对中医医院中医类执业(助理)医师配置情况,通过对五省(市)经济发展水平中等地区5家县级中医医院2018、2019年中医师总和的均数比较来看,从多到少依次排序为贵州(73.5人)、河北(63人)、天津(60.5人)、福建(33.5人)、河南(25人),较2018年增加的分别是福建、河北、天津,下降的是贵州、河南。除贵州外,其他省的中医医院中医类别执业(助理)医师占比均低于60%的标准。

通过对五省(市)经济发展水平较差的地区5家县级中医医院2019年医疗资源分析,河南一枝独秀,在执业(助理)医师数、注册护士数、编制床位数、房屋建筑面积、万元以上设备数方面均排名第一;天津在执业(助理)医师数方面位列第二;贵州在注册护士数、编制床位数、房屋建筑面积、万元以上设备数方面均排名第二。通过数据看到福建经济发展水平较差的地区县级中医医院年末万元以上设备数在五省(市)中排名靠后,仅13台;河北经济发展水平较差的地区县级中医医院注册护士数、编制床位数、房屋建筑面积在五省(市)中排名均靠后,由此可见河北需进一步加大对经济发展水平较差地区县级中医医院的扶持力度(图2-50)。

针对中医医院中医类执业(助理)医师配置情况,通过对四省(市)经济发展水平较差的地区4家县级中医医院2018、2019年两年中医师总和的均数比较来看,从多到少依次排序为河南(178.5人)、天津(55人)、福建(17人)、河北(11人),较2018年均无增加,河南下降,福建、河北、天津无变化(图2-51)。除天津外,其他省的中医医院中医类别执业(助理)医师

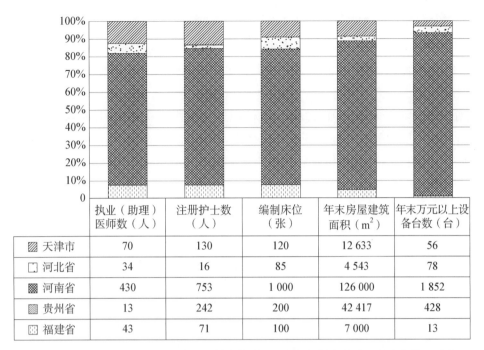

	执业（助理） 医师数（人）	注册护士数 （人）	编制床位 （张）	年末房屋建筑 面积（m²）	年末万元以上设 备台数（台）
天津市	70	130	120	12 633	56
河北省	34	16	85	4 543	78
河南省	430	753	1 000	126 000	1 852
贵州省	13	242	200	42 417	428
福建省	43	71	100	7 000	13

图 2‑50　2019 年五省(市)经济水平较差的地区 5 家县级综合医院医疗资源情况对比

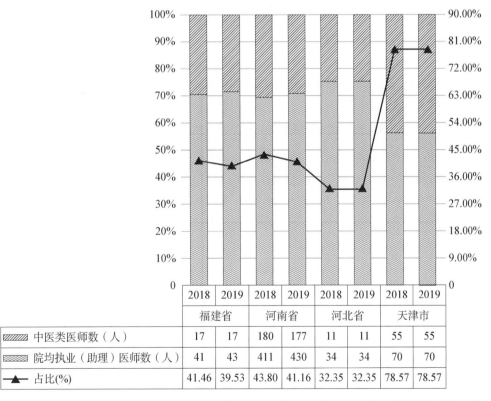

	福建省		河南省		河北省		天津市	
	2018	2019	2018	2019	2018	2019	2018	2019
中医类医师数（人）	17	17	180	177	11	11	55	55
院均执业（助理）医师数（人）	41	43	411	430	34	34	70	70
占比(%)	41.46	39.53	43.80	41.16	32.35	32.35	78.57	78.57

图 2‑51　2019 年四省(市)经济水平较差的地区 4 家县级中医医院执业医师、中医师情况及占比

注：左侧纵坐标表示五省(市)经济水平较差地区的县级中医医院中医类医师数、执业(助理)医师数分布情况，右侧纵坐标表示中医类医师数在院均执业(助理)医师数中的占比

占比均低于 60% 的标准。

从四省(市)经济水平较差的地区县级中医医院执业(助理)医师配置情况来看,相较于 2018 年,2019 年福建、河南执业(助理)医师数均增加,其中河南增加最多,达 19 人;河北、天津无变化。

针对中医医院执业(助理)医师配置情况,通过对五省(市)县级中医医院 2018、2019 年院均执业(助理)医师配置情况及变化比较来看,两年总和的均值从高到低排序依次为:河南、贵州、天津、河北、福建;从趋势来看,福建、河南、河北增长,贵州、天津则下降(图 2-52、表 2-16)。

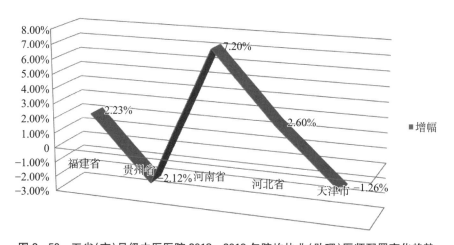

图 2-52　五省(市)县级中医医院 2018~2019 年院均执业(助理)医师配置变化趋势

表 2-16　五省(市)县级中医医院 2018~2019 年院均执业(助理)医师配置变化趋势

省(市)	福建省		贵州省		河南省		河北省		天津市	
年份	2018	2019	2018	2019	2018	2019	2018	2019	2018	2019
院均执业(助理)医师数(人)	89.8	91.8	141.5	138.5	208.3	223.3	123.0	126.2	132.0	130.3
均值(人)	90.8		140.0		215.8		124.6		131.2	
增幅(%)	2.23		−2.12		7.20		2.60		−1.26	

针对中医医院执业(助理)医师配置情况,通过对五省(市)经济发展水平较好的地区 5 家县级中医医院 2018、2019 年执业(助理)医师配置情况及变化比较来看,两年总和的均值从高到低排序依次为:河北、河南、天津、贵州、福建;从趋势来看,经济水平较好的地区,对执业(助理)医师的配置均有增长,其中河南增幅最大,达 14.13%(图 2-53、表 2-17)。

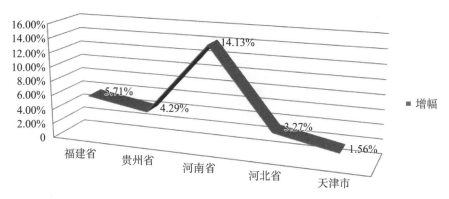

图 2‐53　五省(市)经济发展水平较好的地区 5 家县级中医医院
2018～2019 年执业(助理)医师配置变化趋势

表 2‐17　五省(市)经济发展水平较好的地区 5 家县级中医医院
2018～2019 年执业(助理)医师配置变化趋势

省(市)	福建省		贵州省		河南省		河北省		天津市	
年份	2018	2019	2018	2019	2018	2019	2018	2019	2018	2019
执业(助理)医师数(人)	105	111	163	170	184	210	214	221	192	195
均值(人)	108		166.5		197		217.5		193.5	
增幅(%)	5.71		4.29		14.13		3.27		1.56	

　　针对中医医院执业(助理)医师配置情况,通过对五省(市)经济发展水平中等的地区 5 家县级中医医院 2018、2019 年执业(助理)医师配置情况及变化比较来看,两年总和的均值从高到低排序依次为:河北、天津、贵州、福建、河南;从趋势来看,福建无变化,仅河南增加,其余均下降,其中贵州降幅最大,达－10.83%(图 2‐54、表 2‐18)。

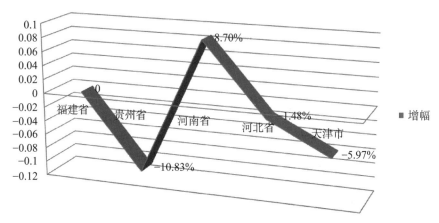

图 2‐54　五省(市)经济发展水平中等地区 5 家县级中医医院
2018～2019 年执业(助理)医师配置变化趋势

表 2-18　五省(市)经济发展水平中等地区 5 家县级中医医院
2018~2019 年执业(助理)医师配置变化趋势

省(市)	福建省		贵州省		河南省		河北省		天津市	
年份	2018	2019	2018	2019	2018	2019	2018	2019	2018	2019
执业(助理)医师数(人)	76	76	120	107	23	25	135	133	134	126
均值(人)	76		113.5		24		134		130	
增幅(%)	0		−10.83		8.70		−1.48		−5.97	

从五省(市)经济发展水平较差的地区 5 家县级中医医院 2018~2019 年执业(助理)医师配置变化趋势来看,河北、天津无变化,福建、贵州、河南均有增加,其中贵州增幅明显,达 300%,福建增幅 4.88%、河南增幅 4.62%(图 2-55、表 2-19)。

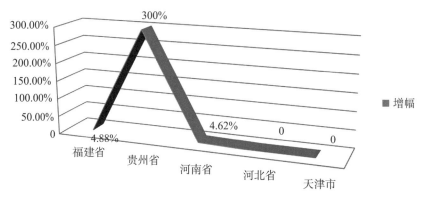

图 2-55　五省(市)经济发展水平较差的地区 5 家县级中医医院
2018~2019 年执业(助理)医师配置变化趋势

表 2-19　五省(市)经济发展水平较差的地区 5 家县级中医医院
2018~2019 年执业(助理)医师配置变化趋势

省(市)	福建省		贵州省		河南省		河北省		天津市	
年份	2018	2019	2018	2019	2018	2019	2018	2019	2018	2019
执业(助理)医师数(人)	41	43	4	16	411	430	34	34	70	70
均值(人)	42		10		420.5		34		70	
增幅(%)	4.88		300		4.62		0		0	

通过对五省(市)不同经济发展水平地区 5 家县级中医医院 2018、2019 年度执业医师、中医师占比趋势对比来看:在福建、天津和贵州,无论是经济水平较好的地区、还是中等地区(贵州除外),中医师占比呈现增长态势,并与经济水平基本成正比,但经济水平较差的地区中医师占比较 2018 年有所下降;在河北,经济水平中等的地区中医师占比呈增长态势,差的地区无变化,经济水平较好的地区中医师占比低于院均水平;在经济不发达的河南,经济水平较好、中等、较差三类地区中医师占比均呈下降态势(图 2-56)。

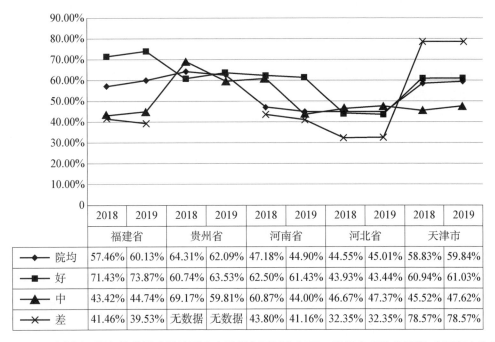

	2018	2019	2018	2019	2018	2019	2018	2019	2018	2019
	福建省		贵州省		河南省		河北省		天津市	
院均	57.46%	60.13%	64.31%	62.09%	47.18%	44.90%	44.55%	45.01%	58.83%	59.84%
好	71.43%	73.87%	60.74%	63.53%	62.50%	61.43%	43.93%	43.44%	60.94%	61.03%
中	43.42%	44.74%	69.17%	59.81%	60.87%	44.00%	46.67%	47.37%	45.52%	47.62%
差	41.46%	39.53%	无数据	无数据	43.80%	41.16%	32.35%	32.35%	78.57%	78.57%

图 2-56　五省(市)不同经济发展水平地区 5 家县级中医医院 2018～2019 年度执业医师、中医师占比趋势

（4）小结

1）五省(市)均十分重视对县级综合医院的医疗资源配置,经济发达省份院均医疗资源配置水平均高于经济欠发达和不发达省份,各省份经济水平较好的地区配置水平均高于经济水平中等的地区,但对于综合医院中医类医师的配置与经济水平关系不大。

五省(市)2019 年院均县级综合医院医疗资源对比来看:院均医师数从高到低依次为天津、福建、河北、河南、贵州,天津院均医师数是贵州的 1.93 倍;院均护士数从高到低依次为:天津、福建、贵州、河南、河北;但院均床位数和院均万元以上设备位列第一的是河南省,体现河南省尽管经济不发达,但对综合医院床位和设备配置相当重视。

五省(市)经济水平较好的地区执业(助理)医师数、注册护士数、房屋建筑面积和万元以上设备台数等配置水平均高于经济水平中等地区。

2019 年院均中医师数占比执业医师数从高到低依次排序:贵州、河北、福建、河南、天津。同样,福建、贵州、河北三省经济水平中等地区的综合医院中医类医师配置水平高于经济水平好的地区,只有天津、河南经济水平较低的地区综合医院中医类医师配置水平高于经济水平中等的地区。

2）五省(市)均十分重视对县级中医医院的医疗资源配置,但经济发达省份院均医疗资源配置水平并不都高于经济欠发达和不发达省份,与各省(市)对中医药的重视程度有关。各省份经济水平较好的地区配置水平均高于经济水平中等的地区。

五省(市)县级中医医院医疗资源分析显示,院均执业(助理)医师数从高到低的分别是河南、贵州、天津、河北、福建,河南省院均医师数是福建的 2.43 倍;院均注册护士数从高到低的分别是河南、贵州、河北、天津、福建;院均编制床位数从高到低分别是河南、福建、天津、河北;院均年末房屋建筑面积从高到低分别是河南、贵州、福建、天津、河北;院均年末万元以上设备数从高到低分别是河南、贵州、河北、福建、天津。院均床位数和院均万元以上设备位列第一的是河南省。

各省份经济水平较好的地区对中医医院医疗资源配置水平明显高于经济水平中等的地区。

3)经济水平较好的地区各项指标均遥遥领先。县级综合医院、中医医院 2019 年院均床位数和院均万元以上设备均位列第一的是河南省。

4)经济水平中等地区弱化明显。福建省中等地区县级综合医院院均万元设备台数明显均低于好、差地区,处于弱势。贵州省经济水平中等地区万元设备台数均低于好、差地区,处于弱势。河南省经济水平中等地区县级中医医院资源弱化明显。河北省经济水平中等地区县级综合医院院均年末房屋建筑面积最低。2019 年天津市中等地区院均县级综合医院在执业医师数、注册护士数、编制床位、房屋建筑面积方面均超过经济水平好的地区;但经济水平中等地区县级中医医院无房屋、无设备现象尤为突出。

5)经济水平较差的地区房屋面积大、设备好。河南省经济水平差的地区万元设备投入甚至超过好、中地区总和;贵州省经济水平差的地区院均年末房屋建筑面积最大。

4. 医疗服务情况分析

(1)基本情况。按照地域划分、机构调查、随机抽样的原则与方法展开调研,五省(市)共选取县级医院 41 家(含县级综合医院 22 家、县级中医医院 19 家)。医疗服务分析选取经济水平好、中、差地区各 5 家综合医院、中医医院进行比较。分析发现西医处方数与医师配置成正比,但中医处方数与中医师配置并不成正比,贵州、河北中医师配置水平较高。中医医院门诊处方数与医师配置成正比,但中医处方数与中医师配置并不成正比。

(2)五省(市)综合医院医疗服务情况对比分析。通过对 2019 年五省(市)22 家县级综合医院医疗服务情况分析(图 2-57),院均门诊人次从高到低的分别是河南、天津、福建、贵州、河北;院均住院病人手术人次数从高到低的分别是贵州、河南、福建、河北、天津。各省份医疗服务与其执业(助理)医师、床位数配置水平成正比,天津手术人次数少与其床位控制有关。

2019 年县级综合医院院均西医处方数从高到低依次为:天津、福建、河南、河北、贵州,天津院均西医处方数是贵州的 3.56 倍;院均中医处方数从高到低依次为:福建、河南、天津、河北、贵州,福建院均中医处方数是贵州的 14.38 倍(图 2-58)。

西医处方数与医师配置成正比,但中医处方数与中医师配置并不成正比,贵州、河北中医师配置水平较高,但院均中医处方数并不高,天津、河南中医师配置水平并不高,但中医处方数相比处于较高水平。

为了更好地比较五省(市)经济水平较好、中等、较差三类地区县级综合医院医疗服务情

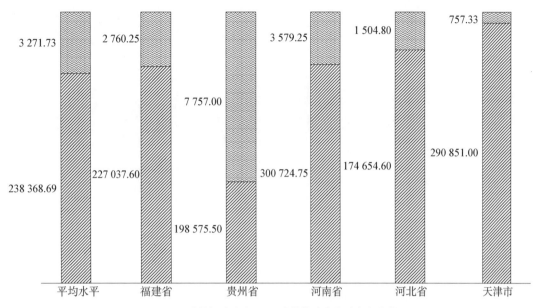

图 2-57　2019 年五省(市)县级综合医院院均医疗服务量情况对比

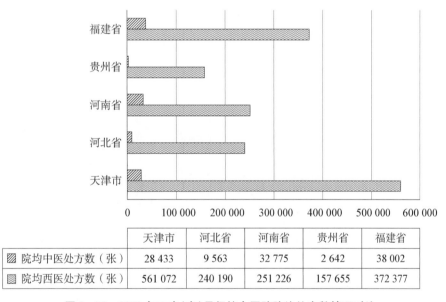

	天津市	河北省	河南省	贵州省	福建省
院均中医处方数（张）	28 433	9 563	32 775	2 642	38 002
院均西医处方数（张）	561 072	240 190	251 226	157 655	372 377

图 2-58　2019 年五省(市)县级综合医院院均处方数情况对比

况,分别选择五省(市)经济水平较好地区 5 家县级综合医院、经济水平中等地区 5 家县级综合医院、经济水平较差地区 4 家县级综合医院服务量进行比较,包括总诊疗人次、门诊人次、较 2018 年诊疗人次增减幅等。

通过对五省(市)经济水平较好的地区 5 家县级综合医院医疗服务量情况对比分析,相较于 2018 年,2019 年诊疗人次仅福建下降,降幅达-1.38%;贵州、河南、河北、天津均增加,其中河南增幅最大,达 362.57%(图 2-59)。

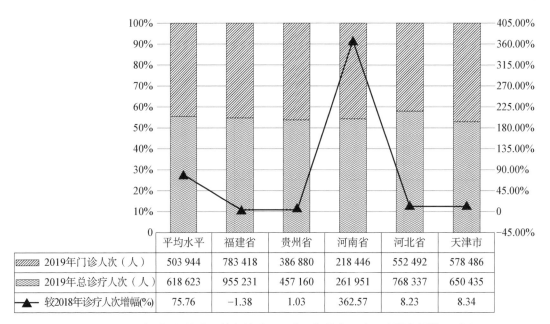

图 2 - 59 五省(市)经济水平较好的地区 5 家县级综合医院医疗服务量情况对比

注：左侧纵坐标表示五省(市)经济水平较好的县级综合医院 2019 年门诊人次、总诊疗人次分布情况，右侧纵坐标表示 2019 年较 2018 年诊疗人次增减比例

通过对五省(市)经济水平中等地区 5 家县级综合医院医疗服务量情况对比分析，相较于 2018 年，2019 年诊疗人次下降的有福建、河北，其中河北降幅最大，达 -50.49%；贵州、河南、天津的诊疗人次均呈增长态势，其中天津增幅最大，达 17.37%（图 2 - 60）。

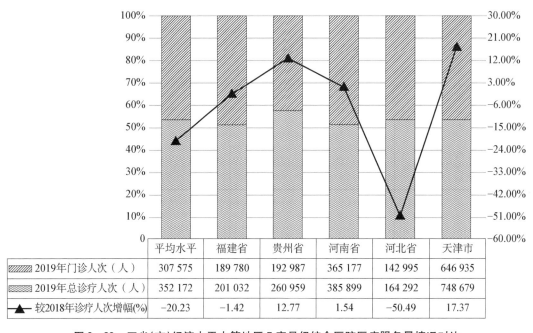

图 2 - 60 五省(市)经济水平中等地区 5 家县级综合医院医疗服务量情况对比

注：左侧纵坐标表示五省(市)经济水平中等的县级综合医院 2019 年门诊人次、总诊疗人次分布情况，右侧纵坐标表示 2019 年较 2018 年诊疗人次增减比例

通过对四省经济水平较差的地区4家县级综合医院医疗服务量情况对比分析,2018、2019年度门诊人次总和的均值从高到低排序为:河南、福建、贵州、河北,总诊疗人次较2018年均有增加,河北增幅最大,达50.90%(图2-61)。

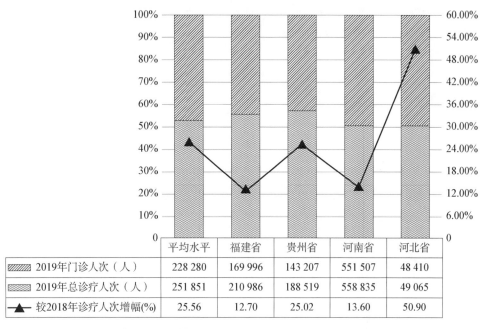

	平均水平	福建省	贵州省	河南省	河北省
2019年门诊人次(人)	228 280	169 996	143 207	551 507	48 410
2019年总诊疗人次(人)	251 851	210 986	188 519	558 835	49 065
较2018年诊疗人次增幅(%)	25.56	12.70	25.02	13.60	50.90

图2-61 四省经济水平较差的地区4家县级综合医院医疗服务量情况对比

注:左侧纵坐标表示五省(市)经济水平较差的县级综合医院2019年门诊人次、总诊疗人次分布情况,右侧纵坐标表示2019年较2018年诊疗人次增减比例

通过对五省(市)不同经济发展水平地区5家县级综合医院2018、2019年度医疗服务量占比趋势对比来看:

在福建、天津和贵州,无论是经济水平较好的地区、还是中等地区(福建除外)和较差的地区,医疗服务量(以住院病人手术人次占比门诊人次为参照)均呈下降态势;在经济不发达的河北,经济水平中等地区医疗服务量下降,经济水平较好、较差的地区医疗服务量呈现增长;在经济不发达的河南,经济水平较好、中等地区医疗服务量增加(图2-62)。

(3)五省(市)中医医院医疗服务情况对比分析。2019年院均县级中医医院院均门诊人次从高到低依次为:河南、天津、福建、贵州、河北;院均住院病人手术人次数从高到低依次为:贵州、河南、福建、河北、天津(图2-63)。

2019年院均县级中医医院院均门诊处方总数从高到低依次为河南、天津、贵州、福建、河北,院均中医处方数从高到低依次为天津、河南、贵州、福建、河北(图2-64)。

为了更好地比较五省(市)经济水平较好、中等、较差三类地区县级中医医院医疗服务情况,分别选择五省(市)经济水平较好地区5家县级中医医院、经济水平中等地区5家县级中医医院、经济水平较差地区4家县级中医医院服务量进行比较,包括总诊疗人次、门诊人次、较2018年诊疗人次增减幅等。

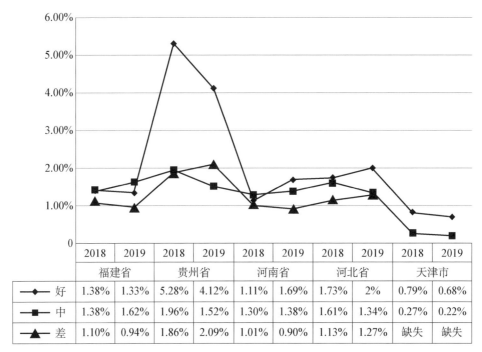

图 2 - 62　五省(市)不同经济发展水平地区 5 家县级综合医院 2018、2019 年度医疗服务量占比趋势

		福建省		贵州省		河南省		河北省		天津市	
		2018	2019	2018	2019	2018	2019	2018	2019	2018	2019
◆	好	1.38%	1.33%	5.28%	4.12%	1.11%	1.69%	1.73%	2%	0.79%	0.68%
■	中	1.38%	1.62%	1.96%	1.52%	1.30%	1.38%	1.61%	1.34%	0.27%	0.22%
▲	差	1.10%	0.94%	1.86%	2.09%	1.01%	0.90%	1.13%	1.27%	缺失	缺失

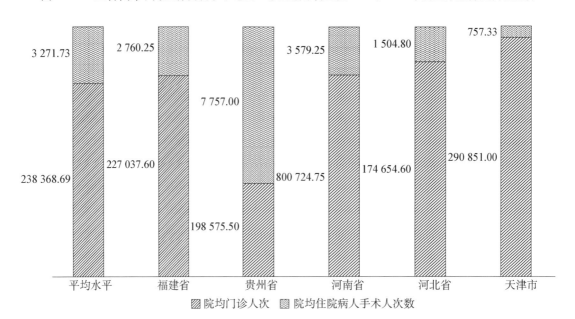

图 2 - 63　2019 年五省(市)县级中医医院院均医疗服务量情况对比

通过对五省(市)经济水平较好的地区 5 家县级中医医院医疗服务量情况对比分析，2018、2019 年度门诊人次总和的均值从高到低排序为：天津、福建、河北、河南、贵州，总诊疗人次较 2018 年，增加的有福建、河南、天津，下降的有贵州、河北，贵州降幅最大，达 —24.25%(图 2 - 65)。

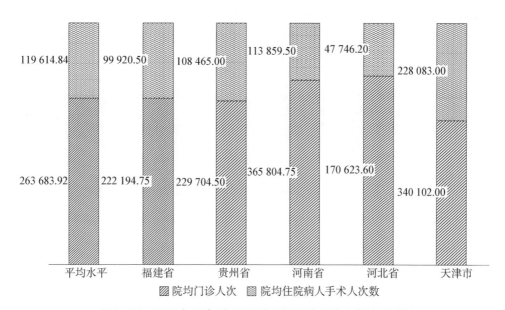

图 2‑64　2019 年五省(市)县级中医医院院均处方数情况对比

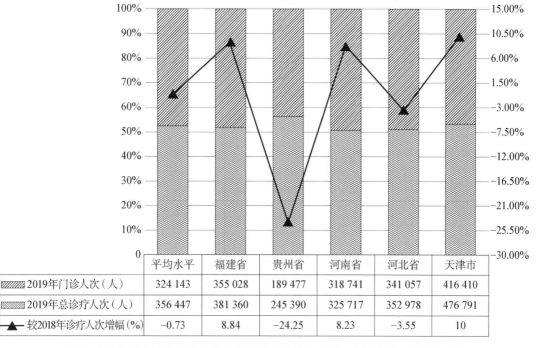

图 2‑65　五省(市)经济水平较好的地区 5 家县级中医医院医疗服务量情况对比

注:左侧纵坐标表示五省(市)经济水平较好的县级中医医院 2019 年门诊人次、总诊疗人次分布情况,右侧纵坐标表示 2019 年较 2018 年诊疗人次增减比例

通过对五省(市)经济水平中等地区 5 家县级中医医院医疗服务量情况对比分析,2018、2019 年度门诊人次总和的均值从高到低排序为:天津、贵州、福建、河北、河南,总诊疗人次较 2018 年,福建、河北、天津增加,贵州、河南下降(图 2‑66)。

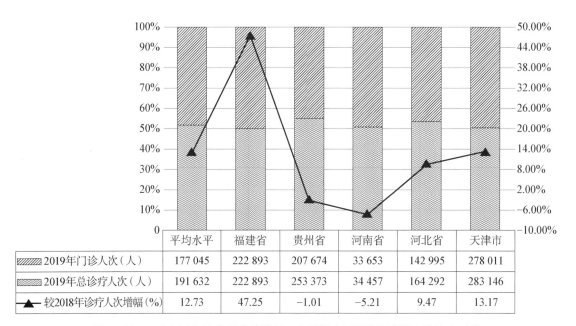

	平均水平	福建省	贵州省	河南省	河北省	天津市
2019年门诊人次（人）	177 045	222 893	207 674	33 653	142 995	278 011
2019年总诊疗人次（人）	191 632	222 893	253 373	34 457	164 292	283 146
▲ 较2018年诊疗人次增幅(%)	12.73	47.25	−1.01	−5.21	9.47	13.17

图 2-66　五省(市)经济水平中等地区 5 家县级中医医院医疗服务量情况对比

注：左侧纵坐标表示五省(市)经济水平中等的县级中医医院 2019 年门诊人次、总诊疗人次分布情况,右侧纵坐标表示 2019 年较 2018 年诊疗人次增减比例

　　通过对四省(市)经济水平较差的地区 4 家县级中医医院医疗服务量情况对比分析,2018、2019 年度门诊人次总和的均值从高到低排序为:河南、天津、福建、河北,总诊疗人次较 2018 年,仅河北下降,其余均增加(图 2-67)。

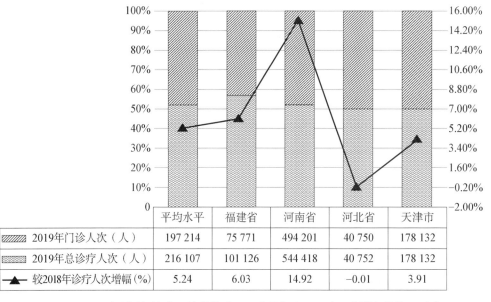

	平均水平	福建省	河南省	河北省	天津市
2019年门诊人次（人）	197 214	75 771	494 201	40 750	178 132
2019年总诊疗人次（人）	216 107	101 126	544 418	40 752	178 132
▲ 较2018年诊疗人次增幅(%)	5.24	6.03	14.92	−0.01	3.91

图 2-67　四省(市)经济水平较差的地区 4 家县级中医医院医疗服务量情况对比

注：左侧纵坐标表示五省(市)经济水平较差的县级中医医院 2019 年门诊人次、总诊疗人次分布情况,右侧纵坐标表示 2019 年较 2018 年诊疗人次增减比例

通过对五省(市)不同经济发展水平地区5家县级中医医院2018、2019年度医疗服务量占比趋势对比来看:在经济发达的福建、天津和经济不发达的贵州,无论是经济水平较好的地区(福建除外)、还是中等地区,医疗服务量(以住院病人手术人次占比门诊人次为参照)均呈增长态势;在经济不发达的河北,经济水平中等地区医疗服务量下降,经济水平好、差地区医疗服务量呈现增长态势;在经济不发达的河南,经济水平好、差地区医疗服务量下降,中等地区无变化(图2-68)。

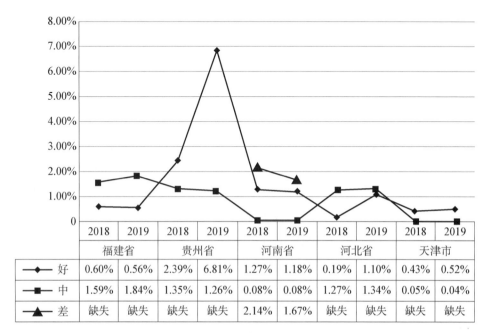

	福建省		贵州省		河南省		河北省		天津市	
	2018	2019	2018	2019	2018	2019	2018	2019	2018	2019
好	0.60%	0.56%	2.39%	6.81%	1.27%	1.18%	0.19%	1.10%	0.43%	0.52%
中	1.59%	1.84%	1.35%	1.26%	0.08%	0.08%	1.27%	1.34%	0.05%	0.04%
差	缺失	缺失	缺失	缺失	2.14%	1.67%	缺失	缺失	缺失	缺失

图2-68 五省(市)不同经济发展水平地区5家县级中医医院2018、2019年度医疗服务量占比趋势

5. 医师工作效率和医院收入情况分析

(1) 医师工作效率分析。2019年五省(市)县级综合医院院均医师工作效率从高到低依次为:河南、福建、天津、贵州、河北,河南是人口大省,是医师工作效率高的主要因素;贵州人口相对稀少,也是医师工作效率低的主要因素(表2-20)。

表2-20 2019年五省(市)县级综合医院院均医师效率情况对比

省(市)	院均总诊疗人次(人)	院均执业(助理)医师数(人)	院均医师工作效率(年)
福建省	615 410.29	247.43	2 487.21 人次/位医师
贵州省	302 212.67	158.00	1 912.74 人次/位医师
河南省	453 120.75	172.50	2 626.79 人次/位医师
河北省	299 857.17	176.17	1 702.09 人次/位医师
天津市	699 557.00	305.50	2 289.88 人次/位医师

2019年五省(市)县级中医医院院均医师工作效率从高到低依次为:福建、天津、贵州、河北、河南(表2-21)。

表2-21 五省(市)2019年院均县级中医医院医师效率情况对比

省(市)	院均总诊疗人次(人)	院均执业(助理)医师数(人)	院均医师工作效率(年)
福建省	244 929.80	91.80	2 668.08 人次/位医师
贵州省	249 381.50	138.50	1 800.59 人次/位医师
河南省	316 556.00	223.25	1 417.94 人次/位医师
河北省	200 038.40	126.20	1 585.09 人次/位医师
天津市	312 689.67	130.34	2 399.03 人次/位医师

(2)医院收入情况分析

1)县级综合医院收入情况分析。通过对五省(市)2019年院均县级综合医院收入、支出情况对比分析:院均总收入、院均医疗收入从高到低依次均为:福建、天津、河南、贵州、河北;基本支出从高到低依次为:天津、河北、贵州、福建、河南;院均奖金+绩效工资从高到低依次为:天津、福建、河南、河北、贵州;天津院均奖金绩效是贵州的21.04倍(图2-69)。

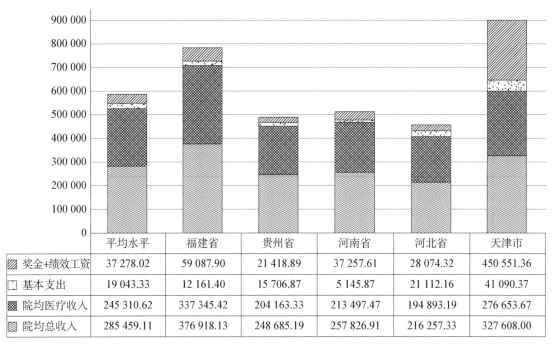

	平均水平	福建省	贵州省	河南省	河北省	天津市
奖金+绩效工资	37 278.02	59 087.90	21 418.89	37 257.61	28 074.32	450 551.36
基本支出	19 043.33	12 161.40	15 706.87	5 145.87	21 112.16	41 090.37
院均医疗收入	245 310.62	337 345.42	204 163.33	213 497.47	194 893.19	276 653.67
院均总收入	285 459.11	376 918.13	248 685.19	257 826.91	216 257.33	327 608.00

图2-69 2019年五省(市)县级综合医院院均收入、支出情况对比(千元)

　　为了比较经济发展水平对县级综合医院人员收入的影响,分别选择五省(市)经济水平较好地区 5 家县级综合医院、经济水平中等地区 5 家县级综合医院、经济水平较差地区 4 家县级综合医院进行比较。

　　五省(市)经济水平较好的地区 5 家县级综合医院 2019 年总收入、医疗收入福建最高、河南最低;贵州基本支出、奖金绩效为 0;奖金＋绩效工资最高的是福建,其次为河北、天津、河南(图 2 - 70)。

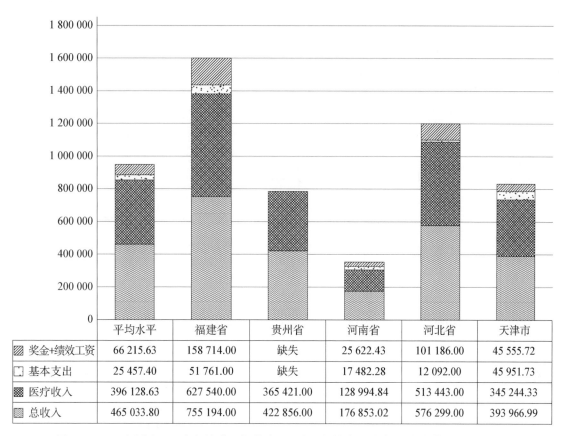

	平均水平	福建省	贵州省	河南省	河北省	天津市
▨ 奖金+绩效工资	66 215.63	158 714.00	缺失	25 622.43	101 186.00	45 555.72
□ 基本支出	25 457.40	51 761.00	缺失	17 482.28	12 092.00	45 951.73
▥ 医疗收入	396 128.63	627 540.00	365 421.00	128 994.84	513 443.00	345 244.33
▦ 总收入	465 033.80	755 194.00	422 856.00	176 853.02	576 299.00	393 966.99

图 2 - 70　五省(市)2019 年经济水平好的地区 5 家县级综合医院收入、支出情况对比(千元)

　　五省(市)经济水平中等地区 5 家县级综合医院 2019 年总收入天津最高、河北省最低;医疗收入河南最高、福建最低;基本支出天津最高、河北最低;奖金＋绩效工资最高的是河南,其次为天津、贵州、河北、福建(图 2 - 71)。

　　通过对四省经济水平较差地区 4 家县级综合医院收入、支出情况对比分析,相较于 2018 年,四省 2019 年总收入从高到低排序为:河南、贵州、福建、河北;基本支出从高到低排序为:贵州、福建、河北、河南,其中河南 2019 年基本支出为 0;奖金＋绩效工资方面,河南排名第一,福建最低;河南经济水平较差地区县级综合医院奖金绩效支出是福建的 21.09 倍(图 2 - 72)。

　　通过对五省(市)不同经济发展水平地区 5 家县级综合医院 2019 年度收入、支出均值比较,经济水平较好的地区收入、支出均高于院均水平(表 2 - 22)。

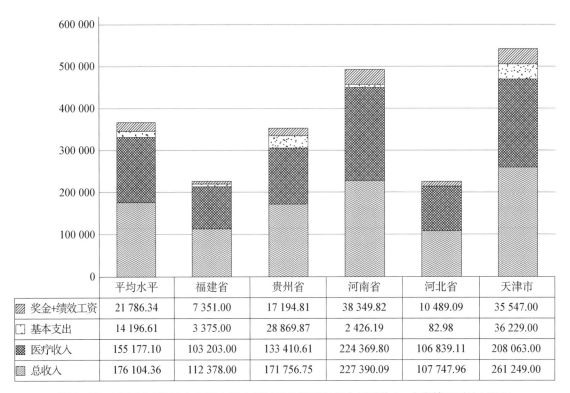

	平均水平	福建省	贵州省	河南省	河北省	天津市
奖金+绩效工资	21 786.34	7 351.00	17 194.81	38 349.82	10 489.09	35 547.00
基本支出	14 196.61	3 375.00	28 869.87	2 426.19	82.98	36 229.00
医疗收入	155 177.10	103 203.00	133 410.61	224 369.80	106 839.11	208 063.00
总收入	176 104.36	112 378.00	171 756.75	227 390.09	107 747.96	261 249.00

图 2-71 五省(市)2019 年经济水平中等地区 5 家县级综合医院收入、支出情况对比(千元)

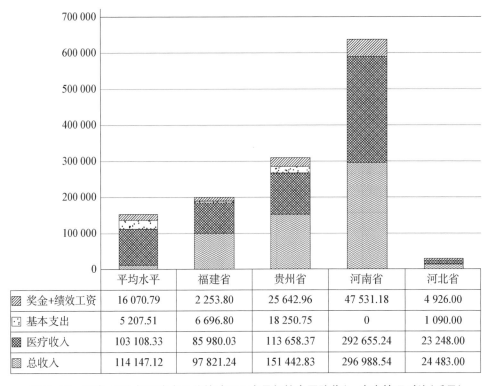

	平均水平	福建省	贵州省	河南省	河北省
奖金+绩效工资	16 070.79	2 253.80	25 642.96	47 531.18	4 926.00
基本支出	5 207.51	6 696.80	18 250.75	0	1 090.00
医疗收入	103 108.33	85 980.03	113 658.37	292 655.24	23 248.00
总收入	114 147.12	97 821.24	151 442.83	296 988.54	24 483.00

图 2-72 四省 2019 年经济水平差的地区 4 家县级综合医院收入、支出情况对比(千元)

表2-22　五省(市)不同经济发展水平地区5家县级综合医院2019年度收入、支出均值对比(千元)

项目	总收入	医疗收入	基本支出	奖金＋绩效工资
院均	285 459.11	245 310.62	19 043.33	37 278.02
好	465 033.80	396 128.63	25 457.40	66 215.63
中	176 104.36	155 177.10	14 196.61	21 786.18
差	11 629.92	100 656.53	22 627.05	17 714.13

2)县级中医医院收入情况分析。对2019年五省(市)县级中医医院院均收入、支出情况对比分析:院均总收入、院均医疗收入从高到低依次均为:福建、天津、河南、贵州、河北;基本支出从高到低依次为:天津、河北、贵州、福建、河南;院均奖金＋绩效工资从高到低依次为:福建、天津、河南、河北、贵州,福建院均奖金绩效是贵州的2.76倍(图2-73)。

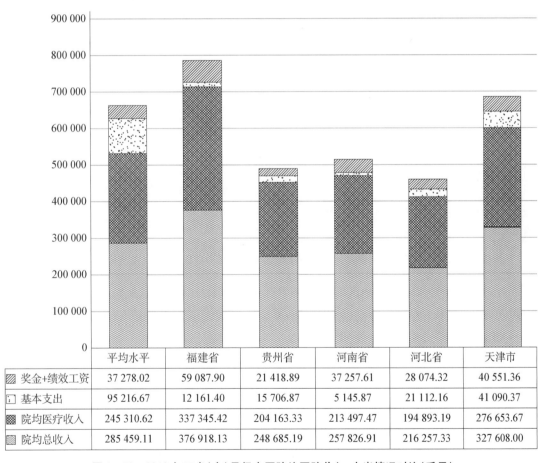

图2-73　2019年五省(市)县级中医院均医院收入、支出情况对比(千元)

为了分析经济发展水平对县级中医医院人员收入的影响,分别选择五省(市)经济水平较好地区5家县级中医医院、经济水平中等地区5家县级中医医院、经济水平较差地区4家县级中医医院进行比较。

五省(市)经济水平较好的地区 5 家县级中医医院 2019 年总收入、医疗收入河南均最高、福建均最低;基本支出天津最高、河南最低;奖金+绩效工资最高的是河北,其次为天津、福建、河南、贵州(图 2 - 74)。

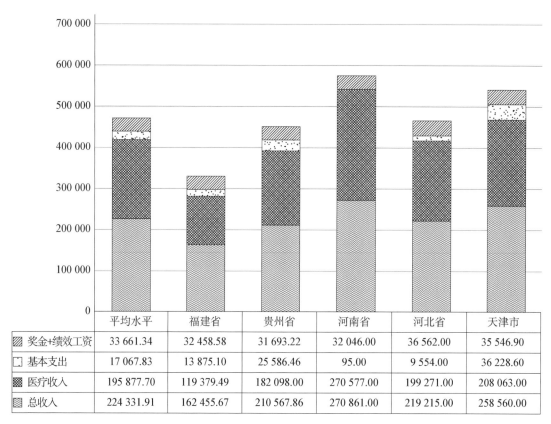

	平均水平	福建省	贵州省	河南省	河北省	天津市
奖金+绩效工资	33 661.34	32 458.58	31 693.22	32 046.00	36 562.00	35 546.90
基本支出	17 067.83	13 875.10	25 586.46	95.00	9 554.00	36 228.60
医疗收入	195 877.70	119 379.49	182 098.00	270 577.00	199 271.00	208 063.00
总收入	224 331.91	162 455.67	210 567.86	270 861.00	219 215.00	258 560.00

图 2 - 74 2019 年五省(市)经济水平较好的地区 5 家县级中医医院收入、支出情况对比(千元)

五省(市)经济水平中等地区 5 家县级中医医院 2019 年总收入、医疗收入福建均最高、河南均最低;基本支出天津最高、河北最低;奖金+绩效工资最高的是贵州,其次为天津、福建、河北、贵州,河南无奖金绩效(图 2 - 75)。

通过对四省(市)经济水平较差地区 4 家县级中医医院收入、支出情况对比分析,相较于2018 年,四省 2019 年总收入从高到低排序为:河南、天津、福建、河北;基本支出从高到低排序为:河北、天津、福建、河南;奖金+绩效工资方面,河南排名第一,河北最低,河南经济水平较差地区县级中医医院奖金绩效支出是河北的 14.58 倍;但在基本支出方面,河北排名第一,河南最低,河北经济水平较差地区县级中医医院 2019 年基本支出是河南的 34.14 倍(图 2 - 76)。

通过对五省(市)不同经济发展水平地区 5 家县级中医医院 2019 年度收入、支出均值比较,院均总收入、医疗收入是经济水平中等、差的地区总收入、医疗收入的 2.4 倍;经济水平差的地区医疗收入超过了中等地区(表 2 - 23)。

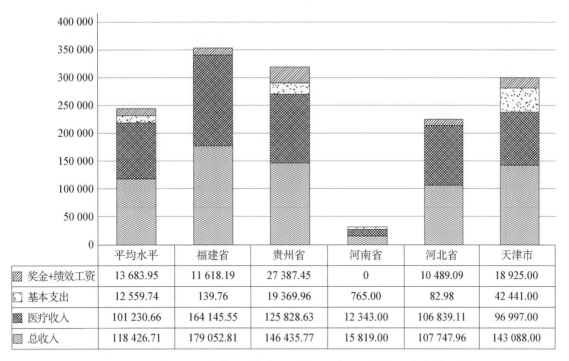

	平均水平	福建省	贵州省	河南省	河北省	天津市
奖金+绩效工资	13 683.95	11 618.19	27 387.45	0	10 489.09	18 925.00
基本支出	12 559.74	139.76	19 369.96	765.00	82.98	42 441.00
医疗收入	101 230.66	164 145.55	125 828.63	12 343.00	106 839.11	96 997.00
总收入	118 426.71	179 052.81	146 435.77	15 819.00	107 747.96	143 088.00

图 2−75　2019 年五省(市)经济水平中等地区 5 家县级中医医院收入、支出情况对比(千元)

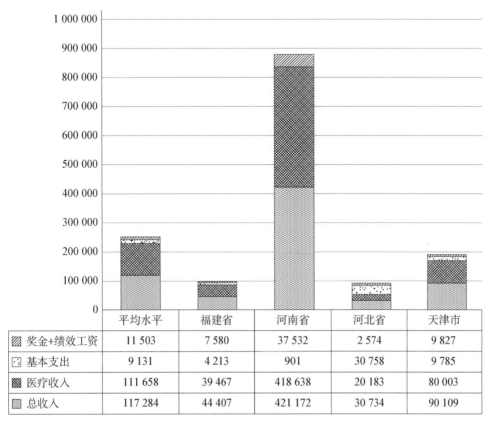

	平均水平	福建省	河南省	河北省	天津市
奖金+绩效工资	11 503	7 580	37 532	2 574	9 827
基本支出	9 131	4 213	901	30 758	9 785
医疗收入	111 658	39 467	418 638	20 183	80 003
总收入	117 284	44 407	421 172	30 734	90 109

图 2−76　2019 年四省(市)经济水平较差的地区 4 家县级中医医院收入、支出情况对比(千元)

表 2-23　五省(市)不同经济发展水平地区 5 家县级中医医院 2019 年度收入、支出均值对比(千元)

项目	总收入	医疗收入	基本支出	奖金＋绩效工资
院均	285 459.11	245 310.62	95 216.67	37 278.02
好	224 331.91	195 877.70	17 067.83	33 661.34
中	118 426.71	101 230.66	12 559.74	13 683.95
差	117 284.40	111 658.20	9 131.40	11 502.60

对五省(市)2018～2019 年院均县级中医医院奖金＋绩效工资情况对比分析:贵州涨幅最大,达 65.95%;河南降幅最大,达 37.88%。河南奖金绩效降幅最大,间接影响中医医院医务人员积极性(图 2-77)。

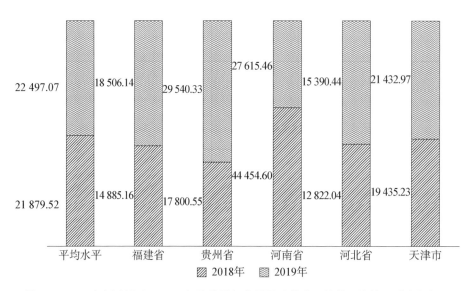

图 2-77　五省(市)2018～2019 年院均县级中医医院奖金＋绩效工资情况对比(千元)

(3) 小结。五省(市)2019 年县级综合医院、县级中医医院院均总收入、院均医疗收入、奖金＋绩效工资最高的是福建;县级中医医院经济水平好的地区 2019 年奖金＋绩效工资最高的是河北;贵州经济水平好的地区基本支出、奖金绩效均为 0;河南经济水平中等地区县级综合医院 2019 年医疗收入、奖金＋绩效工资位列五省(市)最高,但县级中医医院却无奖金绩效。

6. 医共体建设

福建县级综合医院医共体机构数 7 个、贵州县级综合医院医共体机构数 3 个、河南县级综合医院医共体机构数 4 个、河北县级综合医院医共体机构数 6 个、天津县级综合医院医共体机构数 2 个(图 2-78)。

其中,管辖乡镇卫生院数和村卫生室数、下转患者数、支援执业医生数均位列第一的是福建。

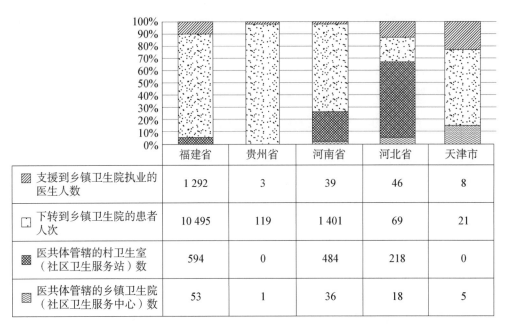

	福建省	贵州省	河南省	河北省	天津市
支援到乡镇卫生院执业的医生人数	1 292	3	39	46	8
下转到乡镇卫生院的患者人次	10 495	119	1 401	69	21
医共体管辖的村卫生室（社区卫生服务站）数	594	0	484	218	0
医共体管辖的乡镇卫生院（社区卫生服务中心）数	53	1	36	18	5

图 2 - 78　五省(市)2019 年县级综合医院医共体建设情况对比

福建县级中医医院医共体机构数 5 个、贵州县级综合医院医共体机构数 2 个、河南县级中医医院医共体机构数 4 个、河北县级中医医院医共体机构数 5 个、天津县级中医医院医共体机构数 3 个(图 2 - 79)。

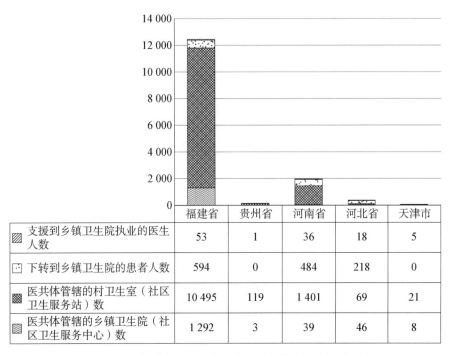

	福建省	贵州省	河南省	河北省	天津市
支援到乡镇卫生院执业的医生人数	53	1	36	18	5
下转到乡镇卫生院的患者人数	594	0	484	218	0
医共体管辖的村卫生室（社区卫生服务站）数	10 495	119	1 401	69	21
医共体管辖的乡镇卫生院（社区卫生服务中心）数	1 292	3	39	46	8

图 2 - 79　五省(市)2019 年县级中医医院医共体建设情况对比

其中,医共体管辖乡镇卫生院数和村卫生室数、下转到乡镇卫生院患者数、支援到乡镇卫生院执业医生数均位列第一的是福建。

福建县级综合医院医共体数最多,且管辖乡镇卫生院数和村卫生室数、下转患者数、支援执业医生数均位列五省份第一。在县级中医医院医共体建设方面,福建省依旧位列第一。

(二) 乡镇卫生院(社区卫生服务中心)建设情况

1. 基本情况

共调研了 5 个地区的 71 个乡镇卫生院(社区卫生服务中心),包括福建 21 个,贵州 9 个,河南 12 个,河北 20 个,以及天津的 9 个机构。

根据经济水平划分较好、中等、较差三种类型,每个省份根据经济水平划分调研的乡镇卫生院(社区卫生服务中心)各有 3 个,即根据经济水平较好、中等、较差划分调查的医疗机构每个省份各有 3 个,共调研了 15 个医疗机构。

其中涉及的医保定点医疗机构 83 个,包括 63 个基本医保定点机构和 20 个新农合定点机构;调研的机构中一体化管理的村卫生室共 896 个,其中河南最多 319 个,其次是河北 237 个,福建 202 个,贵州 202 个,以及天津的 24 个;所调查的机构人员中,取得培训合格证书的全科医生共 319 人,其中取得住院医师规范化培训合格证书的共 146 人,取得骨干培训合格证书的 84 人,取得转岗培训合格证书的 123 人(表 2-24)。

表 2-24 五省(市)调查的乡镇卫生院(社区卫生服务中心)基本情况

指标名称		福建省	贵州省	河南省	河北省	天津市	总计
调研机构数(个)		21	9	12	20	9	71
医保定点医疗机构	基本医保定点机构(个)	21	8	12	15	7	63
	新农合定点机构(个)	0	7	12	1	0	20
本单位一体化管理的村卫生室个数(个)		202	114	319	237	24	896
全科医生取得培训合格证书情况(限参加培训人员)		127	0	69	32	91	319
住院医师规范化培训合格证(全科医生)(人)		53	7	24	22	27	133
全科医生转岗培训合格证(人)		43	10	69	16	8	146
全科医生骨干培训合格证(人)		34	1	27	12	10	84

2. 医疗资源

(1) 人员构成情况。调查了 2019 年乡镇卫生院(社区卫生服务中心)人员构成院均分布情况,包括临床类、中医类、口腔类和公共卫生类的人数和在执业(助理)医师总数中的占比。

如表 2-25 所示,五省(市)平均每个乡镇卫生院(社区卫生服务中心)有执业(助理)医师 41.80 人,其中临床类占比 30.09%,中医类占比 7.51%,口腔类占比 7.51%,公共卫生占比 42.49%。

五省(市)大多以临床类人员占比高;中医类执业(助理)医师占比较高的是福建和河北。五省(市)乡镇卫生院(社区卫生服务中心)院均执业(助理)医师数从高到低分别是天津、福建、河南、河北、贵州。

表 2-25 2019 年五省(市)乡镇卫生院(社区卫生服务中心)院均人员构成情况

人员构成	平均水平	福建省	贵州省	河南省	河北省	天津市
临床类[人数(占比%)]	12.58(30.09)	12.19(48.39)	10.78(76.98)	15.33(63.67)	9.00(58.25)	19.56(28.30)
中医类[人数(占比%)]	3.14(7.51)	3.43(13.61)	1.56(11.11)	1.83(7.61)	2.85(18.45)	6.44(9.32)
口腔类[人数(占比%)]	3.14(7.51)	0.52(2.08)	0.11(0.79)	1.33(5.54)	0.80(5.18)	6.44(9.32)
公共卫生[人数(占比%)]	17.76(42.49)	1.00(3.97)	0(0)	0.67(2.77)	0.35(2.27)	28.11(40.68)
执业(助理)医师总数(人)	41.80	25.19	14.00	24.08	15.45	69.11

调查了 2019 年五省(市)经济水平较好、中等、较差地区各 3 家乡镇卫生院(社区卫生服务中心)人员构成院均分布情况,包括临床类、中医类、口腔类和公共卫生类的人数和在执业(助理)医师总数中的占比。

如表 2-26 所示,经济水平较好地区乡镇卫生院(社区卫生服务中心)院均执业(助理)医师 42.13 人,其中临床类占比最高 50.49%,中医类占比次之 17.57%,口腔类占比 7.60%,公共卫生占比 13.29%。

表 2-26 2019 年五省(市)经济水平较好地区乡镇卫生院(社区卫生服务中心)院均人员构成情况

人员构成	平均水平	福建省	贵州省	河南省	河北省	天津市
临床类[人数(占比%)]	21.27(50.49)	21.00(37.50)	16.00(69.57)	27.67(55.71)	18.00(69.23)	23.67(52.99)
中医类[人数(占比%)]	7.40(17.57)	19.00(33.93)	3.33(14.48)	2.67(5.38)	3.00(11.54)	9.00(20.15)
口腔类[人数(占比%)]	3.20(7.60)	6.00(8.91)	1.00(4.35)	7.00(14.09)	0(0)	2.00(4.48)
公共卫生[人数(占比%)]	5.60(13.29)	11.00(16.34)	0(0)	6.00(12.08)	1.00(3.85)	10.00(22.39)
执业(助理)医师总数(人)	42.13	67.33	23.00	49.67	26.00	44.67

五省(市)人员构成都以临床类占比最高。五省(市)院均执业(助理)医师数从高到低分别是福建、河南、天津、河北、贵州。

如表 2-27 所示,经济水平中等地区乡镇卫生院(社区卫生服务中心)院均执业(助理)医师 29.13 人,其中临床类占比最高 59.04%,中医类占比 9.61%,口腔类占比 4.11%,公共卫生占比 3.88%。

五省(市)人员构成都以临床类占比最高。五省(市)院均执业(助理)医师数从高到低分别是福建、天津、河南、河北、贵州。

表 2-27 2019 年五省(市)经济水平中等地区乡镇卫生院(社区卫生服务中心)院均人员构成情况

人员构成	平均水平	福建省	贵州省	河南省	河北省	天津市
临床类[人数(占比%)]	17.20(59.04)	29.67(48.11)	10.33(91.17)	18.33(67.07)	10.00(66.67)	17.67(58.26)
中医类[人数(占比%)]	2.80(9.61)	5.67(9.19)	0.67(5.91)	2.33(8.52)	1.67(11.13)	3.67(12.10)
口腔类[人数(占比%)]	1.20(4.11)	3.67(5.95)	0(0)	1.67(6.11)	0.67(4.47)	0(0)
公共卫生[人数(占比%)]	1.13(3.88)	2.67(4.33)	0(0)	0(0)	0.33(2.20)	2.67(8.80)
执业(助理)医师总数(人)	29.13	61.67	11.33	27.33	15.00	30.33

如表 2-28 所示,经济水平较差地区乡镇卫生院(社区卫生服务中心)院均执业(助理)医师 18.80 人,其中临床类占比最高 46.12%,中医类占比 13.83%,口腔类占比 3.19%,公共卫生占比 5.32%。

表 2-28 2019 年五省(市)经济水平较差地区乡镇卫生院(社区卫生服务中心)院均人员构成情况

人员构成	平均水平	福建省	贵州省	河南省	河北省	天津市
临床类[人数(占比%)]	8.67(46.12)	5.67(36.18)	6.00(72.03)	7.00(53.85)	7.33(64.67)	17.33(37.95)
中医类[人数(占比%)]	2.60(13.83)	2.33(14.87)	0.67(8.04)	0.33(2.54)	3.00(26.48)	6.67(14.60)
口腔类[人数(占比%)]	0.60(3.19)	2.00(12.76)	0(0)	1.00(7.70)	0(0)	0(0)
公共卫生[人数(占比%)]	1.00(5.32)	2.00(12.76)	0(0)	0.67(5.15)	0(0)	2.33(5.10)
执业(助理)医师总数(人)	18.80	15.67	8.33	13.00	11.33	45.67

五省(市)人员构成都以临床类占比最高。五省(市)院均执业(助理)医师数从高到低分别是天津、福建、河南、河北、贵州。

(2)人员学历情况。通过对五省(市)2019年乡镇卫生院(社区卫生服务中心)院均人员学历分布情况调查,包括执业(助理)医师数、医师学历,涉及的学历包括研究生、大学本科和大专及以下学历。

五省(市)平均调查了19.75位执业(助理)医师,其中大学本科学历10.03人,占比最高,为50.78%;大专及以下学历8.78人,占44.46%;研究生学历0.94人,占比最低,为4.96%。调查地区执业(助理)医师学历普遍以大学本科及以下学历为主。

其中,天津所调查的执业(助理)医师中的大学本科及研究生学历人数明显高于平均水平,占比81.01%;河北和福建的次之,大学本科及以上学历占比分别是49.38%、48.06%;贵州省大学本科及以上学历占比最低,占比11.67%(图2-80)。

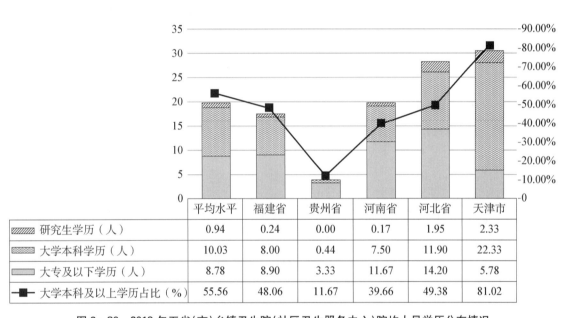

	平均水平	福建省	贵州省	河南省	河北省	天津市
研究生学历(人)	0.94	0.24	0.00	0.17	1.95	2.33
大学本科学历(人)	10.03	8.00	0.44	7.50	11.90	22.33
大专及以下学历(人)	8.78	8.90	3.33	11.67	14.20	5.78
大学本科及以上学历占比(%)	55.56	48.06	11.67	39.66	49.38	81.02

图2-80　2019年五省(市)乡镇卫生院(社区卫生服务中心)院均人员学历分布情况

注:左侧纵坐标轴表示每类学历的人员数,右侧纵坐标轴表示大学本科及以上学历人员数在执业(助理)医师数中的所占比例

通过对2019年五省(市)经济水平较好地区各3所乡镇卫生院(社区卫生服务中心)院均人员学历分布情况分析,五省(市)平均调查了34.60位执业(助理)医师,其中大学本科学历16.33人,占比最高,为47.20%;大专及以下学历16.07人,占46.45%,与大学本科学历相当;研究生学历2.2人,占比最低,为6.36%;大学本科及以上学历占比53.56%。

其中,天津地区执业(助理)医师数、大学本科和研究生学历数都高于平均水平,占比

85.44%,明显高于大专及以下学历数;贵州大学本科及以上学历数占比60.34%,仅次于天津;福建执业(助理)医师的大学本科及研究生学历数高于平均水平,占比38.54%,以大专及以下学历为主;河南、河北大学本科及以下学历人数相当,接近50%(图2-81)。

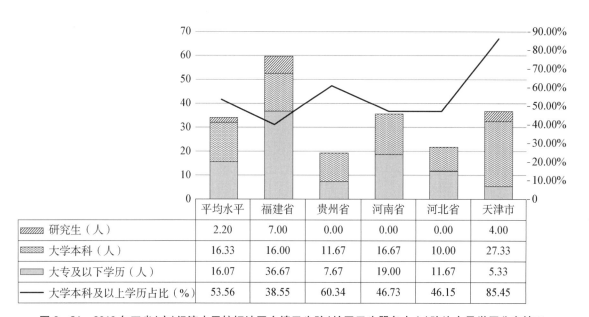

	平均水平	福建省	贵州省	河南省	河北省	天津市
研究生（人）	2.20	7.00	0.00	0.00	0.00	4.00
大学本科（人）	16.33	16.00	11.67	16.67	10.00	27.33
大专及以下学历（人）	16.07	36.67	7.67	19.00	11.67	5.33
大学本科及以上学历占比（%）	53.56	38.55	60.34	46.73	46.15	85.45

图 2-81 2019 年五省(市)经济水平较好地区乡镇卫生院(社区卫生服务中心)院均人员学历分布情况

注:左侧纵坐标轴表示每类学历的人员数,右侧纵坐标轴表示大学本科及以上学历人员数在执业(助理)医师数中的所占比例

通过对 2019 年五省(市)经济水平中等地区各 3 所乡镇卫生院(社区卫生服务中心)院均人员学历分布情况的分析,平均五省(市)调查了 22.80 位执业(助理)医师,其中大学本科学历 11.93 人,占比最高,为 52.32%;大专及以下学历 10.07 人,占比 44.17%;研究生学历 0.80 人,占比最低,为 3.51%;大学本科及以上学历占比 55.83%。

五省(市)中,天津、河北执业(助理)医师中的大学本科和研究生学历高于平均水平;大学本科及以上学历占比最高的是天津,其次是河北,分别占比 84.42%、70.59%,均高于平均水平;其他三省大学本科及以上学历占比低于平均水平(图 2-82)。

通过对 2019 年五省(市)经济水平较差地区各 3 所乡镇卫生院(社区卫生服务中心)院均人员学历分布情况的分析,平均五省(市)调查了 13.00 位执业(助理)医师,其中大学本科学历 6.67 人,占比最高,为 51.31%;大专及以下学历 5.47 人,占比 42.08%;研究生学历 0.87 人,占比最低,为 6.69%;大学本科及以上学历占比 58.00%。

五省(市)中,天津执业(助理)医师中的大学本科及以上学历数占比最高,占比 72.41%,明显高于其大专及以下学历人数;河北和贵州大学本科及以上学历占比次之,福建的占比 33.33%,河南占比最低(图 2-83)。

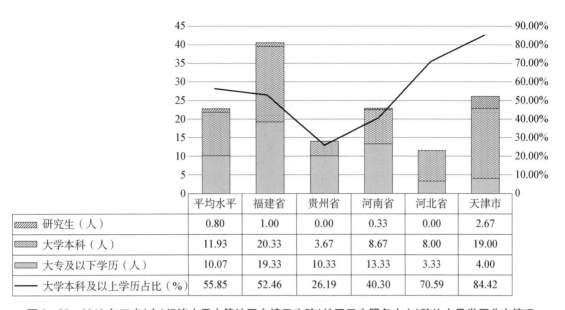

	平均水平	福建省	贵州省	河南省	河北省	天津市
研究生（人）	0.80	1.00	0.00	0.33	0.00	2.67
大学本科（人）	11.93	20.33	3.67	8.67	8.00	19.00
大专及以下学历（人）	10.07	19.33	10.33	13.33	3.33	4.00
大学本科及以上学历占比（%）	55.85	52.46	26.19	40.30	70.59	84.42

图 2-82 2019 年五省(市)经济水平中等地区乡镇卫生院(社区卫生服务中心)院均人员学历分布情况

注:左侧纵坐标轴表示每类学历的人员数,右侧纵坐标轴表示大学本科及以上学历人员数在执业(助理)医师数中的所占比例

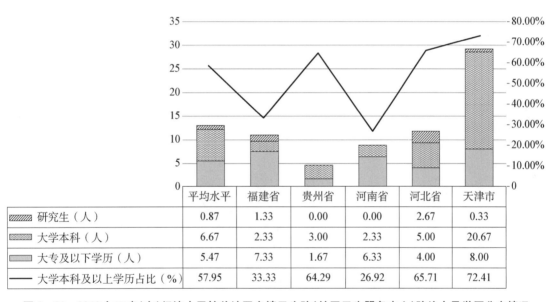

	平均水平	福建省	贵州省	河南省	河北省	天津市
研究生（人）	0.87	1.33	0.00	0.00	2.67	0.33
大学本科（人）	6.67	2.33	3.00	2.33	5.00	20.67
大专及以下学历（人）	5.47	7.33	1.67	6.33	4.00	8.00
大学本科及以上学历占比（%）	57.95	33.33	64.29	26.92	65.71	72.41

图 2-83 2019 年五省(市)经济水平较差地区乡镇卫生院(社区卫生服务中心)院均人员学历分布情况

注:左侧纵坐标轴表示每类学历的人员数,右侧纵坐标轴表示大学本科及以上学历人员数在执业(助理)医师数中的所占比例

通过对 2019 年经济水平较好、中等、较差三类地区院均大学本科及以上学历占比进行比较,三类地区大学本科及以上学历人员占比平均水平差别不大,不同省份情况各不相同,福建、河南经济水平越高地区大学本科及以上学历人员占比更多,而贵州、河北则相反,经济水平较差地区大学本科及以上学历人员占比较高(图 2-84)。

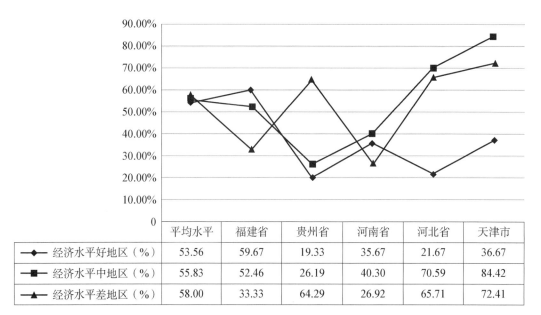

	平均水平	福建省	贵州省	河南省	河北省	天津市
◆ 经济水平好地区（%）	53.56	59.67	19.33	35.67	21.67	36.67
■ 经济水平中地区（%）	55.83	52.46	26.19	40.30	70.59	84.42
▲ 经济水平差地区（%）	58.00	33.33	64.29	26.92	65.71	72.41

图 2-84 五省（市）经济水平较好、中等、较差三类地区乡镇卫生院（社区卫生服务中心）大学本科及以上学历院均人员分布情况

调查了 2018、2019 年乡镇卫生院（社区卫生服务中心）院均人员学历变化情况，包括 2018 年和 2019 年平均调查的执业（助理）医师数，涉及的学历包括研究生、大学本科和大专及以下学历（图 2-85、表 2-29）。

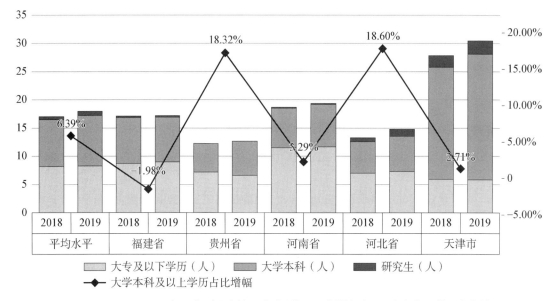

图 2-85 2018～2019 年五省（市）乡镇卫生院（社区卫生服务中心）院均人员学历变化情况

注：左侧纵坐标轴表示每类学历的人员数，右侧纵坐标轴表示 2018～2019 年大学本科及以上学历人员数占比涨幅

表 2-29 2018～2019 年五省(市)乡镇卫生院(社区卫生服务中心)院均人员学历增幅变化情况

省(市)	平均水平		福建省		贵州省		河南省		河北省		天津市	
年份	2018	2019	2018	2019	2018	2019	2018	2019	2018	2019	2018	2019
研究生(人)	0.58	0.73	0.24	0.24	0.00	0.00	0.17	0.17	0.75	1.20	2.11	2.33
大学本科(人)	8.32	9.01	8.14	8.00	5.00	6.11	7.00	7.50	5.60	6.30	19.89	22.33
大专及以下学历(人)	8.14	8.21	8.71	8.90	7.22	6.56	11.50	11.67	6.95	7.25	5.89	5.78
大学本科及以上学历占比(%)	0.54	0.58	0.49	0.48	0.49	0.59	0.38	0.40	0.52	0.62	0.79	0.81
大学本科及以上学历占比增幅(%)	0.06		−0.02		0.18		0.03		0.19		0.03	

2018、2019 年五省(市)的平均执业(助理)医师数分别是 16.44 人和 16.92 人,两年调查人数相当。

2018、2019 年间,天津地区执业(助理)医师学历以大学本科学历为主,其人数明显高于平均水平,且两年间又有所上升;福建、贵州、河南和河北地区的执业(助理)医师学历则以大专及以下学历为主;两年间,大学本科及以上学历增幅最大的是河北和贵州;天津和河南也有小幅度上升;福建地区大学本科及以上学历人数有小幅度下降。

总的来说,调查地区的人员学历情况有以下特点。

①天津、福建、河北乡镇卫生院(社区卫生服务中心)大学本科学历及以上学历的执业(助理)医师数明显高于河南、贵州,其中贵州最低。②不同经济水平地区的执业(助理)医师学历都有所提升。2018～2019 年间,经济水平较高的天津地区执业(助理)医师以大学本科学历为主,且两年间又有所上升;两年间,经济水平较低的贵州和河南地区,大学本科学历人数有所上升,大专及以下学历人数略有下降。

(3)人员调动情况。通过对 2019 年四省 62 所乡镇卫生院(社区卫生服务中心)院均人员调动分布情况的分析,包括调入人数、调入的高等、中等院校毕业生人数、调出人数和调出的非退休(辞职、辞退和自然减员)人数,情况如图 2-86。

4 省 2019 年院均调入人数占比均高于调出人数。2019 年平均调入 1.91 人,在总调动人数(调入人数与调出人数之和)中占比 60.63%;院均调入高等、中等院校毕业生人数 1.24 人,占调入人数的 64.92%;院均调出 1.24 人,占总调动人数(调入人数与调出人数之和)的 39.37%;院均调出非退休(辞职、辞退和自然减员)人数 0.56,占调出人数的 45.16%。

其中,贵州、河南院均调入人数在总调动人数中的占比分别是 68.25%、62.85%,高于其调出人数占比,并且高于平均水平(60.63%);福建(59.03%)和河北(53.49%)的调入人数占比低于平均水平,与本地区调出人数占比相当。

贵州的高等、中等院校毕业生人数在调入人数中占比(84.72%)明显高于平均水平

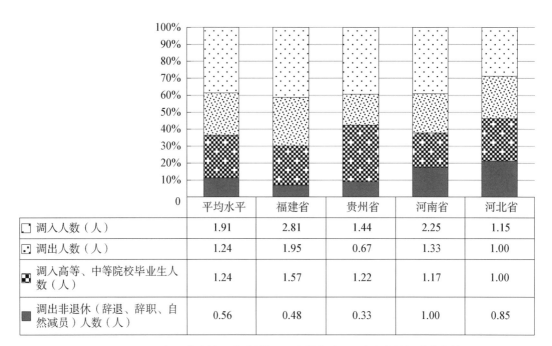

	平均水平	福建省	贵州省	河南省	河北省
□ 调入人数（人）	1.91	2.81	1.44	2.25	1.15
⊡ 调出人数（人）	1.24	1.95	0.67	1.33	1.00
▓ 调入高等、中等院校毕业生人数（人）	1.24	1.57	1.22	1.17	1.00
■ 调出非退休（辞退、辞职、自然减员）人数（人）	0.56	0.48	0.33	1.00	0.85

图 2 - 86　2019 年四省乡镇卫生院(社区卫生服务中心)院均人员调动分布情况

（64.92％），调出非退休（辞职、辞退和自然减员）人数占比（49.25％）高于平均水平（45.16％）；河北院均调入高等、中等院校毕业生占调入人数的比例为 86.96％，明显高于平均水平（64.92％），调出非退休（辞职、辞退和自然减员）人数占比 85.00％，也高于平均水平（72.58％）；河南调入高等、中等院校毕业生数占比 52.00％，低于平均水平，但调出非退休（辞职、辞退和自然减员）人数占调出人数占比 75.19％，高于平均水平。

调查了 2019 年经济水平较好、中等、较差三类地区乡镇卫生院（社区卫生服务中心）院均人员调动分布情况，包括调入人数、调入的高等、中等院校毕业生人数、调出人数和调出的非退休（辞职、辞退和自然减员）人数。

如图 2 - 87 所示，2019 年 4 个省经济水平较好的地区院均调入人数占比普遍高于调出人数，平均调入 3.75 人，占总调动人数（调入人数与调出人数之和）的 72.39％，其中高等、中等院校毕业生人数 2.50 人，占调入人数 66.67％；调出 1.43 人，占总调动人数（调入人数与调出人数之和）的 27.61％，其中调出非退休（辞职、辞退和自然减员）人数 0.60 人，占调出人数 41.96％。

福建、贵州、河南、河北 4 个省，平均调入人数在总调动人数（调入人数与调出人数之和）中占比分别是 74.10％、50.00％、64.24％、85.84％，河北地区调入人数占比最大，其次是福建。

福建、贵州、河南、河北调入高等、中等院校毕业生数在调入人数中的占比分别是 92.27％、75.19％、33.33％、0.00％，福建地区占比最高，其次是贵州，河南、河北虽然调入人数占比高，但其中高等、中等院校毕业生数占比较低；4 个地区非退休（辞职、辞退和自然

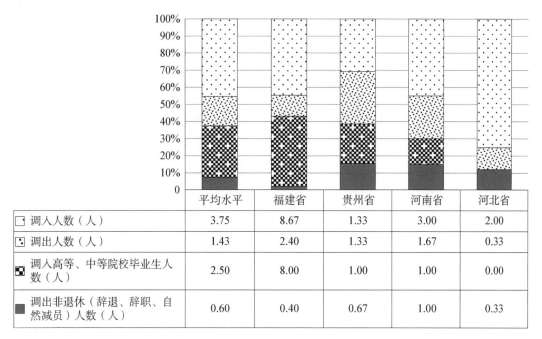

	平均水平	福建省	贵州省	河南省	河北省
☐ 调入人数（人）	3.75	8.67	1.33	3.00	2.00
⊡ 调出人数（人）	1.43	2.40	1.33	1.67	0.33
▨ 调入高等、中等院校毕业生人数（人）	2.50	8.00	1.00	1.00	0.00
■ 调出非退休（辞退、辞职、自然减员）人数（人）	0.60	0.40	0.67	1.00	0.33

图 2-87 2019 年四省经济水平较好地区乡镇卫生院(社区卫生服务中心)院均人员调动分布情况

减员)人数在调出人员中的占比分别是 16.67%、50.38%、59.88%、100%，除福建外，其他 4 个地区占比都较高。

如图 2-88 所示，2019 年 4 个省经济水平中等的地区院均调入人数占比普遍高于调出人数，平均调入 2.58 人，占总调动人数（调入人数与调出人数之和）的 60.71%，其中高等、中

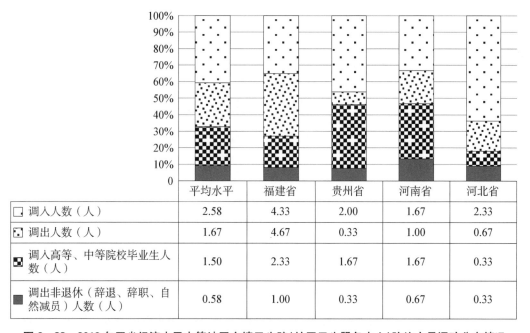

	平均水平	福建省	贵州省	河南省	河北省
☐ 调入人数（人）	2.58	4.33	2.00	1.67	2.33
⊡ 调出人数（人）	1.67	4.67	0.33	1.00	0.67
▨ 调入高等、中等院校毕业生人数（人）	1.50	2.33	1.67	1.67	0.33
■ 调出非退休（辞退、辞职、自然减员）人数（人）	0.58	1.00	0.33	0.67	0.33

图 2-88 2019 年四省经济水平中等地区乡镇卫生院(社区卫生服务中心)院均人员调动分布情况

等院校毕业生数 1.50 人,占调入人数 58.14%;调出 1.67 人,占总调动人数(调入人数与调出人数之和)的 39.29%,其中调出非退休(辞职、辞退和自然减员)人数 0.58 人,占调出人数 34.73%。

福建、贵州、河南、河北 4 省,平均调入人数在总调动人数(调入人数与调出人数之和)的占比分别是 48.11%、85.84%、62.55%、77.67%,贵州明显高于平均水平(60.71%)。

4 省调入高等、中等院校毕业生人数在调入人数中的占比分别是 53.81%、83.50%、100.00%、14.16%,福建、贵州和河南高于平均水平(58.14%);4 省非退休(辞职、辞退和自然减员)人数在调出人数中的占比分别是 21.41%、100.00%、67.00%、49.25%,除福建外,其他 3 个省调出非退休(辞职、辞退和自然减员)人数占比均高于平均水平(34.73%)。

如图 2-89 所示,2019 年 4 个省经济水平较差的地区院均调入 1.67 人,占总调动人数 69.58%,其中高等、中等院校毕业生数 0.92 人,占调入人数 55.09%;调出 0.73 人,占总调动人数 30.42%,其中调出非退休(辞职、辞退和自然减员)人数 0.68 人,占调出人数 93.15%。

福建、贵州、河南、河北 4 省,平均调入人数在总调动人数中占比分别是 73.57%、75.19%、58.25%、83.50%,福建、贵州、河北均高于平均水平(69.58%),河北占比最高。

4 个省调入高校中等院校毕业生数在调入人数中的占比分别是 79.64%、100.00%、57.08%、0.00%,福建、贵州和河南高于平均水平(55.09%),贵州调入人员均为高等、中等院校毕业生;4 省非退休(辞职、辞退和自然减员)人员在调出人员中的占比分别是 66.67%、100.00%、100.00%、100.00%,除福建外,其他 3 省调出人员均为非退休(辞职、辞退和自然减员)人员。

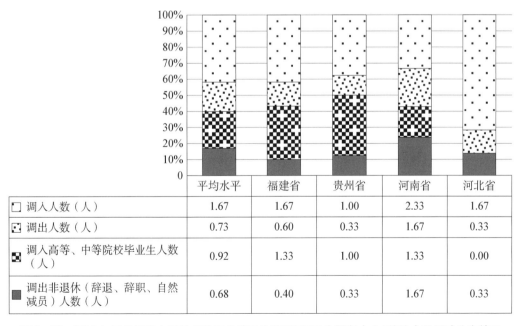

	平均水平	福建省	贵州省	河南省	河北省
▫ 调入人数(人)	1.67	1.67	1.00	2.33	1.67
▨ 调出人数(人)	0.73	0.60	0.33	1.67	0.33
▩ 调入高等、中等院校毕业生人数（人）	0.92	1.33	1.00	1.33	0.00
■ 调出非退休（辞退、辞职、自然减员）人数（人）	0.68	0.40	0.33	1.67	0.33

图 2-89 2019 年四省经济水平较差地区乡镇卫生院(社区卫生服务中心)院均人员调动分布情况

通过对 2019 年经济水平较好、中等、较差三类地区人员调动院均占比进行分析,包括调入、调出人数在调动人数中占比,调入中等、高等院校毕业生数在调入人数中的占比,以及调出非退休(辞职、辞退和自然减员)人数在调出人数中的占比,情况如表 2 - 30。

表 2 - 30 2019 年经济水平较好、中等、较差三类地区人员调动占比情况

流动人数	经济水平较好地区	经济水平中等地区	经济水平较差地区
调入人数(人)	3.75(72.39)	2.58(60.71)	1.67(69.58)
调出人数(人)	1.43(27.61)	1.67(39.29)	0.73(30.42)
高等、中等院校毕业生人数(人)	2.50(66.67)	1.50(58.14)	0.92(55.09)
非退休(辞职、辞退和自然减员)人数(人)	0.60(41.96)	0.58(34.73)	0.68(93.15)
总调动人数(人)	5.18	4.25	2.40

如表 2 - 30 所示,三类地区中经济水平较好的地区调入人数占比高于经济水平较低的地区,经济水平较差的地区调出人数占比高于经济水平较好的地区;经济水平较好的地区调入高中等院校毕业生人数的占比较经济水平较差的地区更高;经济水平较差的地区调出非退休(辞职、辞退和自然减员)人数占比明显高于经济水平较好和中等地区。

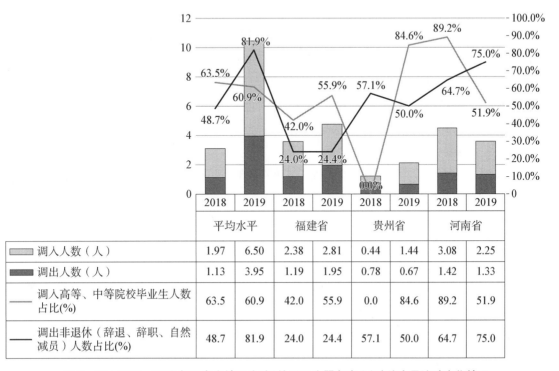

图 2 - 90 2018~2019 年三省乡镇卫生院(社区卫生服务中心)院均人员流动变化情况

注:左侧纵坐标轴表示调入、调出人数,右侧纵坐标轴表示调入高等、中等院校毕业生数在调入人数中的占比和调出非退休(辞职、辞退、自然减员)人数在调出人数中的占比

调查了 2018～2019 年乡镇卫生院(社区卫生服务中心)院均人员流动分布情况,包括调入人数、调入的高等、中等院校毕业生人数、调出人数和调出的非退休(辞职、辞退和自然减员)人数。

如图 2-90 所示,2018～2019 年 3 省平均调入、调出人数都有所提升,其中调入人员中的高等、中等院校毕业生人数有小幅度下降,调出人员中非退休(辞职、辞退和自然减员)人数有所上升。

2018～2019 年,福建调入、调出人数增加,其中调入高等、中等院校毕业生和调出非退休(辞职、辞退和自然减员)人数占比都有所上升;贵州调入人数增加,调出人数降低,其中调入高中等院校毕业生数增加,调出非退休(辞职、辞退和自然减员)人数占比降低;河南调入、调出人数降低,其中调入高等、中等院校毕业生数占比下降。

总的来说,调查地区的人员流动情况有以下特点。

①经济发达地区的乡镇卫生院(社区卫生服务中心)吸纳人才的能力明显高于经济欠发达地区。从 2019 年经济水平较好、中等、较差三类地区调入人数占比和调入高等、中等院校毕业生人数占比对比来看,经济水平发达的地区调入人数高于经济水平较差的地区,调入高等、中等院校毕业生人数占比与经济水平成正比。②不同经济水平地区吸纳人才的能力都有所提升。2018～2019 年经济水平欠发达的贵州省调入高等、中等院校毕业生人数占比从 0 提升到 84.6%,经济水平较发达的福建调入高等、中等院校毕业生人数占比从 42.0% 提升到 55.9%。③经济水平较差的地区人才流失严重,但情况有所缓解。对 2019 年经济水平较好、中等、较差三类地区人员流动占比进行比较,三类地区中经济水平较差地区调出非退休(辞职、辞退和自然减员)人数占比(93.15%)明显高于经济水平较好(41.96%)、中等(34.73%)地区。根据贵州相关访谈情况,医护人员认为本机构医生流失主要是由于工资低、乡镇卫生院整体服务水平低、机会少等原因,但这种情况有所缓解,2019 年贵州调出人数较 2018 年降低,并且调出非退休(辞职、辞退和自然减员)人数也有所减少。

3. 医疗服务

(1) 服务量情况。调查了 2019 年五省(市)乡镇卫生院(社区卫生服务中心)服务量,包括总诊疗人次和门诊人次。

如图 2-91 所示,五省(市)平均每个乡镇卫生院(社区卫生服务中心)总诊疗人次60 613.69 人,门诊人次平均 53 760.82 人。其中,天津院均总诊疗人次和门诊人次最高,福建、河南次之,贵州和河北都低于平均水平。

调查了 2019 年五省(市)经济水平较好、中等、较差三类地区乡镇卫生院(社区卫生服务中心)服务量,包括总诊疗人次和门诊人次。

如图 2-92 所示,五省(市)经济水平较好的地区中,天津院均诊疗人次和门诊人次最高,福建次之。

如图 2-93 所示,五省(市)经济水平中等的地区中,天津院均诊疗人次和门诊人次最高,河南次之,河北和贵州则较低。

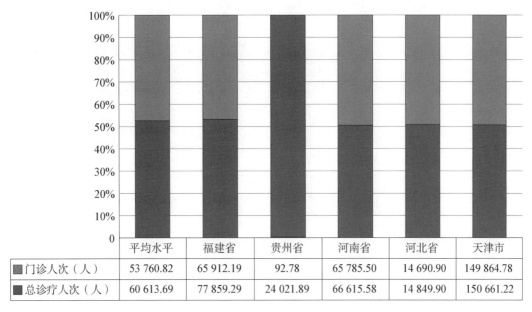

	平均水平	福建省	贵州省	河南省	河北省	天津市
■门诊人次（人）	53 760.82	65 912.19	92.78	65 785.50	14 690.90	149 864.78
■总诊疗人次（人）	60 613.69	77 859.29	24 021.89	66 615.58	14 849.90	150 661.22

图 2‑91　2019 年五省(市)乡镇卫生院(社区卫生服务中心)院均诊疗人次情况

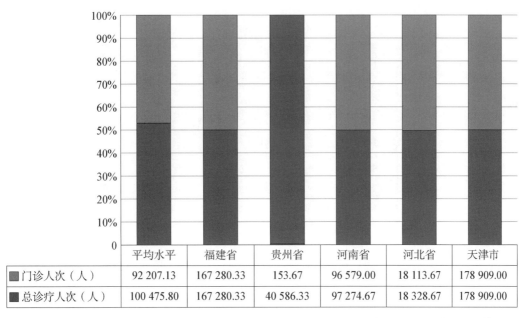

	平均水平	福建省	贵州省	河南省	河北省	天津市
■门诊人次（人）	92 207.13	167 280.33	153.67	96 579.00	18 113.67	178 909.00
■总诊疗人次（人）	100 475.80	167 280.33	40 586.33	97 274.67	18 328.67	178 909.00

图 2‑92　2019 年五省(市)经济水平较好地区乡镇卫生院(社区卫生服务中心)院均诊疗人次情况

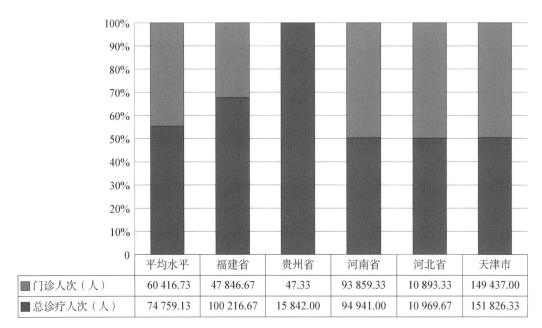

	平均水平	福建省	贵州省	河南省	河北省	天津市
■门诊人次（人）	60 416.73	47 846.67	47.33	93 859.33	10 893.33	149 437.00
■总诊疗人次（人）	74 759.13	100 216.67	15 842.00	94 941.00	10 969.67	151 826.33

图 2 - 93　2019 年五省(市)经济水平中等地区乡镇卫生院(社区卫生服务中心)院均诊疗人次情况

如图 2 - 94 所示,五省(市)经济水平较差的地区中,天津院均诊疗人次和门诊人次最高,且明显高于平均水平,其他 4 地均低于平均水平。

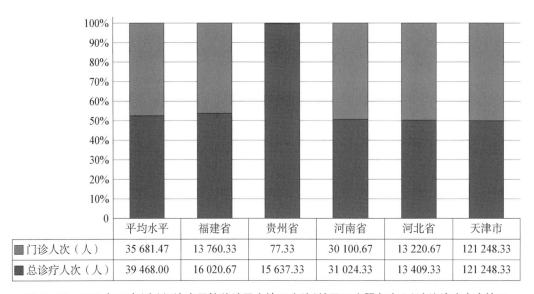

	平均水平	福建省	贵州省	河南省	河北省	天津市
■门诊人次（人）	35 681.47	13 760.33	77.33	30 100.67	13 220.67	121 248.33
■总诊疗人次（人）	39 468.00	16 020.67	15 637.33	31 024.33	13 409.33	121 248.33

图 2 - 94　2019 年五省(市)经济水平较差地区乡镇卫生院(社区卫生服务中心)院均诊疗人次情况

通过对 2019 年经济水平较好、中等、较差地区院均服务量情况进行整理,包括院均总诊疗人次和门诊人次,情况如表 2 - 31。

表 2-31　2019 年五省(市)经济水平较好、中等、较差三类地区乡镇卫生院
(社区卫生服务中心)院均服务量平均水平对比

服务量平均水平	经济水平较好地区	经济水平中等地区	经济水平较差地区
院均总诊疗人次(人)	100 475.80	74 759.13	39 468.00
院均门诊人次(人)	92 207.13	60 416.73	35 681.47

调查了 2018~2019 年乡镇卫生院(社区卫生服务中心)服务量变化情况,包括总诊疗人次、门诊人次以及总诊疗人次两年内增长情况。

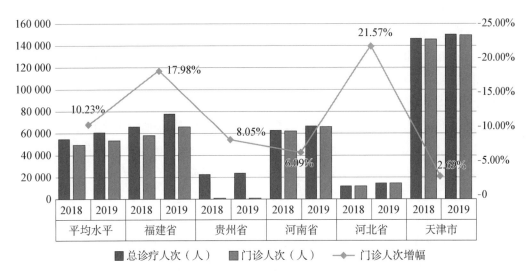

图 2-95　2018~2019 年五省(市)乡镇卫生院(社区卫生服务中心)院均诊疗人次变化情况

注:左侧纵坐标轴表示总诊疗人次数和门诊人次数,右侧纵坐标轴表示 2018~2019 年门诊人次增幅占比

表 2-32　2018~2019 年五省(市)乡镇卫生院(社区卫生服务中心)院均诊疗人次增幅变化情况

省(市)	平均水平		福建省		贵州省	
年份	2018	2019	2018	2019	2018	2019
总诊疗人次(人)	54 988.27	60 613.69	65 993.62	77 859.29	22 232.33	24 021.89
增幅(%)	10.23		17.98		8.05	

省(市)	河南省		河北省		天津市	
年份	2018	2019	2018	2019	2018	2019
总诊疗人次(人)	62 790.00	66 615.58	12 214.60	14 849.60	146 715.33	150 661.22
增幅(%)	6.09		21.57		2.69	

如图 2-95 和表 2-32 所示,2018～2019 年五省(市)乡镇卫生院(社区卫生服务中心)院均总诊疗人次和门诊人次都有所上升,五省(市)的总诊疗人次和门诊人次都不同程度提升。两年内五省(市)院均总诊疗人次增幅为 10.23%,其中,河北增幅最高,增幅 21.57%,福建次之,增幅为 17.98%,天津增幅最低,为 2.69%,其次是河南和贵州,增幅分别为 6.09%和 8.05%。

总的来说,服务量情况有以下特点。

①经济水平较好的地区服务量更高。调查 2019 年五省(市)乡镇卫生院(社区卫生服务中心)院均服务量,天津总诊疗人次和门诊人次最高,其次是福建,两地都是经济较发达地区。对经济水平较好、中等、较差的五省(市)院均服务量进行对比,经济水平较好地区院均总诊疗人次和院均门诊人次都明显高于经济水平较差地区。②经济水平不同的地区服务量差距较大。对五省(市)经济水平较好、中等、较差的三类地区院均服务量进行对比,经济水平较好地区院均总诊疗人次 100 475.80 人,院均门诊人次 92 207.13 人,经济水平较差地区则分别是 39 468.00 人和 35 681.47 人,经济水平较好地区是较差地区的 2.5 倍。天津经济水平较好地区的院均诊疗人次是 178 909.00 人,是贵州经济水平较差地区院均诊疗人次(15 637.33 人)的 11 倍。③经济水平较好和经济水平较差地区的服务量都有较大增幅。对 2018～2019 年五省(市)乡镇卫生院(社区卫生服务中心)院均总诊疗人次增幅进行比较,五省(市)的总诊疗人次和门诊人次都有不同程度提升,其中,增幅最高的是河北和福建,增幅分别为 21.57%和 17.98%。

(2)医师工作效率。根据 2019 年乡镇卫生院(社区卫生服务中心)院均总诊疗人次、院均执业(助理)医师数,得出 2019 年各调查地区院均医师的工作效率。

表 2-33　2019 年五省(市)乡镇卫生院(社区卫生服务中心)院均医师工作效率情况对比

省(市)	院均总诊疗人次 (人)	院均执业(助理)医师数 (人)	院均医师工作效率 (人/位医师)
平均水平	60 613.69	17.51	3 462.25
福建省	77 859.29	17.81	4 371.78
贵州省	24 021.89	12.44	1 930.33
河南省	66 615.58	19.33	3 445.63
河北省	14 849.60	11.95	1 242.64
天津市	150 661.22	31.78	4 741.09

如表 2-33 所示,2019 年五省(市)院均医师工作效率平均为 3 462.23 人/位医师,其中天津医师工作效率最高,为 4 741.09 人/位医师,其次是福建,为 4 371.78 人/位医师,都高于平均水平;河北和贵州医师工作效率最低,都低于 2 000 人/位医师。

根据 2019 年经济水平较好、中等、较差的三类地区乡镇卫生院(社区卫生服务中心)

院均总诊疗人次、院均执业(助理)医师数,得出 2019 年五省(市)三类地区院均医师工作
效率。

如表 2‐34 所示,2019 年经济水平较好的地区乡镇卫生院(社区卫生服务中心)院均医
师工作效率为 4 784.56 人/位医师,其中福建医师工作效率最高,为 7 720.63 人/位医师,天
津次之,为 5 111.69 人/位医师,都高于平均水平,河北医师工作效率最低。

表 2‐34　2019 年五省(市)经济水平较好地区乡镇卫生院
(社区卫生服务中心)院均医师工作效率情况对比

省(市)	院均总诊疗人次 (人)	院均执业(助理)医师数 (人)	院均医师工作效率 (人/位医师)
平均水平	100 475.80	21.00	4 784.56
福建省	167 280.33	21.67	7 720.63
贵州省	40 586.33	10.33	3 927.71
河南省	97 274.67	23.00	4 229.33
河北省	18 328.67	15.00	1 221.91
天津市	178 909.00	35.00	5 111.69

如表 2‐35 所示,2019 年经济水平中等的地区乡镇卫生院(社区卫生服务中心)院均医
师工作效率为 3 327.56 人/位医师,其中天津医师工作效率最高,为 5 005.26 人/位医师,河
南次之,为 4 251.09 人/位医师,都高于平均水平,贵州、河北医师工作效率都较低。

表 2‐35　2019 年五省(市)经济水平中等地区乡镇卫生院
(社区卫生服务中心)院均医师工作效率情况对比

省(市)	院均总诊疗人次 (人)	院均执业(助理)医师数 (人)	院均医师工作效率 (人/位医师)
平均水平	74 759.13	22.47	3 327.56
福建省	100 216.67	35.67	2 809.81
贵州省	15 842.00	11.00	1 440.18
河南省	94 941.00	22.33	4 251.09
河北省	10 969.67	13.00	843.82
天津市	151 826.33	30.33	5 005.26

如表 2‐36 所示,2019 年经济水平较差的地区乡镇卫生院(社区卫生服务中心)院均医
师工作效率为 3 235.08 人/位医师,其中天津医师工作效率最高,为 4 279.35 人/位医师,河
南次之,为 3 579.73 人/位医师,都高于平均水平,河北医师工作效率最低。

表 2-36　2019 年五省(市)经济水平较差地区乡镇卫生院
(社区卫生服务中心)院均医师工作效率情况对比

省(市)	院均总诊疗人次 (人)	院均执业(助理)医师数 (人)	院均医师工作效率 (人/位医师)
平均水平	39 468.00	12.20	3 235.08
福建省	16 020.67	7.00	2 288.67
贵州省	15 637.33	6.67	2 345.60
河南省	31 024.33	8.67	3 579.73
河北省	13 409.33	10.33	1 297.68
天津市	121 248.33	28.33	4 279.35

总的来说,医师工作效率有以下特点。

①经济水平高的地区医师工作效率更高。从 2019 年五省(市)院均医师工作效率对比中可见,天津医师工作效率最高,为 4 741.09 人/位医师,其次是福建,为 4 371.78 人/位医师,都高于平均水平,两地均为经济水平较高省份;河北和贵州医师工作效率最低,都低于 2 000 人/位医师,两地与其他省(市)相比经济水平较低。从经济水平较好、中等、较差三类地区医师工作效率对比中也可看出,经济水平较好的地区医师工作效率更高。②经济水平不同地区的医师工作效率差距较大。对比经济水平较好、中等、较差三类地区的医师工作效率,其中福建经济水平较好的地区医师工作效率为 7 720.63 人/位医师,天津次之,为 5 111.69 人/位医师;贵州、河北经济水平中等地区的医师工作效率只有 1 440.18 人/位医师和 843.82 人/位医师;河北经济水平较差地区的医师工作效率也只有 1 297.68 人/位医师。经济水平较好的地区是经济水平较差地区医师工作效率的 5~9 倍。

(3) 门诊中医处方数占比。根据 2019 年乡镇卫生院(社区卫生服务中心)院均门诊总处方数、中医处方数,得出中医处方数在门诊总处方数中的占比情况。

如图 2-96 所示,五省(市)平均每个乡镇卫生院(社区卫生服务中心)中医处方数占门诊处方总数的 24.34%。其中,天津中医处方数在门诊处方总数的占比最高,其次是河北,均高于平均水平,天津的处方总数和中医处方数都明显高于平均水平,贵州门诊处方数、中医处方数以及中医处方数占比最低。

根据 2019 年经济水平较好、中等地区乡镇卫生院(社区卫生服务中心)门诊总处方数和中医处方数,得出中医处方数在门诊总处方数占比。

如图 2-97 所示,五省(市)经济水平较好的地区平均每个乡镇卫生院(社区卫生服务中心)中医处方数占比 30.64%。其中,河北中医处方数占比最高,福建和天津次之,河南、贵州院均中医处方数占比都较低。

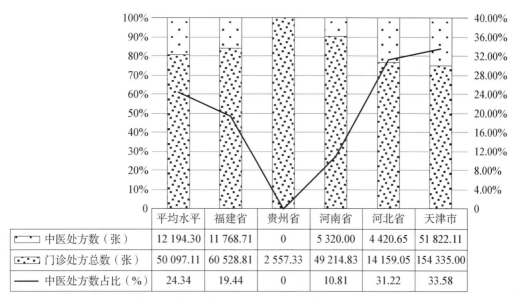

	平均水平	福建省	贵州省	河南省	河北省	天津市
中医处方数（张）	12 194.30	11 768.71	0	5 320.00	4 420.65	51 822.11
门诊处方总数（张）	50 097.11	60 528.81	2 557.33	49 214.83	14 159.05	154 335.00
中医处方数占比（%）	24.34	19.44	0	10.81	31.22	33.58

图 2-96　2019 年五省(市)乡镇卫生院(社区卫生服务中心)院均门诊处方数情况

注:左侧纵坐标轴表示门诊处方总数和中医处方数所占比例,右侧纵坐标轴表示中医处方数在门诊处方总数中的所占比例

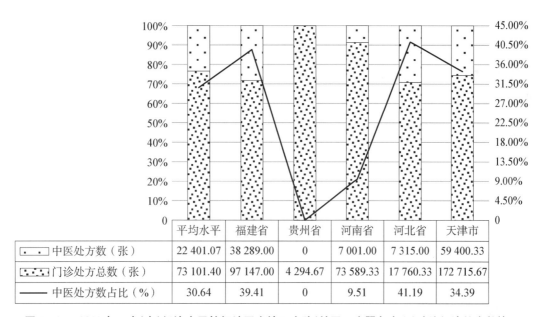

	平均水平	福建省	贵州省	河南省	河北省	天津市
中医处方数（张）	22 401.07	38 289.00	0	7 001.00	7 315.00	59 400.33
门诊处方总数（张）	73 101.40	97 147.00	4 294.67	73 589.33	17 760.33	172 715.67
中医处方数占比（%）	30.64	39.41	0	9.51	41.19	34.39

图 2-97　2019 年五省(市)经济水平较好地区乡镇卫生院(社区卫生服务中心)院均门诊处方数情况

注:左侧纵坐标轴表示门诊处方总数和中医处方数所占比例,右侧纵坐标轴表示中医处方数在门诊处方总数中的所占比例

如图 2-98 所示,五省(市)经济水平中等的地区平均每个乡镇卫生院(社区卫生服务中心)中医处方数占比 7.42%。其中,河南院均中医处方数占比最高,其次是天津,其他省(市)占比都较低。

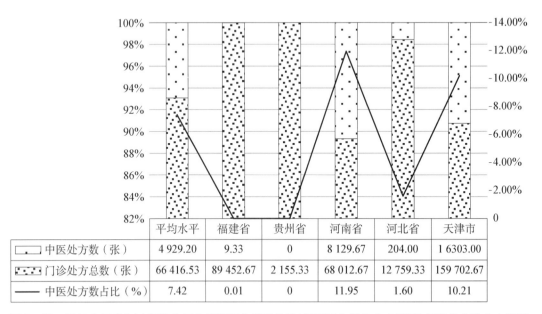

	平均水平	福建省	贵州省	河南省	河北省	天津市
⬚ 中医处方数（张）	4 929.20	9.33	0	8 129.67	204.00	1 6303.00
⬚ 门诊处方总数（张）	66 416.53	89 452.67	2 155.33	68 012.67	12 759.33	159 702.67
—— 中医处方数占比（%）	7.42	0.01	0	11.95	1.60	10.21

图 2-98 2019 年五省(市)经济水平中等地区乡镇卫生院(社区卫生服务中心)院均门诊处方数分布情况

注:左侧纵坐标轴表示门诊处方总数和中医处方数所占比例,右侧纵坐标轴表示中医处方数在门诊处方总数中的所占比例

总的来说,乡镇卫生院(社区卫生服务中心)门诊的中医处方使用量有待进一步提升。五省(市)乡镇卫生院(社区卫生服务中心)2019 年的院均中医处方数占门诊处方总数的 24.34%,其中,贵州中医处方数占比为 0,河北中医处方数占比只有 10.81%;对不同经济水平地区的门诊总处方数和中医处方数进行调查,经济水平较好地区的河南、贵州中医处方数占比都不到 10%。

4. 收支情况

(1) 中医药收入占比情况。根据 2019 年乡镇卫生院(社区卫生服务中心)总收入,以及门诊、住院收入中的中医药收入(草药和中成药收入之和),得出中医药收入占比情况。

如图 2-99 所示,四省(市)乡镇卫生院(社区卫生服务中心)院均中医药收入占总收入的 14.35%。其中,天津中医药收入占比最高,其余省份占比都低于 10%。

根据 2019 年经济水平较好、中等、较差三类地区乡镇卫生院(社区卫生服务中心)总收入,以及门诊、住院收入中的中医药收入(草药和中成药收入之和),得出中医药收入占比情况。

如图 2-100 所示,四省(市)经济水平较好的地区院均中医药收入占比 12.47%,其中天津中医药占比最高,福建其次。

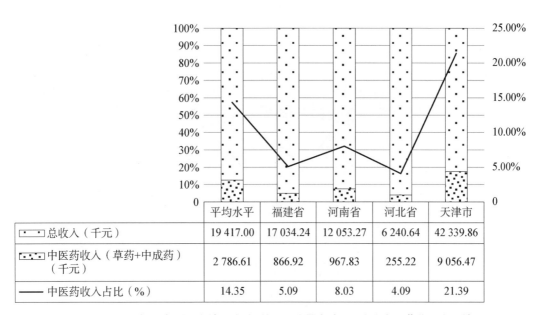

	平均水平	福建省	河南省	河北省	天津市
总收入（千元）	19 417.00	17 034.24	12 053.27	6 240.64	42 339.86
中医药收入（草药+中成药）（千元）	2 786.61	866.92	967.83	255.22	9 056.47
中医药收入占比（%）	14.35	5.09	8.03	4.09	21.39

图 2-99 2019 年四省(市)乡镇卫生院(社区卫生服务中心)院均中医药收入占比情况

注:左侧纵坐标轴表示总收入和中医药收入所占比例,右侧纵坐标轴表示中医药收入在总收入中的所占比例

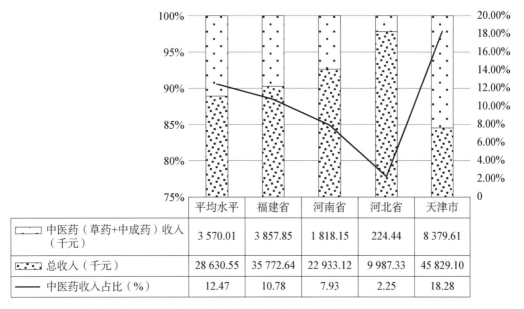

	平均水平	福建省	河南省	河北省	天津市
中医药（草药+中成药）收入（千元）	3 570.01	3 857.85	1 818.15	224.44	8 379.61
总收入（千元）	28 630.55	35 772.64	22 933.12	9 987.33	45 829.10
中医药收入占比（%）	12.47	10.78	7.93	2.25	18.28

图 2-100 2019 年四省(市)经济水平较好地区乡镇卫生院(社区卫生服务中心)院均中医药收入占比情况

注:左侧纵坐标轴表示总收入和中医药收入所占比例,右侧纵坐标轴表示中医药收入在总收入中的所占比例

如图 2-101 所示,四省(市)经济水平中等的地区院均中医药收入占比 10.79%,其中,天津占比最高,其余省(份)占比均较低。

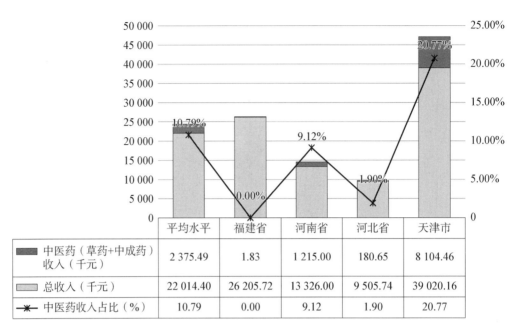

图 2-101 2019 年四省(市)经济水平中等地区乡镇卫生院(社区卫生服务中心)院均中医药收入占比情况

注：左侧纵坐标轴表示总收入和中医药收入，右侧纵坐标轴表示中医药收入在总收入中的所占比例

如图 2-102 所示，四省(市)经济水平较差的地区院均中医药收入占比 21.52%。其中，天津中医药收入占比最高。

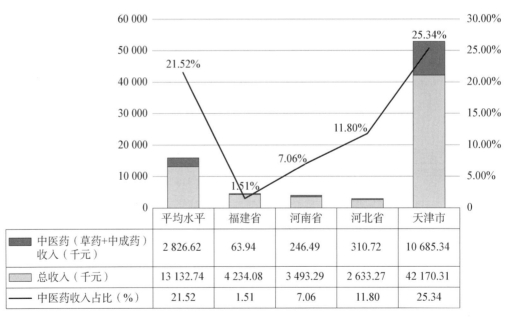

图 2-102 2019 年四省(市)经济水平较差地区乡镇卫生院(社区卫生服务中心)院均中医药收入占比情况

注：左侧纵坐标轴表示总收入和中医药收入，右侧纵坐标轴表示中医药收入在总收入中的所占比例

　　2018、2019 年乡镇卫生院(社区卫生服务中心)总收入、中医药收入以及中医药收入占比情况。如表 2-37 所示。2018、2019 年四省(市)乡镇卫生院(社区卫生服务中心)院均中医药收入增幅为 17.65%。其中,占比增幅最大的是河南,福建次之,天津和河北也有一定比例的增长。

表 2-37　2018、2019 年四省(市)乡镇卫生院(社区卫生服务中心)院均中医药收入占比变化情况

省(市)	年份	总收入(千元)	中医药收入(千元)	中医药收入占比(%)	中医药收入占比增幅(%)
平均水平	2018	17 383.37	2 120.46	12.20	17.65
	2 019	19 417.00	2 786.61	14.35	
福建省	2018	14 989.59	619.06	4.13	23.23
	2 019	17 034.24	866.92	5.09	
河南省	2018	9 920.59	590.24	5.95	34.96
	2 019	12 053.27	967.83	8.03	
河北省	2018	5 508.53	191.31	3.47	17.76
	2 019	6 240.64	255.22	4.09	
天津市	2018	39 114.77	7 081.21	18.10	18.15
	2 019	42 339.86	9 056.47	21.39	

　　总的来说,经济发达地区中医药收入占比更多,涨幅更大。在四省(市)的乡镇卫生院(社区卫生服务中心)院均中医药收入占比中,经济较为发达的天津中医药收入占比最高;2018、2019 年四省(市)院均中医药收入涨幅占比最大的是河南,福建次之,都属于经济较发达省份。

　　(2)财政补助收入。2019 年五省(市)乡镇卫生院(社区卫生服务中心)院均财政补助收入情况。如图 2-103 所示。2019 年五省(市)乡镇卫生院(社区卫生服务中心)院均财政补

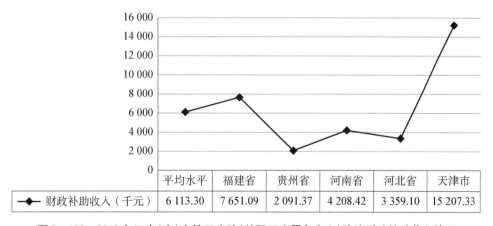

	平均水平	福建省	贵州省	河南省	河北省	天津市
◆ 财政补助收入(千元)	6 113.30	7 651.09	2 091.37	4 208.42	3 359.10	15 207.33

图 2-103　2019 年五省(市)乡镇卫生院(社区卫生服务中心)院均财政补助收入情况

助 6 113.3 千元,天津院均财政补助最高,其次是福建,贵州最低。

2019 年经济水平较好、中等、较差三类地区乡镇卫生院(社区卫生服务中心)院均财政补助收入情况。如图 2 - 104 所示。从 2019 年经济水平较好、中等、较差地区乡镇卫生院(社区卫生服务中心)院均财政补助趋势图中可以看出,经济水平较好的地区院均财政补助普遍高于经济水平中等、较差的地区,五省(市)经济水平中等地区中经济水平更高的天津和福建的院均财政补助均高于同等经济水平区的其他省份。

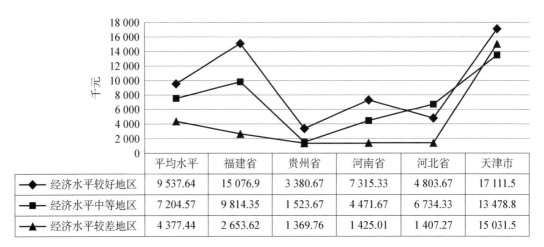

	平均水平	福建省	贵州省	河南省	河北省	天津市
经济水平较好地区	9 537.64	15 076.9	3 380.67	7 315.33	4 803.67	17 111.5
经济水平中等地区	7 204.57	9 814.35	1 523.67	4 471.67	6 734.33	13 478.8
经济水平较差地区	4 377.44	2 653.62	1 369.76	1 425.01	1 407.27	15 031.5

图 2 - 104 2019 年经济水平较好、中等、较差三类地区乡镇卫生院(社区卫生服务中心)院均财政补助收入情况

2018、2019 年乡镇卫生院(社区卫生服务中心)院均财政补助收入情况及涨幅趋势。如图 2 - 105 所示,2018、2019 年五省(市)乡镇卫生院(社区卫生服务中心)院均财政补助收入涨幅 6.12%,五省(市)院均财政补助收入有升有降。其中,涨幅最大的是河南,涨幅44.38%,其次是福建和河北;贵州最低,为 -21.48%,其次是天津。

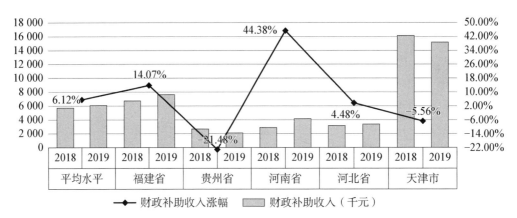

图 2 - 105 2018、2019 年五省(市)乡镇卫生院(社区卫生服务中心)院均财政补助收入变化情况

注:左侧纵坐标轴表示财政收入数额,右侧纵坐标轴表示 2018、2019 年财政收入涨幅

总的来说,财政补助收入有以下特点。

①经济水平较好的地区财政补助更多。2019 年五省(市)乡镇卫生院(社区卫生服务中心)院均财政补助中,经济水平较高的天津和福建院均财政补助更高,经济水平较低的贵州院均财政补助最低。从 2019 年经济水平较好、中等、较差地区乡镇卫生院(社区卫生服务中心)院均财政补助趋势图中也可以看出,经济水平较好的地区院均财政补助普遍高于经济水平较差的地区。②不同经济水平地区财政补助差距较大。2019 年福建经济水平较好地区院均财政补助 15 076.96 千元,是其经济水平较差地区的 5.68 倍;河南经济水平较好地区的院均财政补助也是其经济水平较差地区的 5.13 倍;贵州、河北经济水平较好地区的院均财政补助是其经济水平较差地区的 2.5～3.4 倍。③经济水平较差地区亟需更多财政支持。对经济水平较好、中等、较差地区乡镇卫生院(社区卫生服务中心)院均财政补助进行比较,经济水平较好的地区院均财政补助普遍高于经济水平较差的地区;与 2018 年院均财政补助相比,贵州院均财政补助收入呈 21.48% 的负增长,同样经济水平较低的河北涨幅也只有 4.48%。

(3) 人员经费情况。调查了 2019 年乡镇卫生院(社区卫生服务中心)院均人均人员经费支出情况(院均人员投入经费/在编人数),包括人均基本工资、奖金、绩效和资金补贴(资金补贴在文中未列出)。

如图 2-106、表 2-38 所示,2019 年五省(市)乡镇卫生院(社区卫生服务中心)院均人均人员经费 163.32 千元,其中人均基本工资 38.19 千元,奖金 6.45 千元,绩效工资 44.44 千元。其中,河北人均基本工资和人均绩效工资最高;贵州人均基本工资最低。贵州绩效工资投入为 0,河南和天津奖金投入为 0。

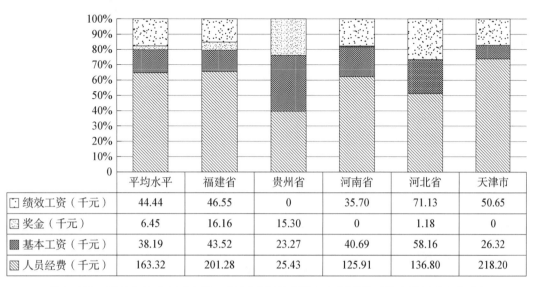

	平均水平	福建省	贵州省	河南省	河北省	天津市
绩效工资（千元）	44.44	46.55	0	35.70	71.13	50.65
奖金（千元）	6.45	16.16	15.30	0	1.18	0
基本工资（千元）	38.19	43.52	23.27	40.69	58.16	26.32
人员经费（千元）	163.32	201.28	25.43	125.91	136.80	218.20

图 2-106　2019 年五省(市)乡镇卫生院(社区卫生服务中心)院均人均人员经费支出情况

表2-38　2019年五省(市)乡镇卫生院(社区卫生服务中心)院均人均人员经费支出及占比

省(市)	平均水平	福建省	贵州省	河南省	河北省	天津市
基本工资〔千元(%)〕	38.19(23.39)	43.52(21.62)	23.27(91.51)	40.69(32.32)	58.16(42.51)	26.32(12.06)
奖金〔千元(%)〕	6.45(3.95)	16.16(8.03)	15.30(60.17)	0(0)	1.18(0.86)	0(0)
绩效工资〔千元(%)〕	44.44(27.21)	46.55(23.13)	0(0)	35.70(28.35)	71.13(52.00)	50.65(23.21)
人员经费(千元)	163.32	201.28	25.43	125.91	136.80	218.20

调查了2019年经济水平较好、中等、较差地区乡镇卫生院(社区卫生服务中心)院均人均人员经费支出情况,包括人均基本工资、奖金、绩效和资金补贴(资金补贴在文中未列出)。

如图2-107、表2-39所示,经济水平较好的地区院均人均人员经费支出192.73千元,其中人均基本工资39.49千元,奖金10.01千元,绩效工资36.94千元。其中,天津院均人均人员经费支出最高,河北人均基本工资最高;福建的人均基本工资和人均绩效工资都较高;贵州人均基本工资和绩效工资最低。贵州绩效工资投入为0,河南和天津奖金投入为0。

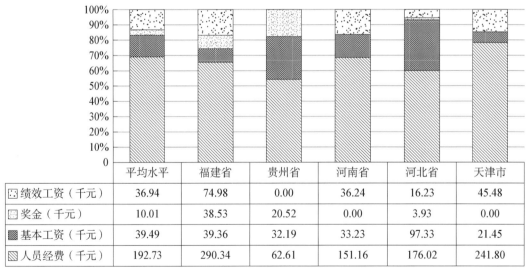

	平均水平	福建省	贵州省	河南省	河北省	天津市
绩效工资（千元）	36.94	74.98	0.00	36.24	16.23	45.48
奖金（千元）	10.01	38.53	20.52	0.00	3.93	0.00
基本工资（千元）	39.49	39.36	32.19	33.23	97.33	21.45
人员经费（千元）	192.73	290.34	62.61	151.16	176.02	241.80

图2-107　2019年五省(市)经济水平较好地区乡镇卫生院(社区卫生服务中心)
院均人均人员经费支出情况

表 2-39 2019 年五省(市)经济水平较好地区乡镇卫生院(社区卫生服务中心)
院均人均人员经费支出及占比

省(市)	平均水平	福建省	贵州省	河南省	河北省	天津市
基金工资[千元(%)]	39.49(20.49)	39.36(13.56)	32.19(51.41)	33.23(21.98)	97.33(55.29)	21.45(8.87)
奖金[千元(%)]	10.01(5.19)	38.53(13.27)	20.52(32.77)	0(0)	3.93(2.24)	0(0)
绩效工资[千元(%)]	36.94(19.17)	74.98(25.82)	0(0)	36.24(23.97)	16.23(9.22)	45.48(18.81)
人员经费(千元)	192.73	290.34	62.61	151.16	176.02	241.80

如图 2-108、表 2-40 所示,经济水平中等地区院均人均人员经费支出 151.29 千元,其中人均基本工资 28.76 千元,奖金 2.32 千元,绩效工资 32.88 千元。其中,天津院均人均人

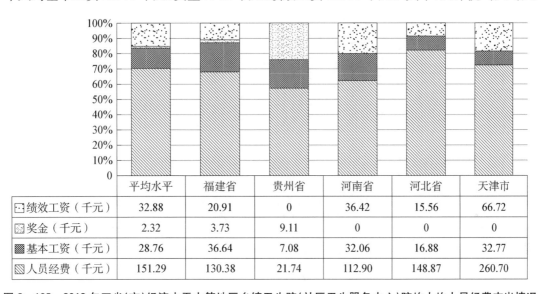

	平均水平	福建省	贵州省	河南省	河北省	天津市
⊡绩效工资(千元)	32.88	20.91	0	36.42	15.56	66.72
▨奖金(千元)	2.32	3.73	9.11	0	0	0
▦基本工资(千元)	28.76	36.64	7.08	32.06	16.88	32.77
▧人员经费(千元)	151.29	130.38	21.74	112.90	148.87	260.70

图 2-108 2019 年五省(市)经济水平中等地区乡镇卫生院(社区卫生服务中心)院均人均人员经费支出情况

表 2-40 2019 年五省(市)经济水平中等地区乡镇卫生院(社区卫生服务中心)
院均人均人员经费支出及占比

省(市)	平均水平	福建省	贵州省	河南省	河北省	天津市
基本工资[千元(%)]	28.76(19.01)	36.64(28.11)	7.08(32.58)	32.06(28.40)	16.88(11.34)	32.77(12.57)
奖金[千元(%)]	2.32(1.53)	3.73(2.86)	9.11(41.94)	0(0)	0(0)	0(0)
绩效工资[千元(%)]	32.88(21.73)	20.91(16.04)	0(0)	36.42(32.26)	15.56(10.45)	66.72(25.59)
人员经费(千元)	151.29	130.38	21.74	112.90	148.87	260.70

员经费支出最高;福建人均基本工资最高;河南人均基本工资和人均绩效工资都较高;贵州人均基本工资最低。贵州绩效工资投入为0,河南、河北和天津奖金投入为0。

如图2-109、表2-41所示,经济水平较差地区院均人均人员经费支出105.86千元,其中人均基本工资25.61千元,奖金2.03千元,绩效工资26.64千元。其中,天津院均人员经费支出最高;福建人均基本工资最高;河北人均基本工资最低;其他3个省人均基本工资水平相当。贵州绩效工资投入为0,福建、河南和天津奖金投入为0。

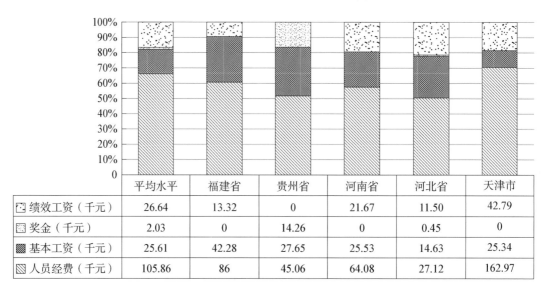

	平均水平	福建省	贵州省	河南省	河北省	天津市
绩效工资(千元)	26.64	13.32	0	21.67	11.50	42.79
奖金(千元)	2.03	0	14.26	0	0.45	0
基本工资(千元)	25.61	42.28	27.65	25.53	14.63	25.34
人员经费(千元)	105.86	86	45.06	64.08	27.12	162.97

图2-109 2019年五省(市)经济水平较差地区乡镇卫生院(社区卫生服务中心)院均人均人员经费支出情况

表2-41 2019年五省(市)经济水平较差地区乡镇卫生院(社区卫生服务中心)
院均人均人员经费支出及占比

省(市)	平均水平	福建省	贵州省	河南省	河北省	天津市
基本工资[千元(%)]	25.61(24.19)	42.28(49.16)	27.65(61.36)	25.53(39.84)	14.63(53.95)	25.34(15.55)
奖金[千元(%)]	2.03(1.92)	0(0)	14.26(31.65)	0(0)	0.45(1.66)	0(0)
绩效工资[千元(%)]	26.64(25.17)	13.32(15.49)	0(0)	21.67(33.82)	11.50(42.40)	42.79(26.26)
人员经费(千元)	105.86	86.00	45.06	64.08	27.12	162.97

总的来说,2019年乡镇卫生院(社区卫生服务中心)院均人均基本工资在25千元~38千元,其中经济水平高的地区人均基本工资明显高于经济水平较差的地区,不同经济水平的部分地区存在缺乏奖金或绩效的投入。

5. 医共体建设

调查了2019年乡镇卫生院(社区卫生服务中心)医联体及乡村一体化服务情况,包括医共体管辖内的乡镇卫生室个数、管辖的村卫生室个数以及医共体内上下级合作情况(相关问题"有"为1,如"没有",为0)。

如图2-110所示,所调研的五省(市),参与医共体管辖的乡镇卫生院(社区卫生服务中心)最多的是贵州,其次为福建、河北,河南和天津管辖的村乡镇卫生院(社区卫生服务中心)个数为0。参与医共体管辖的村卫生室(社区卫生服务站)最多的是福建,其次为河南、河北,贵州参与医共体管辖的村卫生室(社区卫生服务站)最少。

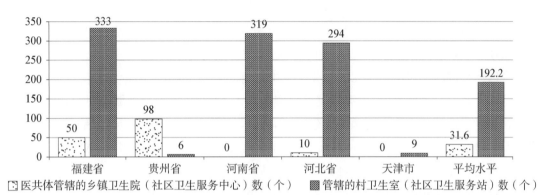

图2-110　五省(市)乡镇卫生院(社区卫生服务中心)医共体建设情况

如图2-111所示,医联体中上下级合作情况,包括接受上级下转患者、向上级上转患者数,以及上级下沉到本单位执业医生数。其中,医共体内上下级合作最多的是福建,每年接受上级患者和向上级上转患者数最多;其次是河北,接受上转患者数和上级下沉到本单位多点执业医生数都较多;河南和天津医共体内上下级合作接收患者数,以及上级下沉执业医生数都为0。

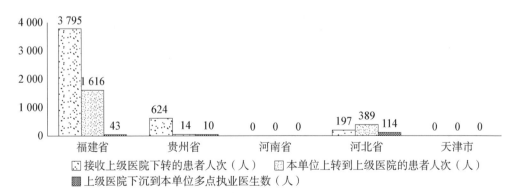

图2-111　五省(市)乡镇卫生院(社区卫生服务中心)医共体内上下级合作情况

五省(市)中,医共体辐射面较广、上下级合作较多的是福建,其他省份医共体建设也在有序推进,但分级诊疗的实际实施还有待进一步落实,医共体的联动作用和功能定位尚有待进一步发展。

根据相关访谈情况,福建经济水平较差地区医共体内治疗病种变化不大;经济水平中等地区以慢性病和健康保障为主;经济水平较好地区新增慢阻肺、脑卒中、冠心病和甲亢等病种的常规治疗及诊疗方案。医疗服务项目方面,经济水平较差地区新增艾灸、三伏灸、穴位治疗等项目;经济水平中等地区新增电子胃肠镜、各脏器 CT 平扫、彩超等检查设备;经济水平较好地区通过医共体可提供大型设备辅助检查。分级诊疗方面,经济水平较差地区基本不存在分级诊疗,因此与县医院的合作基本处于脱钩状态,目前正在加快推进,积极转变模式;经济水平中等地区也在有序推进,例如,东庄镇卫生院与秀屿区医院开展了多项业务合作;经济水平较好地区有部分机构制定了诊疗工作方案,通过上下转诊、培训,与市医院建立帮扶协作机制,例如,石狮市永宁镇卫生院与石狮市医院之间的紧密型医共体关系。

分级诊疗问题在河南和河北的相关访谈中也有相关反馈,部分医护人员反映在分级诊疗中存在上转容易下转难、与上级医院可合作的业务不多、技术人员不够等问题,有的经济水平尚可(中等)地区尚未实施医共体建设。有的采访者认为,医共体建设只是理想化的想象,很难实现。医共体的建设亟待继续推广,建设模式还有待进一步完善,拓宽辐射面积,将医共体的联动作用充分发挥出来,例如,河南辛店镇卫生院的受访者提到,原本希望通过医共体建设实现接诊转诊,但是目前该地区医共体建设只停留于表面,尚未建立紧密型医共体,且人财物未达到完全统一。

(三) 村卫生室建设情况

1. 基本情况

本次调研五省(市)的共 204 家村卫生室,其中福建 63 家、贵州 27 家、河南 36 家、河北 52 家、天津 26 家。涉及的医保定点医疗机构 212 家,包括 124 家基本医保定点机构和 88 家新农合定点机构,福建另有 33 家村卫生室为非定点机构;所调研的实行乡村卫生服务一体化管理的村卫生室共 130 家,其中福建最多 44 家,其次是河南 36 家,贵州 27 家,河北 23 家,天津所调研村卫生室均未实行乡村卫生服务一体化管理(表 2-42)。

表 2-42 五省(市)所调研村卫生室基本情况

指标名称	福建省	贵州省	河南省	河北省	天津市	总计
调研机构数(个)	63	27	36	52	26	204
基本医保定点机构(个)	8	27	36	36	17	124
新农合定点机构(个)	22	27	36	3	0	88
非定点机构(个)	33	0	0	0	0	33
乡村卫生服务一体化管理(个)	44	27	36	23	0	130

2. 承担基本公共卫生服务项目情况

2021 年 7 月,国家卫生健康委、财政部、国家中医药管理局发布了《关于做好 2021 年基本公共卫生服务项目工作的通知》。其中明确了 6 项今年基本公共卫生服务项目的重点工作,包括做好常态化疫情防控工作;进一步做好 0～6 岁儿童眼保健和视力检查工作;优化基层医疗卫生机构预防接种门诊服务等。

2018、2019 年,贵州和河南几乎所有的村卫生室均能提供各项基本公共卫生项目;河北除能提供预防接种、孕产妇保健的村卫生室仅占 40.38% 和 78.85% 外,能提供其他服务的村卫生室占比均超过 84.62% 及以上;福建除能提供预防接种、儿童保健和孕产妇保健等服务的村卫生室占比分别为 57.14%、68.25% 和 77.78% 外,其他服务 80% 以上的村卫生室都能提供;天津除能提供居民健康档案、健康教育、老年人保健、慢性病管理服务的村卫生室占比达到 50% 及以上外,能提供其他服务的村卫生室占比都很低,甚至能提供孕产妇保健服务的村卫生室占比仅为 3.85%(表 2 - 43)。

表 2 - 43　村卫生室承担基本公共卫生服务项目占比情况(%)

服务项目	福建省		贵州省		河南省		河北省		天津市	
	2018	2019	2018	2019	2018	2019	2018	2019	2018	2019
居民健康档案	87.30	87.30	100.00	100.00	100.00	100.00	100.00	100.00	69.23	61.54
健康教育	85.71	85.71	100.00	100.00	100.00	100.00	94.23	94.23	53.85	69.23
预防接种	57.14	57.14	100.00	100.00	100.00	100.00	40.38	40.38	26.92	180.77
传染病防治	85.71	85.71	100.00	100.00	94.44	94.44	92.31	92.31	30.77	42.31
儿童保健	68.25	68.25	100.00	100.00	100.00	100.00	84.62	84.62	15.38	15.38
孕产妇保健	77.78	77.78	100.00	100.00	100.00	100.00	78.85	78.85	15.38	3.85
老年人保健	87.30	87.30	100.00	100.00	100.00	100.00	94.23	94.23	50.00	53.85
慢性病管理	85.71	85.71	100.00	100.00	100.00	100.00	94.23	94.23	69.23	73.08
重性精神病	84.13	84.13	100.00	100.00	100.00	100.00	94.23	94.23	46.15	50.00
卫生监督协管服务	79.37	79.37	100.00	100.00	94.44	94.44	88.46	88.46	42.31	57.69

总的来说,各省(市)绝大多数村卫生室均能承担居民健康档案、健康教育、老年人保健、重性精神病及卫生监督协管服务等公共卫生服务项目。福建、河北卫生室在提供预防接种服务方面略欠缺;天津村卫生室儿童保健、预防接种、孕产妇保健等公共卫生项目开展情况较差。依据国家卫生健康委员会、财政部、国家中医药局《关于做好 2021 年基本公共卫生服务项目工作的通知》,各地应加强基本公共卫生服务项目的重点工作,进一步做好儿童保健和预防接种门诊服务等。

3. 人力资源

(1)执业(助理)医师队伍分析。2019 年五省(市)村卫生室执业(助理)医师数量较

2018 年均有所增加。从执业(助理)医师类别来看,各省(市)临床类执业(助理)医师数量最多,其次是中医类医师,公共卫生类最少;天津临床类医师占比最高,相较于其他省份增幅最大。从村卫生室中医资源情况来看,2019 年河北中医医师占比 41.54%,较 2018 年上涨 2.41 个百分点,在五省(市)中位居首位;河南 2019 年中医医师占比 26.92%,相较于 2018 年略有下降;天津中医医师占比 13.92%;福建仅占 5%左右,贵州无中医类医师。

从公卫医师占比情况来看,各省(市)公共卫生类医师占比均在 5%左右,其中:2019 年,福建占比由 5.34%增长至 5.65%;河北由 4.35%增长至 4.62%;天津公卫医师占比略有下降,由 4.05%下降到 3.80%。贵州、河南无公共卫生类医师(图 2 - 112)。

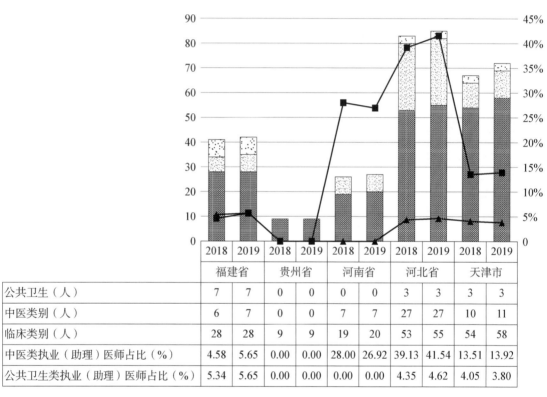

	福建省 2018	福建省 2019	贵州省 2018	贵州省 2019	河南省 2018	河南省 2019	河北省 2018	河北省 2019	天津市 2018	天津市 2019
公共卫生(人)	7	7	0	0	0	0	3	3	3	3
中医类别(人)	6	7	0	0	7	7	27	27	10	11
临床类别(人)	28	28	9	9	19	20	53	55	54	58
中医类执业(助理)医师占比(%)	4.58	5.65	0.00	0.00	28.00	26.92	39.13	41.54	13.51	13.92
公共卫生类执业(助理)医师占比(%)	5.34	5.65	0.00	0.00	0.00	0.00	4.35	4.62	4.05	3.80

公共卫生　　中医类别　　临床类别　　中医类执业(助理)医师占比　　公共卫生类执业(助理)医师占比

图 2 - 112　各省(市)村卫生室不同类别执业(助理)医师数量及占比情况

注:左侧纵坐标轴表示各类医师数,右侧纵坐标轴表示中医类执业(助理)医师和公共卫生类执业(助理)在医师总数中占比

2019 年村卫生室执业(助理)医师数量较 2018 年均有所增加,天津和河北医师数量远高于其他省份;临床类医师占比最高,其次是中医类医师。各省(市)公卫类医师较缺乏,尤其是贵州和河南。结合村卫生室承担基本公共卫生服务项目情况分析,卫生室不再以单纯看病看诊为主,更多的是公共卫生管理,考核项目多,工作量大。为保障国家基本公共卫生 14

项基本项目的实施,亟需配备专职公卫村医。

从经济发展水平较好地区来看,天津执业(助理)医师的数量最多,其中中医类执业(助理)医师占比由 2018 年的 21.05％下降到 20.51％。河北医师数量次之,其中中医医师占比有所下降,由 2018 年的 31.25％下降到 29.41％。福建村卫生室中医医师占比相较 2018 年有所上升,由 6.45％上升到 9.68％。2018、2019 年,河南村卫生室医师总量较少,但中医医师占比达到 66.67％;贵州均为临床类医师,无中医类医师(图 2 - 113)。

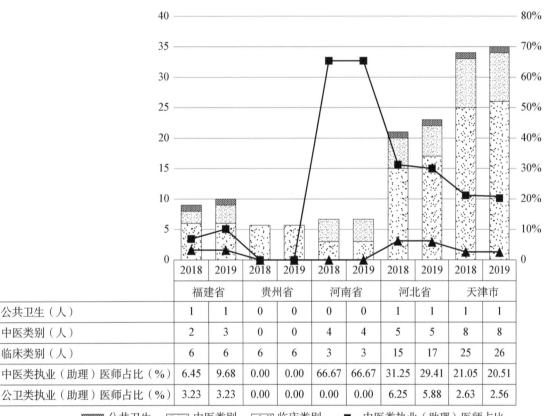

	2018	2019	2018	2019	2018	2019	2018	2019	2018	2019
	福建省		贵州省		河南省		河北省		天津市	
公共卫生（人）	1	1	0	0	0	0	1	1	1	1
中医类别（人）	2	3	0	0	4	4	5	5	8	8
临床类别（人）	6	6	6	6	3	3	15	17	25	26
中医类执业（助理）医师占比（％）	6.45	9.68	0.00	0.00	66.67	66.67	31.25	29.41	21.05	20.51
公卫类执业（助理）医师占比（％）	3.23	3.23	0.00	0.00	0.00	0.00	6.25	5.88	2.63	2.56

■ 公共卫生　　▨ 中医类别　　□ 临床类别　　■—中医类执业（助理）医师占比
▲—公卫类执业（助理）医师占比

图 2 - 113　各省(市)经济发展水平较好地区村卫生室不同类别执业(助理)医师数量及占比情况

注:左侧纵坐标轴表示各类医师数,右侧纵坐标轴表示中医类职业(助理)医师和公共卫生类执业(助理)医师在医师总数中占比

从公卫医师占比情况来看,2018、2019 年,福建公卫医师占比 3.23％;2019 年,河北公卫医师占比由 6.25％下降至 5.88％;天津公卫医师占比略有下降,由 2.63％下降到 2.56％。

从经济发展水平中等地区来看,2018、2019 年天津医师数量最多,其中中医类执业(助理)医师占比由 2018 年的 8.00％下降到 7.69％。河南医师数量次之,其中中医医师占比

25.00%。2018、2019 年,福建村卫生室中医医师占比 11.76%;贵州和河北均为临床类医师,无中医医师;各省(市)均无公共卫生类医师(图 2-114)。

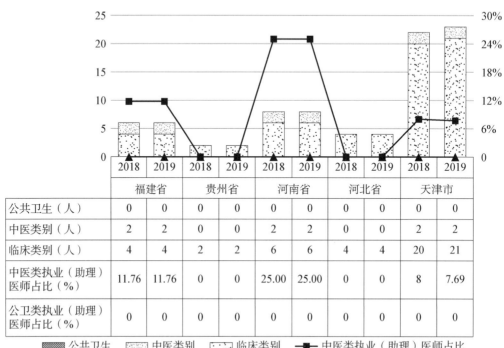

	福建省		贵州省		河南省		河北省		天津市	
	2018	2019	2018	2019	2018	2019	2018	2019	2018	2019
公共卫生(人)	0	0	0	0	0	0	0	0	0	0
中医类别(人)	2	2	0	0	2	2	0	0	2	2
临床类别(人)	4	4	2	2	6	6	4	4	20	21
中医类执业(助理)医师占比(%)	11.76	11.76	0	0	25.00	25.00	0	0	8	7.69
公卫类执业(助理)医师占比(%)	0	0	0	0	0	0	0	0	0	0

公共卫生　　中医类别　　临床类别　　中医类执业(助理)医师占比
公卫类执业(助理)医师占比

图 2-114　各省(市)经济发展水平中等地区村卫生室不同类别执业(助理)医师数量及占比情况

注:左侧纵坐标轴表示各类医师数,右侧纵坐标轴表示中医类职业(助理)医师和公共卫生类执业(助理)医师在医师总数中占比

从经济发展水平较差的地区来看,2019 年天津临床类医师的数量最多,中医类医师占比 7.14%。河北临床类医师数量次之,中医类医师占比最高,由 2018 年的 36.36% 上升到 50.0%,位居各省(市)首位。福建、贵州和河南所调研村卫生室均无中医类医师(图 2-115)。

总的来说,不同经济发展水平地区各类卫生人员资源分布不均衡;天津经济发展水平高,村卫生室人员在数量和占比上占据优势;各省(市)村卫生室普遍存在公卫医师欠缺情况,尤其经济发展水平较差的地区。

(2)执业(助理)医师学历分析。2019 年,天津村卫生室本科及以上执业(助理)医师人数有所增加,占比由 68.92% 上升至 73.42%,无论数量上还是占比上,在各省(市)中均占据优势,其他省份本科及以上占比均未达到 30%。福建医师数量最多,但本科及以上占比最少;贵州本科及以上占比明显下降,由 2018 年的 29.41% 下降到 23.53%,河南占比略有下降,河北基本保持不变(图 2-116)。

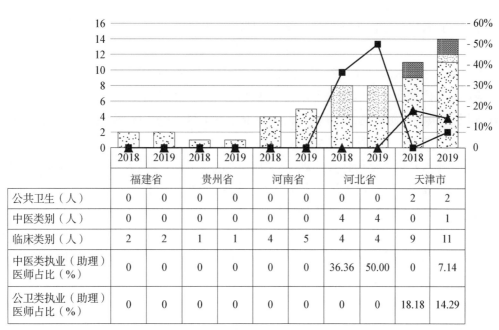

	福建省		贵州省		河南省		河北省		天津市	
	2018	2019	2018	2019	2018	2019	2018	2019	2018	2019
公共卫生（人）	0	0	0	0	0	0	0	0	2	2
中医类别（人）	0	0	0	0	0	0	4	4	0	1
临床类别（人）	2	2	1	1	4	5	4	4	9	11
中医类执业（助理）医师占比（%）	0	0	0	0	0	0	36.36	50.00	0	7.14
公卫类执业（助理）医师占比（%）	0	0	0	0	0	0	0	0	18.18	14.29

▨ 公共卫生　▧ 中医类别　▨ 临床类别　■— 中医类执业（助理）医师占比
▲— 公卫类执业（助理）医师占比

图 2-115　各省(市)经济发展水平较差地区村卫生室执业(助理)医师分布及占比情况

注：左侧纵坐标轴表示各类医师数，右侧纵坐标轴表示中医类职业（助理）医师和公共卫生类执业（助理）医师在医师总数中占比

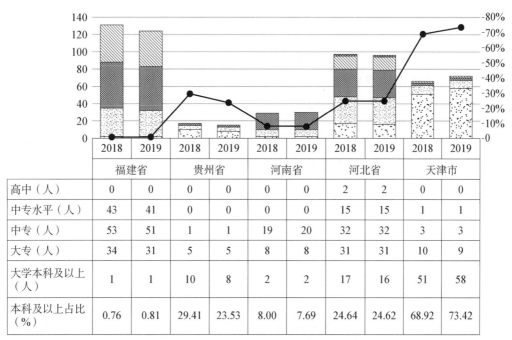

	福建省		贵州省		河南省		河北省		天津市	
	2018	2019	2018	2019	2018	2019	2018	2019	2018	2019
高中（人）	0	0	0	0	0	0	2	2	0	0
中专水平（人）	43	41	0	0	0	0	15	15	1	1
中专（人）	53	51	1	1	19	20	32	32	3	3
大专（人）	34	31	5	5	8	8	31	31	10	9
大学本科及以上（人）	1	1	10	8	2	2	17	16	51	58
本科及以上占比（%）	0.76	0.81	29.41	23.53	8.00	7.69	24.64	24.62	68.92	73.42

▨ 高中　▨ 中专水平　▧ 中专　▨ 大专　▨ 大学本科及以上　●— 本科及以上占比

图 2-116　各省(市)村卫生室执业(助理)医师学历分布与本科及以上占比情况

注：左侧纵坐标表示不同学历医师人数，右侧纵坐标表示大学本科及以上和本科及以上执业（助理）医师在医师总数中所占比例

各省(市)村卫生室执业(助理)医师学历层次偏低,大学本科及以上学历人员较少;福建医师数量最多,但本科及以上占比最少;贵州本科及以上占比明显下降,降幅5.88%。村卫生室高学历人才的短缺,也限制了医疗服务水平,改善村医学历结构不容忽视。

从不同经济发展水平地区来看,经济发展水平较好的地区村卫生室本科及以上执业(助理)医师占比最高。而在五省(市)中,天津村卫生室本科及以上医师占比最高,经济发展水平较好、中等、较差三类地区占比均在60%以上。其中,2019年天津经济发展水平较好地区的村卫生室本科及以上学历占比达到79.49%;其次是贵州,经济发展水平较好地区的本科及以上学历占比由2018年的50%下降到35.71%;河南和河北均保持在20%左右,福建占比最低,仅为0.81%。经济发展水平中等地区中,天津占比最高,其次是贵州占比27.27%,其余省份均无本科及以上学历医师。福建、贵州和河南的经济发展水平较差的地区均无本科以上学历医师,天津占比由63.64%增加到71.43%,河北占比由9.09%增加到12.5%(图2-117)。

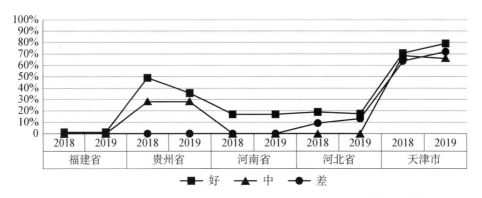

图2-117 各省(市)不同经济发展水平地区村卫生室执业(助理)医师本科及以上学历占比情况

经济发展水平较好的地区村卫生室本科及以上执业(助理)医师占比最高。天津村卫生室本科及以上医师占比最高,经济发展水平较好、中等、较差三类地区占比均在60%以上;福建、贵州和河南经济发展水平较差的地区均无本科以上学历医师,区域内不同经济发展水平地区人才分布不均衡,高学历人才主要集中于经济发展水平较好的地区。

(3)乡村医生队伍分析。由于各地调研村卫生室数量不同,故对院均乡村医生数进行比较。结果显示,福建、贵州平均乡村医生数达到1人,而河南、河北、天津的村卫生室均未达到1人。从行医方式来看,2019年福建乡村医生中以中医、中西医结合或民族医为主的人数有所增加,增幅为7.14%;河南和河北两省略有下降,降幅分别为6.25%和9.09%。河南行医方式以中医、中西医结合或民族医为主的乡村医生数量最多、占比最高,占比达100%(图2-118)。

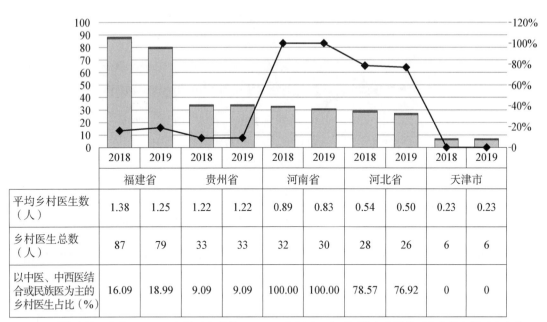

	2018	2019	2018	2019	2018	2019	2018	2019	2018	2019
	福建省		贵州省		河南省		河北省		天津市	
平均乡村医生数（人）	1.38	1.25	1.22	1.22	0.89	0.83	0.54	0.50	0.23	0.23
乡村医生总数（人）	87	79	33	33	32	30	28	26	6	6
以中医、中西医结合或民族医为主的乡村医生占比（%）	16.09	18.99	9.09	9.09	100.00	100.00	78.57	76.92	0	0

■ 平均乡村医生数　■ 乡村医生总数　◆ 以中医、中西医结合或民族医为主的乡村医生占比

图 2－118　各省(市)村卫生室乡村医生总体分布及占比情况

注:左侧纵坐标轴表示乡村医生数,右侧纵坐标轴表示以中医、中西医结合或民族医为主的乡村医生在乡村医生总数中占比

　　各地区乡村医生人员数量不足,福建、贵州平均乡村医生数达到 1 人,而河南、河北、天津尚未达到院均 1 名乡村医生的要求。河南中医药技术使用程度最高,各地区乡村医生中医药素质待加强。访谈结果显示,中医在基层很受欢迎,且中医对村卫生室日常开展的常见病、多发病的诊疗效果明显,但乡村医生能力有限,中医诊疗技术培训不足,乡村医生期望获得更多的中医诊疗技术培训。

　　整体来看,2019 年经济发展水平较好的地区中,福建省村卫生室内乡村医生院均 2.2 人,贵州省乡村医生院均 1.4 人,而河南、河北及天津均未达到 1 人。2019 年,河南以中医、中西医结合或民族医为主的乡村医生占比最高,河北次之,但 2018 年到 2019 年占比有所下降(图 2－119)。

　　从经济发展水平中等地区来看,2018、2019 年,福建、贵州和河南院均乡村医生数达到 1 人,河北和天津均不足 1 人。从乡村医生行医方式来看,以中医、中西医结合或民族医为主的乡村医生占比,河南最高,占比达 100%,2019 年在数量上减少 1 人。河北中医类乡村医生占比由 60% 下降到 40%;贵州占比 9.09%;福建和天津均无中医、中西医结合或民族医乡村医生(图 2－120)。

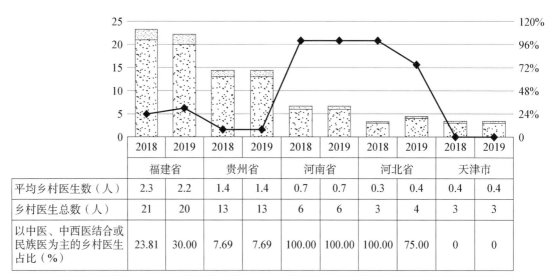

	福建省		贵州省		河南省		河北省		天津市	
	2018	2019	2018	2019	2018	2019	2018	2019	2018	2019
平均乡村医生数（人）	2.3	2.2	1.4	1.4	0.7	0.7	0.3	0.4	0.4	0.4
乡村医生总数（人）	21	20	13	13	6	6	3	4	3	3
以中医、中西医结合或民族医为主的乡村医生占比（%）	23.81	30.00	7.69	7.69	100.00	100.00	100.00	75.00	0	0

▦ 平均乡村医生数　▨ 乡村医生总数　◆ 以中医、中西医结合或民族医为主的乡村医生占比

图 2 - 119　各省(市)经济发展水平较好地区村卫生室乡村医生分布及占比情况

注：左侧纵坐标轴表示乡村医生数，右侧纵坐标轴表示以中医、中西医结合或民族医为主的乡村医生在乡村医生总数中占比

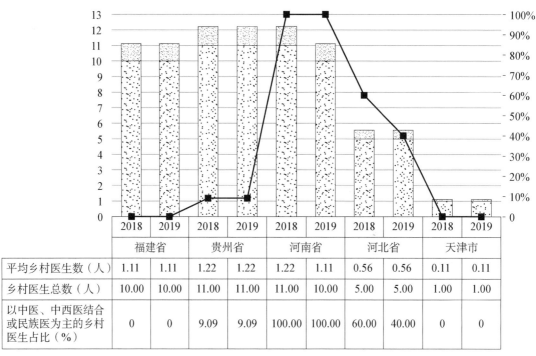

	福建省		贵州省		河南省		河北省		天津市	
	2018	2019	2018	2019	2018	2019	2018	2019	2018	2019
平均乡村医生数（人）	1.11	1.11	1.22	1.22	1.22	1.11	0.56	0.56	0.11	0.11
乡村医生总数（人）	10.00	10.00	11.00	11.00	11.00	10.00	5.00	5.00	1.00	1.00
以中医、中西医结合或民族医为主的乡村医生占比（%）	0	0	9.09	9.09	100.00	100.00	60.00	40.00	0	0

▦ 平均乡村医生数　▨ 乡村医生总数　■ 以中医、中西医结合或民族医为主的乡村医生占比

图 2 - 120　各省(市)经济发展水平中等地区村卫生室乡村医生分布及占比情况

注：左侧纵坐标轴表示乡村医生数，右侧纵坐标轴表示以中医、中西医结合或民族医为主的乡村医生在乡村医生总数中的占比

从经济发展水平较差的地区来看,2018 年福建院均乡村医生 2 人,2019 年有所下降。贵州院均乡村医生 1 人;2018 年河南院均乡村医生 1 人,2019 年降至不足 1 人;河北和天津院均乡村医生不足 1 人。从乡村医生行医方式来看,河南以中医、中西医结合或民族医为主的乡村医生占比 100%,河北次之,占比由 2018 年的 83.33% 下降到 80%;贵州中医类等乡村医生占比 11.11%;福建和天津均无中医、中西医结合或民族医乡村医生(图 2-121)。

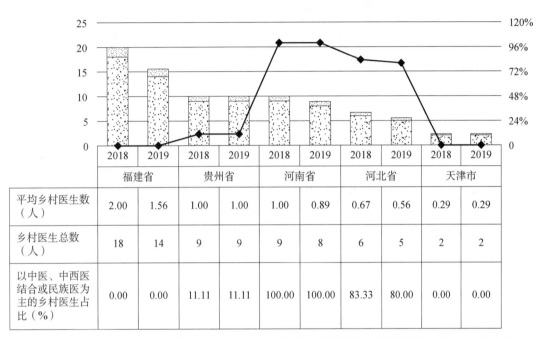

	福建省		贵州省		河南省		河北省		天津市	
	2018	2019	2018	2019	2018	2019	2018	2019	2018	2019
平均乡村医生数(人)	2.00	1.56	1.00	1.00	1.00	0.89	0.67	0.56	0.29	0.29
乡村医生总数(人)	18	14	9	9	9	8	6	5	2	2
以中医、中西医结合或民族医为主的乡村医生占比(%)	0.00	0.00	11.11	11.11	100.00	100.00	83.33	80.00	0.00	0.00

▨ 平均乡村医生数   ▭ 乡村医生总数   ◆ 以中医、中西医结合或民族医为主的乡村医生占比

图 2-121 各省(市)经济发展水平较差地区村卫生室乡村医生分布及占比情况

注:左侧纵坐标轴表示乡村医生数,右侧纵坐标轴表示以中医、中西医结合或民族医为主的乡村医生在乡村医生总数中的占比

总的来说经济发展水平较好的地区中,福建村卫生室内乡村医生院均 2 人,贵州乡村医生院均 1 人,而河南、河北及天津均未达到 1 人。经济发展水平较差地区中河北和天津院均乡村医生不足 1 人。

(4)乡村医生与执业医师数量变化情况分析。2018、2019 年,福建乡村医生数量有所下降,由 87 人减少到 79 人,降幅 9.20%;执业(助理)医师由 131 人下降到 124 人,降幅 5.34%;河北乡村医生减少 2 名,降幅 7.14%,执业(助理)医师降幅 5.80%;天津执业(助理)医师数量增幅为 6.76%(图 2-122)。

2018、2019 年,天津执业医师数量呈增长趋势,其他省份人员基本呈下降趋势;东部地区乡村医生与执业(助理)医师数量相对较多,中部地区和西部地区乡村卫生人员较少。各地区乡村医生向执业(助理)医师转化有待进一步加强。

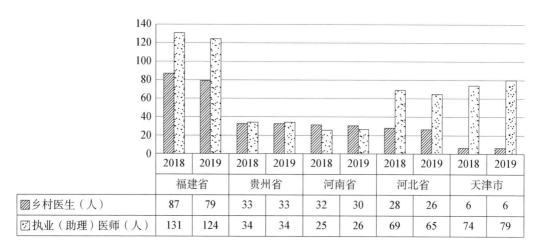

	2018	2019	2018	2019	2018	2019	2018	2019	2018	2019
	福建省		贵州省		河南省		河北省		天津市	
▨乡村医生（人）	87	79	33	33	32	30	28	26	6	6
⊡执业（助理）医师（人）	131	124	34	34	25	26	69	65	74	79

图 2‑122　各省（市）乡村医生与执业医师数量变化情况

（5）人员类别分布情况。从各省（市）人员类别来看，天津村卫生室编制内人员由 152 人增加至 157 人，编制人员数量占比 80% 以上；河南、贵州编制人员数量较少，福建临时人员较多；河南和河北村卫生室人员绝大多数为合同制人员；河南无编制内人员（图 2‑123）。

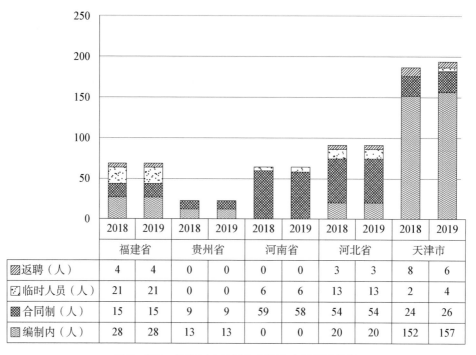

	2018	2019	2018	2019	2018	2019	2018	2019	2018	2019
	福建省		贵州省		河南省		河北省		天津市	
▨返聘（人）	4	4	0	0	0	0	3	3	8	6
⊡临时人员（人）	21	21	0	0	6	6	13	13	2	4
▦合同制（人）	15	15	9	9	59	58	54	54	24	26
▥编制内（人）	28	28	13	13	0	0	20	20	152	157

图 2‑123　各省（市）村卫生室医务人员类别情况

除天津市编制人员数量占比80%以上外，其他地区人员以合同制和临时人员居多，编制内人员占比较少，村卫生室人员编制问题仍然存在。结合访谈结果来看，乡村医生希望国家给予更多的关注和政策福利，解决医疗保险等保障问题，加大编制统筹，纳入卫生统一管理，实现"县聘乡管村用"，给予下乡医师更多激励措施。

（6）人员调动情况。2018年，河北村卫生室调入15人，主要为其他卫生机构调入；2018、2019年，天津每年调入3人，均为高等、中等院校毕业生。调出8人，调出原因主要为退休；贵州无人员调入调出情况（表2-44）。

表2-44 2018、2019年各省（市）村卫生室人才调动情况（人）

人才流动人数	福建省		贵州省		河南省		河北省		天津市	
	2018	2019	2018	2019	2018	2019	2018	2019	2018	2019
调入人数：	1	2	0	0	1	0	15	2	3	3
其中：高等、中等院校毕业生	0	0	0	0	0	0	1	1	3	3
其他卫生机构调入	0	0	0	0	0	0	12	0	0	0
调出人数：	1	8	0	0	0	1	3	3	5	3
其中：调往其他卫生机构	0	0	0	0	0	0	0	1	1	1
退休	1	1	0	0	0	0	0	0	4	1
辞职（辞退）	0	0	0	0	0	1	0	0	0	1

通过进一步对2019年经济水平较好、中等、较差地区人员流动院均占比进行整理，包括调入、调出人数在流动人数中占比，调入中等、高等院校毕业生在调入人数中的占比，以及非退休人员在调出人数中的占比。

表2-45 2018、2019年经济水平较好、中等、较差地区人员流动占比情况（%）

人员流动占比	经济水平较好地区	经济水平中等地区	经济水平较差地区
调入人数占比	42.11	50	16.67
调出人数占比	57.89	50	83.33
高等、中等院校毕业生占比	62.50	100	0
非退休人员占比	54.55	100	100

如表2-45所示，三类地区中经济水平较差地区调出人数占比最高，且其中的非退休人员占比高于经济水平较好地区；调入人数占比中，经济水平中等地区占比最高，且调入高中等院校毕业生占比高于其他两类地区，经济发展水平较差地区无高中等院校毕业生调入。

村卫生室人员基本稳定,调入人员主要来自于其他卫生机构调入,高等、中等院校毕业生更倾向于经济发展水平较好的地区;经济发展水平较好地区的调出人员基本为退休,村卫生室人员"青黄不接",老村医退出历史舞台,年轻村医的补给仍需提速。结合访谈情况来看,村卫生室人员老龄化情况较为突出,年轻的医疗卫生人员严重不足,这也是导致村卫生室发展停滞的重要原因。

4. 设备、房屋资源投入情况

总体来看,2018、2019 年,院均业务用房面积五省(市)均达到《村卫生室管理办法(试行)》(国卫基层发〔2014〕33 号)中"村卫生室房屋建设规模不低于 60 平方米"的要求。2018、2019 年,贵州西药柜、中药柜均未达到每个卫生室 1 个,其他省(市)院均西药柜达到 2~3 个,中药柜仅河南和河北院均达到 1 个,福建、贵州和天津院均不足 1 个(表2-46)。

表2-46 五省(市)村卫生室设备、房屋资源投入总体情况

资源投入	福建省		贵州省		河南省		河北省		天津市	
年份	2018	2019	2018	2019	2018	2019	2018	2019	2018	2019
院均业务用房面积(m²)	83.23	84.66	93.30	101.44	124.31	132.89	88.38	112.78	167.97	183.24
院均西药柜(个)	2.50	2.50	0.50	0.50	2.40	2.30	2.70	2.70	2.80	3.20
院均中药柜(个)	0.80	0.80	0	0	1.00	1.10	1.10	1.10	0.30	0.50

在五省(市)经济发展水平较好地区中,天津院均业务用房面积和院均西药柜最高,院均西药柜 3 个,但未设中药柜。福建院均业务用房面积最少,但已达到建设标准;院均西药柜 2.89 个,院均中药柜 1.33 个,较其他省(市)略高。贵州院均西药柜仅 0.67 个,未设中药柜,在五省(市)中设备设施条件最差(表2-47)。

表2-47 五省(市)经济发展水平较好地区村卫生室设备、房屋资源投入情况

资源投入	福建省		贵州省		河南省		河北省		天津市	
年份	2018	2019	2018	2019	2018	2019	2018	2019	2018	2019
院均业务用房面积(m²)	78.91	78.91	108.89	108.89	132.89	132.89	112.78	112.78	252.37	264.49
院均西药柜(个)	2.89	2.89	0.67	0.67	1.89	1.89	3.33	3.33	3.75	3.75
院均中药柜(个)	1.33	1.33	0	0	0.78	0.89	0.89	1.11	0	0

经济发展水平中等地区,河北院均业务用房面积 70.67 m²,在五省(市)中最少,但已达到建设标准;院均西药柜 3 个,院均中药柜 1 个,较其他省(市)略高。贵州在五省(市)中设备设施条件较差,未设中药柜,院均西药柜不足 1 个,其他省份院均西药柜 3 个左右(表2-48)。

表 2-48　五省(市)经济发展水平中等地区村卫生室设备、房屋资源投入情况

资源投入	福建省		贵州省		河南省		河北省		天津市	
年份	2018	2019	2018	2019	2018	2019	2018	2019	2018	2019
院均业务用房面积(m²)	90.56	90.56	85.44	107.67	148.33	149.44	70.67	70.67	220.99	239.74
院均西药柜(个)	3.00	3.00	0.56	0.56	3.00	2.78	2.89	3.33	3.25	3.63
院均中药柜(个)	0.56	0.56	0	0	1.00	1.11	0.89	1.11	0.50	0.50

经济发展水平较差地区,五省(市)村卫生室设施建设情况,西药柜好于中药柜。其中,河南院均西药柜 2.56 个,在五省(市)中最高;2019 年天津设施建设情况有所提高,院均西药柜 3 个,中药柜 1 个。河北院均业务用房面积 61 m²,在五省(市)中最少,刚刚达到 60 m² 的建设标准;院均西药柜 2 个,院均中药柜不足 1 个。贵州院均西药柜仅 0.22 个,未设中药柜,设备设施条件最差(表 2-49)。

表 2-49　五省(市)经济发展水平较差地区村卫生室设备、房屋资源投入情况

资源投入	福建省		贵州省		河南省		河北省		天津市	
年份	2018	2019	2018	2019	2018	2019	2018	2019	2018	2019
院均业务用房面积(m²)	73.33	73.33	85.56	87.78	98.89	98.89	61.00	61.00	82.90	104.32
院均西药柜(个)	1.89	1.89	0.22	0.22	2.56	2.56	2.22	2.00	2.43	3.43
院均中药柜(个)	0.56	0.56	0.00	0.00	1.00	1.11	0.78	0.78	0.71	1.29

五省(市)院均业务用房面积均达到文件标准要求,经济发展水平较好、中等、较差三类地区设备设施建设条件存在差距。西部地区贵州设备设施条件最差,中医药相关设施欠缺,未设中药柜。结合访谈情况,基层设备配备不足,不能用更好的检查结果来支持诊断。医疗设备、辅助检查及相关办公设备配备较薄弱,有时候不能满足临床大夫的需求。

5. 收支情况

五省(市)村卫生室医疗收入支出情况对比来看,2019 年天津支出和收入最多,医疗收入为主要收入来源。通过进一步对上级补助收入对比分析,2018、2019 年,福建上级补助收入由 167.39 万元增长到 185.55 万元,增幅 10.85%;河南增幅为 1.01%;河北省上级补助收入由 132.89 万元增长到 147.93 万元,增幅 11.32%(图 2-124)。

五省(市)上级补助呈增长趋势,天津和福建等东部地区上级补助相对较多,五省(市)内部上级补助按照经济发展较好、中等、较差情况递减,但天津上级补助收入更倾向于投入经济发展水平较差的地区。结合访谈情况来看,基层医疗卫生机构投入少是长期存在的问题,资金严重不足;此外,上级补助地区差距大,区域投入与资源配置情况有待优化。

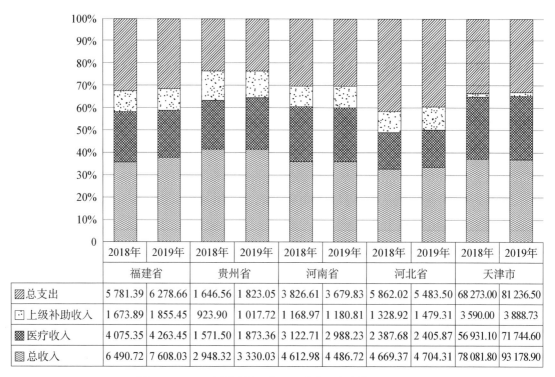

	2018年	2019年	2018年	2019年	2018年	2019年	2018年	2019年	2018年	2019年
	福建省		贵州省		河南省		河北省		天津市	
▨总支出	5 781.39	6 278.66	1 646.56	1 823.05	3 826.61	3 679.83	5 862.02	5 483.50	68 273.00	81 236.50
⊡上级补助收入	1 673.89	1 855.45	923.90	1 017.72	1 168.97	1 180.81	1 328.92	1 479.31	3 590.00	3 888.73
▩医疗收入	4 075.35	4 263.45	1 571.50	1 873.36	3 122.71	2 988.23	2 387.68	2 405.87	56 931.10	71 744.60
▨总收入	6 490.72	7 608.03	2 948.32	3 330.03	4 612.98	4 486.72	4 669.37	4 704.31	78 081.80	93 178.90

图 2‑124 五省(市)村卫生室医疗收入支出情况(千元)

6. 医疗服务情况

五省(市)村卫生室 2018、2019 年医疗服务情况(诊疗人次)对比来看,2019 年 5 省(市)诊疗人次较 2018 年均有所增加,天津诊疗人次最多,且增幅最大(图 2‑125)。

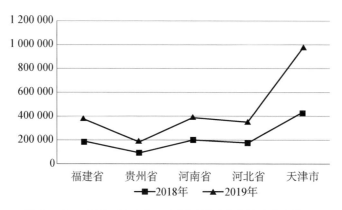

图 2‑125 2018、2019 年五省(市)村卫生室诊疗人次情况

通过进一步对 2018、2019 年五省(市)村卫生室服务效率对比分析,天津医师负担诊疗人次最多,2018 年新建一批村卫生室,医师数量少,诊疗人次多,医师负担诊疗人次高达 841.17 人。2019 年,医师数量增加,医师负担诊疗人次 93.35 人,仍为五省(市)最高。2018、2019 年,河北医师负担诊疗人次基本保持不变,福建、河南医师负担诊疗人次均有所

增加。2019 年,贵州医师负担人次由 70.70 人下降到 57.54 人(表 2-50)。

表 2-50　2018、2019 年五省(市)村卫生室服务医疗服务情况

省(市)	2018 年(人)	2019 年(人)	增幅(%)
福建省	37.70	40.34	2.65
贵州省	70.70	57.54	—13.16
河南省	12.07	18.34	6.27
河北省	9.85	9.81	—0.04
天津市	841.17	93.35	—747.81

天津诊疗人次最多;福建诊疗人次数略有上升;河北诊疗人次相较于 2018 年均有所下降;东部地区村卫生室诊疗量在提升,诊疗效率较高,而中部地区村卫生室诊疗量在下降,诊疗效率相对低。结合访谈结果分析,根源在于人才的短缺,由于人才短缺限制了医疗服务水平,导致乡村患者流失,且因为国家有医保保障,患者更倾向于在社区卫生服务站就诊。

7. 医共体建设情况

从五省(市)村卫生室参与医共体建设情况来看,河南各项医共体建设政策落实情况相较于其他省(市)更好,共 22 家村卫生室已建立统一的信息服务平台;21 家实现医共体内药品耗材统一管理和采购配送;17 家实现基层检查、上级诊断和区域互认。福建、河北和天津均仅有 3 家村卫生室已实现基层检查、上级诊断和区域互认,贵州村卫生室中有 12 家已建立统一的信息服务平台,其他村卫生室暂未参与或实现各项医共体建设项目,乡镇卫生院或社区卫生服务机构向村卫生室派驻工作人员 3 名。2019 年,天津医共体建设取得较大进展。2018 年,仅有 2 家村卫生室建立统一的信息服务平台、4 家实行药品耗材统一管理和采购配送,2019 年分别已达到 17 家和 19 家。另新增 3 家村卫生室实现基层检查、上级诊断和区域互认(图 2-126)。

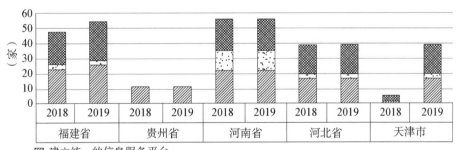

图 2-126　五省(市)村卫生室参与医共体建设情况

二、访谈资料分析

(一) 访谈对象与访谈方法

1. 访谈对象

本研究主要是从福建、贵州、河南、河北、天津滨海新区抽取的县(区)和机构中选择县/区卫健委主任(卫健局局长)、县级医院及乡镇卫生院院长、乡镇卫生院医务人员及村医等进行访谈,共计783人,其中访谈乡镇卫生院院长及以上117人。具体情况见表2-51。

表2-51 访谈对象基本情况(人)

地区	卫健委(局)主任(局长)	县级综合医院院长	县级中医医院院长	乡镇卫生院院长	乡镇卫生院医务人员以及村医	合计
福建省	1	7	5	20	207	232
贵州省	3	3	3	9	74	92
河南省	4	3	4	18	104	133
河北省	6	5	5	14	184	214
天津市	1	3	3	—	105	112
总计	15	21	20	61	674	783

2. 访谈方法

人员访谈采取一对一访谈方法,由2名调查员根据访谈提纲的内容与被访谈对象进行交谈。

(二) 部分县级卫生行政部门及医疗机构负责人访谈内容及分析

1. 财政投入

近年来,各省逐渐加大基层医疗投入,医疗条件明显改善。其中基础设施条件得到完善,相关公共服务队伍扩充,服务质量也得到明显提高。目前大部分地区政府对医院财政每年都有投入,主要用于基础设施建设、药品零差价补助、职工工资补贴、医共体建设、信息化建设、人才发展、学科建设、规范化培训等,不同地区财政补贴机制有一定差异。

财政投入的问题主要是各省对县级中医医院投入逐年增加,但相较县级综合医院财政投入仍然较少。

2. 人才队伍建设

医院职工主要分为在编职工和非在编职工,薪酬方式也采用不同的薪酬待遇,总体上看医务人员的福利待遇、年薪较之前有所提升,医务人员福利待遇主要有基本工资、津补贴、绩效工资、其他各类奖金及"五险一金"等,不同地区工资待遇相对差别也较大。其中,贵州三穗县按照"允许医疗卫生机构突破现行事业单位工资调控水平,允许医疗服务收入扣除成本并按规定提取各项基金后主要用于人员奖励"的要求,认真落实《省人力资源社会保障厅等三部门关于完善基层医疗卫生机构绩效工资政策有关问题的通知》等相关政策,在待遇和政策方面给予基层更大的支持。在人才引进方面,采用多元化方式,任用与聘用并行。其中,贵州积极探索实行"县管乡用"(县级医院聘用管理、乡镇卫生院使用)的用人管理制度,提高基层医疗卫生服务岗位的吸引力;福建每年都会根据医院需要进行招聘,招聘根据岗位不同招聘学历也不相同,多以研究生学历和本科学历为主。人才继续教育方面,福建、天津滨海新区医院继续教育采取多种形式,人员继续教育完成度较高。落实激励机制方面,贵州对到乡镇卫生院工作的具有副高职称或者医学类专业全日制硕士研究生给予每人每月1 500元生活补贴;对到乡镇卫生院工作的具有全科住院医师规范化培训合格的本科生给予每人每月1 500元生活补贴;对到乡镇卫生院工作的具有全日制本科临床医学专业毕业生取得执业医师资格的给予每人每月1 000元生活补贴。

人才队伍建设的问题主要是人才招聘存在"招进来、留不住"的问题,因规培政策及人才引进政策条件限制,人才流失严重。另外地区差异以及薪酬待遇问题也很突出。

3. 医联体、医共体及信息化建设

福建、贵州、河北积极推进医联体、医共体建设,由县级综合医院、中医医院牵头组建各自的医联体及医共体,目前部分县(区)医联体建设一体化水平不高,医共体建设仍需推动。例如福建已建立医共体信息平台并制定医共体常见病、多发病防治指南,建立县乡两级疾病诊疗目录的医院只有秀屿区医院、尤溪县总医院、厦门市第三医院等4家医院;贵州册亨县尚未建立中医医院,仅在2018年实现1家医共体的行政管理、业务管理、人员管理、财务管理、药械管理、绩效管理的"六统一管理",其余的基层医疗卫生机构在2019年才新纳入5家;河北丰宁县在人员招聘、药品耗材等关键环节未完全实现统一管理。

福建、河南、天津滨海新区注重互联网信息化建设。福建尤溪县总院在信息化建设中尤为突出,开通了电话、网站、e三明、微信公众号及小程序的网上分时间预约挂号,积极运用互联网技术,县乡分别建立远程会诊、在线专家门诊、医学影像和心电远程会诊等医疗服务系统,对下实现基层医疗卫生机构互联互通,对上实现与省医大附属第一医院、孟超肝胆医院、三明市第一医院等省、市级医院远程会诊。在县域内开展预约诊疗、双向转诊、远程心电诊断、远程影像诊疗等服务,推进"基层检查、上级诊断",落实分级诊疗,实现县级两院区检查检验结果实时查阅、互认共享,县乡两级医疗资源上下贯通、信息互通共享、业务高效协同;河南通过远程会诊,共享调用医疗资源,把乡镇卫生院、县级医院、三级医院联系在一起,提升基层医疗服务能力和效率。目前,天津滨海新区信息化建设水平整体较落后,没有形成信息互联互通的信息化平台和远程会诊平台。

访谈中涉及的问题主要是医联体、医共体及其信息平台建设不够完善,信息化水平参差不齐,目前各地区差距较大。

4. 对基层医疗卫生机构的帮扶情况

对乡镇卫生院和村卫生室的对口支援服务可分为技术支援、设备支援、财政支援,其中多以技术支援的形式进行,定期派出医生进行下乡帮扶。对口支援对乡镇卫生院和村卫生室的医疗水平提升有重大意义。帮扶医师在卫生院广泛开展教学查房、巡诊村卫生室、疑难病例讨论、健康教育讲座、开展家庭医生签约服务等。通过帮扶使相关卫生院在医疗诊治水平、病历书写质量、规范诊疗行为及服务理念等方面均得到提升。不同地区也有不同的情况和做法。例如福建厦门市同安区中医院做出了中医特色,开展了中医专家下乡和中医专家基层师带徒两个项目,在基层中进行推广中医药适宜技术并做到"传帮带",提高基层医务人员的业务技术水平。通过一对一的师带徒方式进行传帮带,提升基层医院医务人员的中医药水平;贵州德江县民族中医院与 10 个乡镇卫生院组建第二"医共体",将各乡(镇、社区)卫生院作为县人民医院和县民族中医院分院,对县、乡两级医疗机构的队伍、资金、业务、物资、绩效进行统筹,实现医疗资源有效配置,分级诊疗模式基本形成,整体提高了基层医疗服务能力,着力破解了老百姓"看病难、看病贵、看病远"问题;河南新县中医院自 2019 年开始,每个乡镇都积极推进开设乡镇卫生院、中医馆,输送中医馆人员到省中医院进修学习,积极开展中医馆业务,通过中医药适宜技术的学习推广,提升了医务人员的报酬和机构的医疗收入;天津滨海新区县级公立医院(中医医院)对口支援下级社区卫生服务机构和贫困地区。

访谈中涉及的问题主要是基层卫生院目前主要满足于完成上级下达的公共卫生任务,在提高医疗技术和质量等方面主观能动性不够;各地区缺乏对基层医疗机构的统一帮扶标准,帮扶工作推进力度存在差异。

(三)乡镇卫生院相关访谈内容及分析

1. 分配制度改革

乡镇卫生院绩效工资水平改革后大部分医院有所提高,但是增长的幅度没有地方同级教师增长快,部分医院改革前后相差不大,少部分地区改革后出现降低的情况。例如福建乡镇卫生院绩效工资水平与改革前相比,绩效工资大部分得到了提高,得到了广大干部职工的普遍支持;贵州、河北、天津滨海区乡镇卫生院医务人员工较改革前有所提高,但是增长的幅度没有同级教师增长快,医务人员每天面临公共卫生及扶贫等各项工作,工作人员少、任务重,导致乡镇卫生院的医疗水平及技术能力明显下降,乡镇卫生院收入减少,财政补贴不足,进而导致乡镇卫生院基本没有剩余,年终基本没有绩效工资;河南大多数乡镇卫生院的人员待遇偏低,大部分乡镇卫生院人员收入在月 2 000~4 000 元,90% 以上受访人员对自己收入并不满意。

对此提出几点建议:一是以聘用制为核心,进一步完善用人制度。建立以聘用制为主的基本用人制度,解决人事管理中长期存在的人员能上不能下、能进不能出的问题,促进人才合理流动。在人员聘用上,实行竞争上岗、优胜劣汰,坚持公开、公平、公正原则,科学选拔人才,对单位中层干部实行竞聘上岗。专业技术职务打破终身制,实行评聘分开,可高职低聘、低职高聘,实现由身份管理向岗位管理的转变,对管理人员、工勤人员也可以根据自身条件和工作意向,实行双向选择。通过实行两级聘任和全员聘用,增加干部职工的责任感和危机感,增加凝聚力及向心力。二是以绩效工资制为重点,进一步完善分配制度改革。实行绩效工资制,采用与岗位风险、责任程度、技术含量、服务态度挂钩的岗位系数法,把工资与绩效挂钩,实现分配向优秀人才和关键岗位倾斜,形成按职能、绩效拉开一定差距的分配制度。在实际操作中,可以把工资构成中职务工资作为固定工资,以保障职工基本生活,津贴部分和奖励工资等可捆在一起,作为浮动工资,进行二次分配,逐步实现档案工资与实际工资相分离。三是加强干部队伍建设,进一步提高干部队伍素质。建立健全合理的卫生人才准入制度。鼓励卫生专业的大专、本科生到乡镇卫生院工作。积极推进乡镇卫生院人事管理由行政管理向企业化管理过渡,给予乡镇卫生院在内部机构设置和人员编制上更大的自主权。成立卫生人才服务中心,对卫生事业单位开展人事代理业务,包括代管人事档案、社会统筹保险、调整档案工资、申报评审专业技术职称、指导聘用合同的签订以及开展卫生人才交流。四是提高对医务人员服务收入的多渠道补助政策,健全医保机构与医疗机构之间预算指标、提升城乡医疗服务能力。

2. 医保执行

医保资金不足,限制严苛。新农合实施以来,乡镇卫生院享受到了一定的优惠政策,但新农合和医保整合之后,报销严格按照法规执行,与当地的医疗水平并不能完全适应,医保政策对基层医疗卫生机构的倾斜力度不够,比如药品报销品种少,收费标准低。特别是住院费用的控制方面,阻碍了基层的进一步发展。部分地区乡镇卫生院实行基本用药目录后,出现医保报销品种较少,部分基药配送不到位现象,导致患者就医买药困难,无法更好地享受医保政策。

建议医保放宽对基层的政策限制,本着"保基本、强基层、建机制"的原则,希望医保能够在医保费用控制、医保额度等方面多给基层一些政策支持。

3. 医共体建设

目前乡镇级卫生院医共体建设情况相对较差,只有部分地区完成医共体建设。例如福建(尤溪:坂面中心卫生院、城东社区卫生院、西城卫生院;厦门:厦门同安区洪塘卫生院、同安汀溪镇卫生院;石狮:石狮市锦尚镇、石狮市永宁镇)目前完成乡镇级卫生院医共体建设,其他地区医共体建设情况较差;贵州卫生信息化建设困难,虽然乡镇级卫生院基本有远程会诊系统、电子病历系统和视频会议系统,但是使用率不高,未形成常规机制;天津滨海区医共体建设形式大于内容,医疗服务项目没有较大改变,分级诊疗尚未完全落实。

对此应建立健全共享机制,推进紧密型医共体建设,加快推进分级诊疗体系和双向转诊机制的建立,重视乡镇级卫生院信息化建设。

4. 乡镇卫生院收费标准

大部分乡镇卫生院收费标准调整不及时。例如天津滨海区乡镇卫生院收费标准实行1999年的收费标准,贵州、河北乡镇卫生院收费标准实行2003年的收费标准,多年没有上调,医疗服务性收入较低,乡镇卫生院资金周转困难。

对此应根据国家相关政策,定期动态调整收费标准。

5. 中医药应用情况

大部分乡镇卫生院中医药开展情况尚可,国医堂的建设提高了基层医疗卫生机构的中医就诊环境,医院开展中医药诊疗,中医服务主要集中在理疗、针灸、拔罐、牵引等中医药适宜技术服务。个别地区例如贵州乡镇卫生院中医药开展情况不乐观,存在国医堂馆硬件具备,却无人坐诊的局面。

对此建议提高新农合中医药报销比例;增加中医药人员配备;开展中医药特色专科建设;返聘退休的中医药人员,加强在职人员培训、继续教育、师带徒和"西学中"等。

6. 人才稳定情况

大部分地区乡镇卫生院人才队伍不稳定,流失较严重。少数乡镇卫生院人才相对稳定,人才流失较小,例如福建省尤溪的坂面中心卫生院、西城卫生院,长乐的长乐区猴屿镇卫生院,石狮的石狮市锦尚镇卫生院、石狮市永宁镇卫生院;天津市滨海新区人员队伍比较稳定,近几年有个别人员辞职现象,属于正常范围内。

对此提出几点建议:一是增加基层医疗机构人员编制,能按目前实际的服务人口,重新核定编制,配足基层医疗机构人员。提高基层综合服务能力。二是让人员"走出去",强化人员培训,畅通培训渠道,为基层培养一批优秀人才;把人员"引进来",推进形式多样的"合作";综合医院强化对基层的技术帮扶指导,向基层选派骨干医师,实现优秀医疗资源下沉,提升基层综合服务能力。三是采取本土化培养模式,提高基层医疗机构人员待遇。

(四) 村卫生室相关访谈内容及分析

1. 具有代表性的访谈内容

访谈中涉及到的问题,一是村医工资低,工作量大,其收入主要由公卫资金、签约服务、一般诊疗费、医疗收入组成,大部分以财政补助为主,每年收入根据各地经济情况的不同而有差距,通常在1万~4万元,访谈中约半数以上的人有改行的想法,苦于找不到更好的出路勉强维持。二是乡村医生流失严重,村医普遍老龄化,缺少接班人,有青黄不接的现象。三是村医大多参加过各种形式的培训,有规定参加的也有自愿参加的。四是村医工作主要以慢性病为主,在医疗技术上需要上级医院的帮助,工作超负荷,建议增加人员。目前村医最关注的是解决身份问题、各种保险问题和退休后待遇问题。

2. 个别地区村卫生室访谈内容

(1)基本药物制度问题。一是基本药物制度实施后很多常见药物不在基本药物目录内,无法报销。据访谈,很多药物在村卫生室不能使用,导致很多疾病卫生室无法治疗,给群众带来不便。二是部分药物基本药物改革后涨价,比如同一品牌谷维素之前1.5元,现在十几元,导致群众负担加重。三是基层群众对基本药物制度不理解,不知道什么是基本药物,在求医时只会购买自己需要的药品,认为自己需要的药品就应该报销,村医需要花时间解释,为工作带来负担。

（2）中医药服务问题。访谈中的部分村医有开展中医保健服务,主要是拔罐、理疗、针灸等,经常使用康复设备。但是很多村医没有专业学过中医,仅接受过培训或者通过进修学习了一些中医适宜技术。另外中药不在报销范围内,如果需要开中药会推荐病人到中医院。很多村医希望能加大中医相关的培训力度,全方位开展中医药技术,尤其是方剂方面,并提供相关硬件设施支持,把控中医药治疗的卫生条件。

（3）公共卫生服务问题。村卫生室反馈公共卫生服务任务重、压力大。访谈村医表示基本公共卫生服务包含12项、加上慢性病面对面随访每年进行数十次,尤其是在贫困村,贫困人口众多,各种纸质和电子版的报表十分繁琐,进行公共卫生服务时需要停止其他工作才能完成规定的工作量,很多时候不能兼顾基本医疗服务。并且近几年工作量大幅增加,但领到手的经费补助却比原来刚有新农合的时候少了一半左右,还存在发放不及时的问题。在部分村卫生室,基本公共卫生服务的工作占据主导地位,村医表示一部分工作比较实用,但是也有一部分工作流于形式,仅为应付上级检查。公共卫生服务每年都在增加,同时又要进行医疗活动,两者难以统筹。

（4）出诊问题。访谈的村卫生室普遍反馈现在看病出诊的情况较多。依据国家规定是不准出诊的,但是村医基本都是出诊看病。因为农村老龄化严重,七八十岁的留守老人偏多,对于在家里的老弱病残群体,往往需要村医出诊去家里看病,真正去卫生室的患者较少。尤其是较多高血压、耳聋的病人,只能由村医上门。出诊行为违反《执业医师法》的规定,由此可能产生的法律风险也只能由村医承担。另外由于家庭环境不具备各种检查设备、抢救设施和药品,因此一旦发生紧急情况,上门服务的医生很可能束手无策,易产生医疗纠纷。尽管政策不遗余力地在推进上门、签约服务,基层群众也有很大的需求,但基层医生却没有相关法律保障。

（五）其他访谈内容及分析

通过访谈还听取并了解到不少建议:一是扎实落实政府办医主体责任,严格按照各医疗机构编制数招录补足补齐基层医疗卫生机构人员,对于公开招聘的紧缺岗位报考人员应该允许重面试轻笔试,甚至可以免笔,应该打破编制束缚,试点允许基层医疗卫生机构对特别紧缺岗位人才自主聘用。二是加强卫生人才自主培养,对村级医疗卫生计生紧缺人才由县级医共体中心医院进行自主培养。三是在政策待遇上向乡镇卫生院人员倾斜,将乡镇基层医疗卫生机构招录人员学历放宽到中专,扎实落实基层医疗卫生机构医务人员每月人均300元的基层乡镇补助、工作年限累计达到每5年或8年上浮一级工资政策,同等条件下专业技术职称评定优先政策,允许在医共体内提供乡村卫生人员双向转岗流动机制,为基层优秀的卫生人才提供上升通道,避免出现人才流失,鼓励上级医院多点执业到基层,充实基层技术力量同时兼顾医生合理待遇,力促乡镇卫生院人员"招得进、留得住、用得上、干得好",确保基层卫生健康人员队伍稳定。四是进一步加强基层医疗卫生机构基础设施设备建设。针对基层医疗卫生机构基础设施设备短缺老化问题,采取"4个一点"措施,建立建设资金共担工作机制,即"国家支持一点、省级倾斜一点、市级配套一点、县区投入一点",各级分别按照4：3：2：1比例共同投资,加快推进乡镇卫生院业务用房在建工程进度,做好基层医疗卫生机构基础设施设备"升级换代"。五是完善基层医疗卫生机构激励机制。深化基层医疗卫生事业单位绩效工资和绩效考评制度,进一步放开基层医疗卫生机构手脚,确保基层医疗卫生机构敢于运用绩效分配机制,制定既能保证基层医疗卫生机构的公益性质,又能充分调动基层医疗卫生机构人员的工作积极性的绩效工资制度。六是进一步完善村卫生室人员保障机制。合理确定乡村医生低收入保障标准,按规定人数配置村卫生室人员,准确测算村卫生室收支,对达不到低收入保障标准的村卫生室,对其差额部分进行补助,保证乡村医生合理收入来源,与此同时,建立完善乡村医生养老保险制度,使村卫生室人员"干事有劲头"。

三、五省(市)基层医疗卫生发展成就

2009年以来随着新医改的推进,五省(市)高度重视基层医疗卫生事业的发展,各级政府认真贯彻落实国家各项方针政策,因地制宜,制定符合本省(市)实际的相关法规、条例,严格督促执行。福建相继出台《福建省2019—2023年定向培养西医高职高专层次医学人才工作方案》《福建省人民政府办公厅关于印发福建省推进医疗联合体建设和发展实施方案的通知》等政策;贵州相继出台《贵州省村卫生室公共医疗服务规范》《贵州省社区卫生服务站公共医疗服务规范》等政策;河北相继出台《河北省村卫生室纳入乡镇卫生院一体化管理实施办法(试行)》《关于深化医疗保障制度改革的实施意见》等政策;河南相继出台《关于加快推进紧密型县域医疗卫生共同体建设的指导意见》《中共河南省委河南省人民政府关于深化医药卫生体制改革的实施意见》等政策;天津相继出台《天津市医疗卫生机构布局规划(2015—2030年)》《天津市医疗卫生服务体系建设规划(2015—2020年)》等政策,五省(市)进一步健全了基层医疗卫生服务体系,完善了服务功能,提高了人才队伍素质,建立了分级诊疗制度,逐步形成多种形式的医联体、医共体组织模式,推行医保支付方式改革,基层医疗的规模、医务人员数量和服务能力有了较大改善,在一定程度上缓解了群众"看病难、看病贵"问题,人民群众健康水平明显提高,五省(市)基层医疗卫生事业发展取得了显著成就。

(一) 五省(市)基层医疗卫生机构数量稳步增长

随着医疗改革的深化,政府加大基层医疗卫生机构投入,从数量上看,2018、2019年,五省(市)基层医疗卫生机构由208 855个增长至209 250个,增长幅度为0.19%,呈现稳步上升。其中社区卫生服务中心(站)增长幅度为2.2%,但乡镇卫生院呈下降趋势,下降0.3%。许多乡镇卫生院已更名为社区卫生服务中心,是数据下降的最主要原因(表2-52)。

表 2-52　2018、2019 年五省(市)基层医疗卫生机构数量(个)

省(市)	福建省		贵州省		河南省		河北省		天津市		2018总和	2019总和	增幅(%)
年份	2018	2019	2018	2019	2018	2019	2018	2019	2018	2019			
基层医疗卫生机构总数	26 444	26 721	26 603	26 971	68 133	67 941	82 500	82 142	5 175	5 475	208 855	209 250	0.19
社区卫生服务中心(站)	692	663	755	810	1 498	1 523	1 383	1 425	172	176	4 500	4 597	2.2
乡镇卫生院	881	882	1 341	1 329	2 048	2 049	2 006	1 998	2	2	6 278	6 260	-0.3

(二)五省(市)基层医疗卫生机构资源配备明显改善

1. 床位数投放加大

2018、2019 年五省(市)基层医疗卫生机构床位数统计数据显示,基层医疗卫生机构床位数呈增长趋势,社区卫生服务中心(站)增长幅度为 5.4%,乡镇卫生院增长幅度为 2.6%。其中河北、天津社区卫生服务中心(站)床位数有所减少,特别是天津,床位由 677 张下降到 603 张,降幅为 10.93%,福建、贵州和河南社区卫生服务中心(站)床位数均有所增加,其中贵州增幅达 21.37%。说明五省(市)基层医疗卫生机构的床位投放有了明显提升(表 2-53)。

表 2-53　2018、2019 年五省(市)基层医疗卫生机构床位数(张)

省(市)		福建省		贵州省		河南省		河北省		天津市		总增幅(%)
年份		2018	2019	2018	2019	2018	2019	2018	2019	2018	2019	
社区卫生服务中心(站)	床位数合计	3 639	3 983	4 413	5 356	11 850	12 504	13 593	13 573	677	603	5.4
	社区卫生服务中心	—	—	2 563	3 392	11 289	12 009	7 097	7 243	677	603	7.5
	社区卫生服务站	—	—	1 850	1 964	561	495	6 496	6 330	0	0	-1.3
乡镇卫生院	床位数合计	30 860	31 523	42 349	44 041	114 445	118 890	71 831	71 652	15	15	2.6
	中心卫生院	—	—	25 220	26 334	36 177	37 649	31 122	30 895	0	0	2.5
	乡卫生院	—	—	17 129	17 707	78 268	81 241	40 709	40 757	0	0	2.6

2. 人才配置稳步增加

人才是发展基层医疗卫生机构重要力量,随着政府投入的加大,五省(市)基层医疗卫生机构人员数基本呈现上升趋势,卫生技术人员数量递增,社区卫生服务中心卫生技术人员与人员数变化趋势基本一致,保持在 5.8% 的增幅。其中天津滨海新区由于快速发展,乡镇卫生院向社区卫生服务中心转型,2018、2019 年乡镇卫生院人员数较稳定,保持不变;贵州由 47 153 人上涨至 50 944 人,增加 3 791 人,增幅 8.04%;福建、河南和河北卫生人员数增幅在 2% 左右。贵州增幅最高,由 40 440 人增加至 43 607 人,较 2018 年增加 3 167 人,增幅

7.83％；福建、河南和河北卫生人员数增幅2％左右。但截至2019年末，医护比为1∶0.61，仍远低于国家在2020年应该达到1∶1.25的目标，护理人员队伍有待进一步充实（表2-54）。

表2-54　2018、2019年五省（市）基层医疗卫生机构人员数（人）

省（市）		福建省		贵州省		河南省		河北省		天津市		总增幅（％）
年份		2018	2019	2018	2019	2018	2019	2018	2019	2018	2019	
社区卫生服务中心（站）	人员数合计	14 379	14 942	11 702	13 618	25 308	26 472	18 842	19 480	2 652	2 588	5.8
	卫生技术人员	12 453	12 994	9 939	11 520	21 329	22 233	16 076	16 746	2 331	2 265	5.8
	执业/助理医师	5 064	5 392	—	—	9 370	9 794	7 929	8 250	1 056	1 035	4.5
	注册护士	4 556	4 714	—	—	8 454	9 053	5 932	6 233	862	820	5.1
乡镇卫生院	人员数合计	38 184	38 992	47 153	50 944	108 023	109 310	56 291	57 387	23	23	2.8
	卫生技术人员	31 926	32 823	40 440	43 607	84 700	85 865	46 266	47 441	19	19	3.1
	执业/助理医师	10 865	11 828	—	—	37 024	38 064	26 146	27 515	6	6	4.6
	注册护士	11 135	11 484	—	—	22 152	22 694	8 203	8 669	5	5	3.3

通过统计2018、2019年福建、贵州、河南、河北、天津基层医疗卫生服务情况，研究结果表明基层医疗卫生机构数、床位数、人员数总体呈现稳步上升趋势，基本公共卫生服务项目愈加完备，整体基层医疗卫生机构建设日趋完善。

（三）五省（市）乡镇卫生院服务能力有所提高

随着分级诊疗的推进，乡镇卫生院的诊疗人次数有所提高，基层医疗卫生机构的首诊作用得以凸显，保健和康复功能得以发挥。2018、2019年乡镇卫生院医疗服务统计数据显示，各省（市）诊疗人次数增长幅度在10％左右。其中，福建变化幅度最大，诊疗人次从0.30亿次上升到0.33亿次，增幅10.0％；贵州和河南增幅分别为8.8％和7.4％；河北基本保持稳定。2018、2019年福建和贵州乡镇卫生院入院人数有所增加，增幅分别为2.8％和7.6％；河南和河北入院人数有所下降，降幅分别为4.6％和18.3％，河北下降明显。结合其床位变化情况来看，乡镇卫生院床位数占比、入院人数均有下降趋势，且床位使用率下降，基层医疗卫生机构医疗业务萎缩。2018、2019年，病床周转次数和病床使用率变化趋势基本一致，福建和贵州呈小幅增长；河南降幅分别为7.3％和3.2％；河北有大幅下降趋势，降幅分别为17.4％和14.6％。2018、2019年，各省（市）出院者平均住院日均有所增加（表2-55）。

表 2 - 55　2018、2019 年四省乡镇卫生院医疗服务情况

项目	福建省		贵州省		河南省		河北省	
	2018	2019	2018	2019	2018	2019	2018	2019
诊疗人次数（亿次）	0.30	0.33	0.34	0.37	1.08	1.16	0.40	0.40
入院人数（万人）	7.87	8.09	134.98	145.18	339.60	324.00	160.70	131.30
病床周转次数（次）	—	—	31.80	32.90	30.30	28.10	24.10	19.90
床位使用率（%）	45.20	45.50	47.80	48.30	63.09	61.10	51.25	43.78
出院者平均住院日（日）	6.00	6.10	4.90	5.00	7.00	7.30	6.90	7.10

　　不断增加的机构数、床位数、人员数可以扩大基层医疗卫生机构的容纳量,提高基层医疗卫生服务的水平,保障基层医疗卫生工作的高效完成。通过分析基层医疗卫生机构中的诊疗人次、入院人数、病床使用率、平均住院日等内容,可看出社区卫生服务中心（站）、乡镇卫生院等基层医疗卫生机构的诊疗人次和平均住院日升高,基本建成了便民服务的"15 分钟医疗圈",满足城乡居民便捷医疗的需求。但部分省（市）乡镇卫生院医疗服务呈现下降趋势,原因可能在于乡镇卫生院医疗服务项目的减少,削弱了乡镇卫生院医疗服务救治能力,患者流向县市级以上医疗机构就医。尤其是部分省（市）病床使用率有所下降,结合基层医疗卫生机构床位数盲目增加的实际,也说明存在一定程度的资源浪费情况。

第三章

我国基层医疗卫生机构发展存在的问题及原因分析

第一节　我国基层医疗卫生机构发展存在的问题

一、医疗资源配置不均衡

1. 不同经济水平地区，基层医疗卫生机构医疗资源配置存在差距

经济水平较好地区的县级综合医院、中医医院各项指标均遥遥领先，包括执业（助理）医师数、注册护士数、床位数、房屋建筑面积和万元以上设备台数等，配置水平普遍高于经济水平中等地区（图3-1）。福建省中等地区县级综合医院院均万元设备台数明显低于经济较好和较差地区，处于弱势；河北省中等地区县级综合医院院均年末房屋建筑面积最低。有些省份经济水平较差地区反而房屋大、设备好，例如，河南省经济水平差的地区万元设备投入甚至超过好、中地区总和，贵州省经济水平差的地区院均年末房屋建筑面积反而最大。

2. 经济水平差的地区医疗资源配备落后，医疗保障体系难以满足居民实际需求

对村卫生室设备设施配备情况调查显示，虽然村卫生室标准化建设达标率达100％，但仍有部分村卫生室基础设施较差。经济较好的省份设备设施条件相对较好，经济水平中等地区次之，经济较差的村卫生室设备设施建设条件最差。

贵州省调查报告中显示，贵州省很多贫困县位于山区，受地理因素的限制，基层医疗卫生机构发展滞后，服务能力不足，乡镇卫生院、卫生室等的覆盖范围十分有限，设备设施也十分落后，导致一些基层医疗卫生机构存在医疗设备陈旧、技术力量薄弱等问题；河北省调查报告中提到，资源分配过程中并没有充分考虑到基层医疗卫生机构自身发展以及患者的实际需求，该省部分乡镇卫生院基础设施陈旧，设备更新换代滞后，缺乏全自动生化分析仪、DR等数字化设备，严重阻碍医疗服务水平的提高。

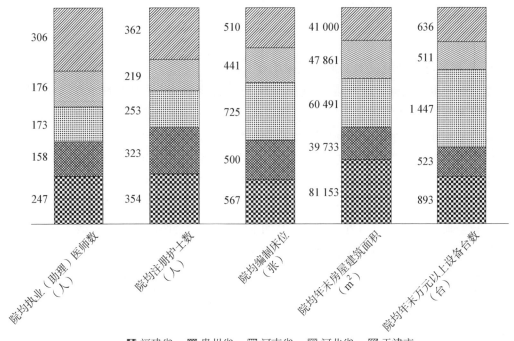

图 3-1　五省(市)2019 年院均县级综合医院医疗资源情况对比

3. 综合型医院医疗资源配置优于中医医院,中医药技术资源配备有待完善,中医药特色诊疗技术有待发展

福建省调查报告显示,2019 年综合型医院编制床位均值为 567 张,中医医院编制床位均值为 226 张;2019 年综合型医院万元以上医疗设备数均值为 893 台,中医医院万元以上医疗设备数均值为 296 台;2019 年综合型医院门诊人次均值为 529 709 人次,中医医院门诊人次均值为 227 038 人次;2019 年综合型医院住院手术人次均值为 6 733 人次,中医医院住院手术人次均值为 2 208 人次;2019 年综合型医院出院人数均值为 28 374 人次,中医医院出院人数均值为 8 454 人次,可见综合型医院的医疗资源配置优于中医医院。

在多地相关访谈中提到,大部分基层医疗卫生机构都有开展中医药诊疗服务,但还停留在比较初级的阶段,仅能提供基本中医药服务,不能开展具有中医药特色的诊疗服务。基层中医药技术资源及业务用房、设施设备等硬件配置仍然不足,使中医科室的设置及业务的开展明显受限。尤其是各地区村卫生室普遍存在中医基础设施不完善、西医为主导的问题,中医药应用及健康保障在基层医疗的发展受到严重制约。

河南省调查报告中显示,尽管各乡镇的中医馆建设完善,但中医适宜技术、中医中药推广仍较少;调查的 36 个村卫生室均设有西药柜,数量在 1~8 个之间,但 50% 的卫生室未设有中药柜。

二、医疗服务能力亟待提高

1. 不同经济水平地区基层医疗服务能力差距较大

基层医疗卫生机构的服务能力,包括诊疗人次、服务数量、手术服务能力、手术量,以及中医医疗服务能力,仍需进一步提升,不同经济水平地区的医疗服务水平存在较大差距,且人员较为密集和经济水平好的地区医师工作效率更高。

2019年乡镇卫生院(社区卫生服务中心)院均服务量调查显示,天津市总诊疗人次和门诊人次最高,其次是福建省,两地都是经济较发达地区。对比五省(市)经济水平较好、中等、较差地区的院均服务量,经济水平较好地区院均总诊疗人次和院均门诊人次都明显高于经济水平较差地区(表3-1)。五省(市)2019年院均县级综合医院医生工作效率从高到低依次为河南、福建、天津、贵州、河北,河南是人口大省,医师工作效率高,贵州人口相对稀少,医师工作效率低(表3-2)。从三类不同经济水平地区的乡镇卫生院(社区卫生服务中心)医师工作效率对比分析中也可看出,经济水平较好地区医师工作效率更高。

表3-1 2019年五省(市)经济水平较好、中等、较差地区乡镇卫生院(社区卫生服务中心)院均服务量平均水平对比

服务量平均水平	经济水平较好地区	经济水平中等地区	经济水平较差地区
院均总诊疗人次(人)	100 475.80	74 759.13	39 468.00
院均门诊人次(人)	92 207.13	60 416.73	35 681.47

表3-2 五省(市)2019年院均县级综合医院医生效率情况对比

	院均总诊疗人次(人)	院均执业(助理)医师数(人)	院均医师工作效率(人次/位医师)
福建省	615 410.29	247.43	2 487.21
贵州省	302 212.67	158	1 912.74
河南省	453 120.75	172.5	2 626.79
河北省	299 857.17	176.17	1 702.09
天津市	699 557.00	305.5	2 289.88

2. 基层中医药诊疗资源的使用有待重视,诊疗水平有待加强

中医药人才和资源配备不合理也带来了中医药诊疗资源的使用和诊疗水平不足的问题。对五省(市)乡镇卫生院(社区卫生服务中心)的院均中医处方使用情况进行调查,发现院均中医处方数占门诊处方总数的24.34%。其中,贵州中医处方数占比为0,河北中医处方数占比只有10.81%;河南、贵州经济水平较好地区和多地经济水平较差地区的中医处方

数占比都不到 10％;2018、2019 年五省(市)门诊中医处方数的使用都呈负增长。

三、以基层医疗卫生机构为重点的分级诊疗服务体系建设有待加强

1. 对口支援未能起到实质性效果,"医联体""医共体"的联动作用和功能定位有待进一步发挥

基层医疗体系的"医联体""医共体"及信息平台建设不够完善,信息化水平参差不齐,各地区差距较大。所调研的五省(市)中,参与"医共体"管理的乡镇卫生院(社区卫生服务中心)最多的是福建,其管辖范围内的村卫生室(社区卫生服务站)也较多,贵州参与"医共体"管辖的乡镇卫生院(社区卫生服务中心)最少,河南和天津管辖的下级村卫生室(社区卫生服务站)个数为 0(图 3-2)。通过访谈我们了解到,福建省已建立"医共体"信息平台并制定"医共体"常见病、多发病防治指南,但制定县乡两级疾病诊疗目录的医院只有秀屿区医院、尤溪县总医院、厦门市第三医院等 4 家医院;贵州省册亨县尚未建立中医医院;河北省丰宁县在人员招聘、药品耗材等关键环节未完全实现统一管理。

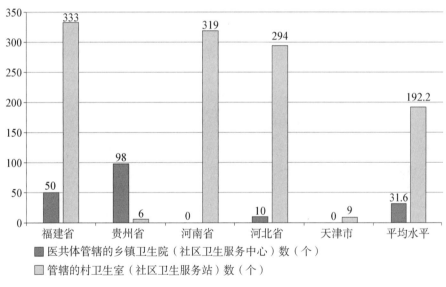

图 3-2　五省(市)乡镇卫生院(社区卫生服务中心)医共体建设情况

目前"医共体"的建设亟待继续推广,其建设模式有待完善、辐射面积有待扩大、"医共体"的联动作用还有待进一步发挥。根据相关访谈情况,基层卫生院目前主要满足于完成上级下达的公共卫生任务,在提高医疗技术和质量等方面主观能动性不够,各地区缺乏对基层医疗卫生机构的统一帮扶标准,帮扶工作推进力度存在差异;乡镇级卫生院"医共体"建设情况相对较差,分级诊疗尚未完全落实,有些地区甚至不存在分级诊疗,经济水平差的地区尤其明显,与上级医院的合作基本处于脱钩状态;部分医护人员反映,在分级诊疗中存在上转

容易下转难、与上级医院可合作的业务不多、技术人员不够等问题,有的经济水平尚可(中等)的地区尚未实施"医共体"建设。

据访谈,天津市滨海新区"医共体"建设形式大于内容,医疗服务项目没有较大改变,分级诊疗尚未完全落实;河南省和天津市某些地区的乡镇卫生院(社区卫生服务中心)暂未向村卫生室派驻工作人员,上级指导不够,基层的诊疗水平有限,不能很好地与更权威的医院对接。

2. 信息化建设"重建设、轻使用"

在信息化建设方面,乡村的信息化建设相对滞后。综合各省(市)调研结果来看,基层医疗的信息化建设尚未健全。县级医院开展信息化建设的程度明显优于乡镇医院,且乡村地区的信息化建设处于低下水平。据访谈我们了解到,目前贵州省卫生信息化建设困难,虽然乡镇级卫生院基本有远程会诊系统、电子病历系统和视频会议系统,但是使用率不高,未形成常规机制。

各级医院整体医疗信息化水平普遍较低,上下级医院间信息不能共享、达不到互联互通,"医联体"建设没有信息化基础,实施过程中存在实际困难。据贵州省调查报告显示,许多基层医疗卫生机构在信息化建设方面,虽然具备一定硬件条件,但是缺乏远程诊疗的保障和服务机制,不能为患者带来理想中的服务。而且由于地理因素、人才队伍建设等方面的问题,各卫生室医疗设备较为落后,医疗技术水平仍相对较差,基本未开展信息化建设。据福建省调查报告了解,目前信息化建设在基层投入的资金较少,导致信息系统简单、滞后,且运作常出现故障,卫生信息化建设很难开展;对于村级卫生所,目前乡村医生普遍年龄较大、文化程度较低,乡村一体化信息系统建设工作推进艰难。

四、医保政策、基本药物制度有待完善

相关访谈中提到,新农合实施以来,乡镇卫生院享受到了一定的优惠政策,但新农合和医保整合之后,报销严格按照法规执行,与当地的医疗水平并不能完全适应。医保政策对基层医疗卫生机构的倾斜力度不够,比如药品报销品种少,收费标准低,特别是住院费用的控制方面,阻碍了基层的进一步发展。部分地区乡镇卫生院实行基本药物目录后,出现医保报销品种较少、部分基本药物配送不到位等现象,导致患者就医买药困难,无法更好地享受医保政策。

此外,现阶段基本药物制度的实施还存在诸多问题。首先,很多常见药物不在基本药物目录内,无法报销,据访谈,很多药物在村卫生室不能使用,造成基层医师在诊疗过程中和群众就医过程中的诸多不便;其次,部分药物在基本药物制度改革后涨价,有受访者反映,同一品牌谷维素之前 1.5 元,现在十几元,导致群众负担加重;最后,存在基层群众对基本药物制度不理解的问题,认为自己需要的药品就应该报销。

第二节　我国基层医疗卫生机构发展问题原因分析

一、财政投入差距大,基层投入不足

1. 不同经济水平地区基层医疗卫生机构财政投入差距较大,经济水平较差地区亟待更多财政扶持

对五省(市)县级医疗机构的财政投入情况调查显示,基层医疗卫生机构财政投入受经济水平影响明显,无论是综合医院还是中医院,经济水平较好地区的财政投入普遍高于经济水平较差地区。例如,河南和河北两省的经济水平较好地区对综合医院的财政投入较多,经济水平中等和较差地区对综合医院的投入较少,并且经济水平越差,投入越少;经济较发达的福建、天津,无论是经济水平较好地区,还是较差地区,对中医医院的投入都比较多,并与经济水平基本成正比。

由于经济水平不同带来的财政投入差距在逐年加大,从 2018、2019 年财政投入对比情况分析,经济水平较好地区对中医医院的财政投入存在两极分化的现象。福建增幅达 54.30%,天津降幅达−38.17%。经济水平中等地区中,河北对中医医院的财政投入降幅最为明显,达−72.35%。五省(市)经济水平较差地区中,除天津无数据外,福建、贵州、河南三省财政投入均呈下降趋势,唯有河北省注重基层中医医院发展,加大财政投入,增幅达 108.40%(图 3 - 3)。

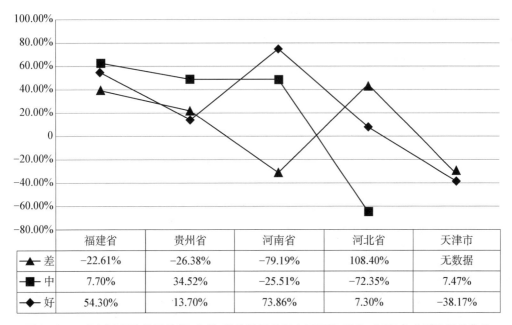

	福建省	贵州省	河南省	河北省	天津市
差	−22.61%	−26.38%	−79.19%	108.40%	无数据
中	7.70%	34.52%	−25.51%	−72.35%	7.47%
好	54.30%	13.70%	73.86%	7.30%	−38.17%

图 3 - 3　五省(市)经济发展较好、中等、较差地区县级中医医院 2018、2019 年度财政补助趋势

此外,从 2019 年五省(市)经济水平较好、中等、较差三类地区乡镇卫生院(社区卫生服务中心)院均财政补助趋势图中也可以看出,经济水平较好的地区院均财政补助普遍高于经济水平较差地区(图 3-4)。

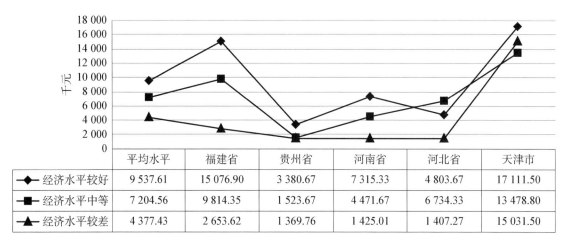

	平均水平	福建省	贵州省	河南省	河北省	天津市
◆ 经济水平较好	9 537.61	15 076.90	3 380.67	7 315.33	4 803.67	17 111.50
■ 经济水平中等	7 204.56	9 814.35	1 523.67	4 471.67	6 734.33	13 478.80
▲ 经济水平较差	4 377.43	2 653.62	1 369.76	1 425.01	1 407.27	15 031.50

图 3-4 2019 年经济水平较好、中等、较差地区乡镇卫生院(社区卫生服务中心)院均财政补助情况

不同经济水平地区财政补助差距较大。2019 年福建省经济水平较好地区乡镇卫生院(社区卫生服务中心)院均财政补助 15 076.96 千元,是其经济水平较差地区的 5.68 倍;河南省经济水平较好地区乡镇卫生院(社区卫生服务中心)院均财政补助也是其经济水平较差地区的 5.13 倍。

经济水平较差地区亟需更多财政支持。与 2018 年乡镇卫生院(社区卫生服务中心)院均财政补助相比,贵州省院均财政补助收入呈 21.48% 的负增长,同样经济水平较低的河北省涨幅也只有 4.48%。贵州省调查报告中显示,乡镇卫生院收入少,财政补贴不足,导致乡镇卫生院财政基本没有剩余,年终基本没有绩效工资;有些偏远地区甚至存在财政补助得不到落实的问题,三穗县取消药品加成、调整医疗服务价格后,2018 年财政补助 73.8 万元,财政实际补偿率只有 42.4%,2019 年财政补助 0 万元,财政实际补偿率为 0。

2. 基层中医医院的财政投入普遍低于综合型医院

调查的五省(市)县级医疗机构对中医医院的财政投入情况,2018 年和 2019 年的财政投入总和均低于综合医院。通过对五省(市)抽取的县(区)和机构中选择的县(区)卫健委主任(卫健局局长)、县级医院及乡镇卫生院院长、乡镇卫生院医务人员等进行的访谈了解到,各省对县级中医医院投入逐年增加,但相较县级综合医院的财政投入仍然较少。

福建省的调查报告中显示,2019 年福建省县级中医医院财政投入均值是 1.69 千万元,综合型医院财政投入均值是 3.68 千万元,是中医医院的 2.18 倍;贵州省调查报告中也提到,虽然当地县委县政府重视中医药发展,对县级中医医院投入逐年增加,但较县级综合医院财政投入少。

二、基层医务人员激励机制不健全、人才结构不合理

1. 基层医疗卫生机构人力资源分配不平衡

人力资源分配在不同经济水平地区差异明显,基层地区优质人力资源分布不平衡,卫生资源主要集中于经济发展水平较好地区。经济发达和人口密度大的省份的乡镇卫生院(社区卫生服务中心)院均执业(助理)医师明显高于经济欠发达省份。

调查数据显示,天津、福建、河南乡镇卫生院(社区卫生服务中心)院均执业(助理)医师数高于五省(市)平均水平,河北、贵州乡镇卫生院(社区卫生服务中心)院均执业(助理)医师数低于五省(市)平均水平;经济水平较好、中等、较差三类地区乡镇卫生院(社区卫生服务中心)院均执业(助理)医师数及大学本科及以上学历的占比与经济发展水平成正比;经济水平较好的地区乡镇卫生院(社区卫生服务中心)院均执业(助理)医师数显示高于经济水平中等和较差的地区。同样,经济水平较好的地区大学本科及以上学历的执业(助理)医师数明显高于经济水平中等和较差的地区。

2. 县级以下医疗机构及经济水平差的地区人员流失严重

对五省(市)2019年经济水平较好、中等、较差地区乡镇卫生院(社区卫生服务中心)人员流动占比进行比较,三类地区中经济水平较差地区调出非退休(辞职、辞退和自然减员)人员占比(93.15%)明显高于经济水平较好(41.96%)和中等(34.73%)地区(表3-3)。对于县级以下机构,尤其是村卫生室,人员短缺、人员流失问题更为严重,部分地区院均乡村医生不足1人,偏远地区基层医务人员短缺严重,且存在人才学历层次低(图3-5),技术能力水平差的问题。

表3-3　2019年乡镇卫生院(社区卫生服务中心)经济水平较好、中等、较差地区人员流动占比情况

流动人数	经济水平较好地区	经济水平中等地区	经济水平较差地区
调入人数[人(%)]	3.75(72.39)	2.58(60.71)	1.67(69.58)
调出人数[人(%)]	1.43(27.61)	1.67(39.29)	0.73(30.42)
高等、中等院校毕业生人数[人(%)]	2.50(66.67)	1.50(58.14)	0.92(55.09)
非退休(辞职、辞退和自然减员)人数[人(%)]	0.60(41.96)	0.58(34.73)	0.68(93.15)
总流动人数(人)	5.18	4.25	2.40

基层乡村卫生室的医生队伍"招不进、留不住"现象严重,且存在学历低、素质低、能力弱、年龄高等问题。如贵州省乡村医生队伍人才流失严重,且存在从业人员学历低、素质低、能力弱等问题,现有基层卫生技术人员整体素质不高且培训不足,人才结构不合理,有些只有村医证,不具备执业医师能力,考取执业(执业助理)资格的基层人才则多流向县级医院、民营医院或自行开设诊所。其调查报告中指出,基层医疗以村为单位的主战场往往由为数

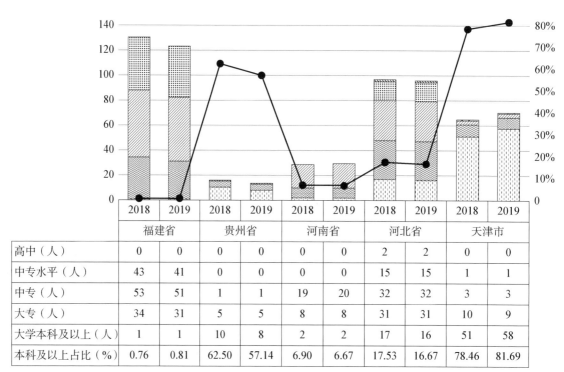

	2018	2019	2018	2019	2018	2019	2018	2019	2018	2019
	福建省		贵州省		河南省		河北省		天津市	
高中（人）	0	0	0	0	0	0	2	2	0	0
中专水平（人）	43	41	0	0	0	0	15	15	1	1
中专（人）	53	51	1	1	19	20	32	32	3	3
大专（人）	34	31	5	5	8	8	31	31	10	9
大学本科及以上（人）	1	1	10	8	2	2	17	16	51	58
本科及以上占比（%）	0.76	0.81	62.50	57.14	6.90	6.67	17.53	16.67	78.46	81.69

▨ 高中　▦ 中专水平　▧ 中专　▨ 大专　▩ 大学本科及以上　━●━ 本科及以上占比

图 3-5　五省（市）村卫生室执业（助理）医师学历分布与本科及以上占比情况

不多的村医在"全垒打"，根本谈不上专科医生，加上财政资金短缺，各地都有不同程度的政府财政赤字，待遇无法保障，补偿机制不到位，造成人才流失。福建省调查报告中提到，这些现象与目前的体制机制有关，如缺少人员编制保障制度，无法吸引人才；缺少人员经费保障制度，无法留住人才；缺少人员提升培训机制，使得基层医疗基本水平提升缓慢等。

3. 基层中医药人才严重缺乏，中医药在基层医疗的作用得不到有效发挥

在国家的重视和支持下，基层中医药服务发展迅速。但基层是中医药服务相对薄弱的环节，发展还不够充分，发展范围还不够广阔。调查数据显示，乡镇卫生院和乡村医生的人员构成主要以临床类医师和全科医学医师为主，中医类和口腔医师占比较低，基层中医药人才严重缺乏。尽管部分地区中医师人数上升，但幅度较小，仍满足不了基层需要，尤其是村卫生室，普遍存在中医技术人员缺乏、人员配置不合理、整体素质不高等不利的局面，村卫生室人才缺口显著。根据多地调查发现，基层医疗卫生机构中中医药技术骨干力量薄弱，不能完全适应和满足对中医药服务的需求。河南省、河北省等省份调查报告中都显示，尽管乡镇卫生院和乡村医生中中医师人数占比有所上升，但幅度较小，满足不了基层需要；福建省调查报告提到，目前现代医学理念已从"以治病为中心"向"以预防疾病为中心"转变，尤其在经历新型冠状病毒感染这一重大公共卫生事件后，越来越多的人民群众愿意接受中医药的治疗和保健，但我国基层中医药人才队伍建设尚处于发展阶段，中医药产业链薄弱、创新能力

薄弱等原因,限制了中医药在基层医疗中的应用。

目前,我国基层卫生人才队伍的数量和质量远不能满足现有的医疗卫生服务需求,人才断层、人才流失等现象严重。就整体而言,基层卫生人才普遍存在学历低、医疗知识匮乏、技术能力低等问题,高学历人才所占比例很低,高层次、高技能人才屈指可数,而基层医疗卫生机构设置的高级岗位十分有限,晋升空间少,导致专业技术人员自身缺少较高的自我要求;就岗位分布而言,专业性人才紧缺,临床医学、全科医学、妇产科学、精神科学及预防医学等专业人才数量严重不足。基层医疗卫生机构缺少优质人才,究其原因在于待遇条件较差,导致人才流失情况十分严重,人员流动性较大,不利于基层卫生人才队伍建设的稳定性。这是目前严重制约我国基层卫生人才队伍建设的重要问题,对当地医疗卫生事业的长远、持续发展产生不利影响,更不便于当地百姓就医。

三、"医联体"缺乏"利益共同体"的机制设计

1. 未实现人、财、物统一规划管理

调研的 4 个县"医共体"均未实现人、财、物统一规划管理,河南郏县医保资金从 2020 年起开始由县人民医院牵头的县人民医院统一拨付,由集团拿方案,先预留一个风险金,剩余 90% 按额度分配,由集团中的财务医保管理中心负责,如果资金不够,差额就看基金池是否有基金,如果有就补贴,没有就不补贴。而其他县域都还停留在政府规划或者政府规划后各项业务由牵头医院自行经营。

2. 工作形式缺乏上级监管,作用不明显

工作形式上,除河南新县实行"等额对调式"帮扶,即每年派 43 名医护骨干到 9 家乡镇卫生院帮扶指导一年,同时接收 43 名乡镇医护人员来院培训一年,一定程度上起到了"输血""造血"同时进行的作用。其他各县级医院每周派 1~2 名代表赴对口乡镇卫生院坐诊带教,无法满足乡镇需求。除郏县两家县级医院向"医共体"医院投放一些小型设备外,县财政和县级医院在"医共体"投入上未有任何实质性投入。

3. "医共体"中县级医院和乡镇卫生院仍处于竞争关系

在"医共体"政策支持下,2018 年开始逐步走向县级医疗机构发展蓬勃期。因为乡镇卫生院服务种类受限、基本药物受限、从县级医院下转病人困难、财政补助严重缺乏等原因,生存困难。因为提供的服务和药物满足不了群众需求,基层百姓多跳过乡镇卫生院直接前往县级医院就医。从乡镇卫生院访谈了解到,县级医院也在医改推进时,利用政府限制乡镇卫生院诊疗项目后,从乡镇卫生院虹吸了一批医护骨干,大大削弱了本就人才薄弱的乡镇卫生院医疗水平。

4. 竞争关系使得分级诊疗制度难落地

分级诊疗缺乏硬措施,乡镇卫生院难以从中受益。2015 年以来,国家全面推行分级诊疗制度,希望通过基层首诊、双向转诊、急慢分治和上下联动等措施将医疗资源向基层引导,

这对乡镇卫生院而言本是一个难得的发展机遇,但目前对分级诊疗的保障措施仅仅是单独运用经济手段进行调节(主要是提高基层医疗在医保中的报销比例),由于手段不硬、缺乏配套措施,加之医保限额政策与该项政策相掣肘,使其激励分级诊疗的效果大打折扣,乡镇卫生院从中受益不大。

四、乡镇卫生院发展受限严重

医疗、医保、医药三方面没有采取形成同向发力的政策措施,甚至还存在冲突,如基本药物目录和医保目录。医保限额政策本意是防止小病大治、节约医保资金支出,但这一政策在实际执行过程中往往保大欺小、对乡镇卫生院给予的额度较小,使乡镇卫生院不敢积极收治病人甚至存在"撵"病人的现象,本来乡镇卫生院能正常诊治的病人,被迫"撵"到大医院诊治,使乡镇卫生院该有的收入流向了大医院,这也是大医院人满为患、乡镇卫生院门可罗雀的另一个重要原因。

基层医疗卫生机构有选择性地收治"轻症"患者,长期结果是患者流向上级医院,进而可能形成"破窗效应":基层医疗卫生机构的就诊患者减少,导致基层医疗卫生机构收入降低,而医务人员收入减少,则会引起医疗卫生技术人才外流、医疗服务能力下降,进而导致群众满意度降低,最终患者流向上级医院,负担加重。这样的结果既不符合医改初衷,也阻碍了分级诊疗制度的落实。

五、信息技术应用尚不规范

虽然目前我国基层卫生信息化建设已经取得一定成就,但由于种种客观条件的限制,仍存在一定的问题,如规划标准不统一、执行不严、发展动力不足;信息化建设与维护缺乏人才和资金,持续性不足;基层远程医疗制度实施保障不充分,技术层面欠缺突破性进展;系统差异性大,资源共享有待加强;信息化水平偏弱,地区间发展不平衡;信息安全体系尚不健全;监管及法律法规尚不健全等。此外,互联网技术发展的时间较短,核心技术开发并运用于基层医疗卫生服务的过程中仍有很多需要改进的地方。比如,建立居民电子档案时无法保障首次录入信息和信息交互的准确性;我国网络服务商在信息传输技术方面尚未达到完全的标准化、规范化,医疗信息安全性无法保证;部分医疗健康平台缺少卫生技术人员参与,使用者根据自身主观判断容易出现误判现象;网络购药时,缺少专业人员引导,药品质量无法保障且无具体售后保障;人工智能研发处于早期发展阶段,不能代替临床医生完成诊疗工作等。

第四章

我国基层医疗卫生机构发展面临的机遇与挑战

医药卫生事业是重大的民生问题,关系到人民的基本健康,与人民的切身利益密切相关。自新中国成立以来,特别是改革开放以来,我国医药卫生事业取得显著成就,医疗水平明显提高。但随着经济社会发展和人民生活水平提高,群众对医疗卫生服务提出了更高的追求。疾病谱变化、传染病、环境污染和人口老龄化等相关问题,也给医疗卫生工作带来一系列新的挑战。在此基础上,国家积极完善制度体系,深化医药卫生体制改革,建立中国特色医药卫生体制,以满足人民群众多层次、多样化的医疗卫生需求。2009 年《中共中央 国务院关于深化医药卫生体制改革的意见》中提出要建设覆盖城乡居民的公共卫生服务体系,促进城乡居民逐步享有基本公共卫生服务,逐步建立健全以公共卫生体系、城乡医疗服务体系、医疗保障体系、药品保障体系为主的基本医疗卫生制度,四体合一,相辅相成,为人民提供安全、有效、方便、价廉的医疗卫生服务。2020 年党的十九届五中全会通过《中共中央关于制定国民经济和社会发展第十四个五年规划和二〇三五年远景目标的建议》,强调推动卫生健康事业高质量发展,为人民群众提供坚实的健康保障。

基层医疗卫生建设是中国特色医药卫生体制建设的重要组成部分,包括社区卫生服务中心(站)、街道卫生院、乡镇卫生院、村卫生室、诊所等基层医疗卫生机构建设,其主要作用是为本机构服务辐射区域的居民提供基本公共卫生服务和基本医疗服务。各级政府在中共中央、国务院的统筹指导下,积极探索与实践,加快基层医疗卫生建设,逐步完善基层医疗卫生服务体系、基层公共卫生体系、基层医疗保障体系等相关建设。同时,经济、社会、科技的发展给基层医疗卫生建设带来新的机遇与挑战,如何在新形势下提高全民健康水平,实现人人享有基本医疗卫生服务的目标,是我们亟待解决的问题。

2009 年 3 月 17 日,《中共中央 国务院关于深化医药卫生体制改革的意见》(中发〔2009〕6 号)文件正式发布,标志着我国新医改的正式启航。新医改将基层医药卫生体制改革作为重点任务,提出大力发展农村医疗卫生服务体系,完善以社区卫生服务为基础的新型城市医疗卫生服务体系,到 2020 年基本建立覆盖城乡居民的基本医疗卫生制度。2010 年《国务院办公厅关于建立健全基层医疗卫生机构补偿机制的意见》(国办发〔2010〕62 号)首次从国家层面提出了大力推进基层医疗卫生机构综合改革。2013 年国务院办公厅印发的《关于巩固完善基本药物制度和基层运行新机制的意见》(国办发〔2013〕14 号)进一步提出深化基层医疗卫生机构管理体制、补偿机制、药品供应、人事分配等方面的综合改革。十八届三中全会通过的《中共中央关于全面深化改革若干重大问题的决定》提出深化基层医疗卫生机构综合改革,健全网络化城乡基层医疗卫生服务运行机制。2015 年 5 月,国务院办公厅发布《关于城市公立医院综合改革试点的指导意见》,首次将"分级诊疗"上升到制度层面,构建分级诊疗服务模式,完善与分级诊疗相适应的医保政策。在国家政策的大力推进扶持下,各地加大财政投入、加强基层卫生服务能力建设、加快各项改革推进的步伐,探索建立新机制,既有成功的经验,也存在一定的问题。本章分别从我国基层医疗卫生机构的发展机遇以及所面临的挑战两个方面进行阐述。

第一节　我国基层医疗卫生机构发展的机遇

一、我国基层医疗卫生服务体系逐渐完善

1. 医保支付政策加大对基层医疗卫生机构的扶持

新医改以来,国内开始积极探索医保支付改革方式:实行多元复合式医保支付方式;重点推行按病种付费;开展按疾病诊断相关分组付费试点;完善按人头付费、按床日付费等支付方式;强化医保对医疗行为的监管。在基层卫生服务方面,医保支付制度对医疗机构进行引导,以甘肃白银市会宁县为例,实行病种定额付费,不同级别机构诊治病种不同,按照分级诊疗规定按级诊治,超支自负,结余留用;擅自越级转诊的不予支付,合理转诊的,转出医疗机构承担费用的 10%。通过医保支付的强硬措施管控医疗服务供方的转诊行为,对基层医疗卫生机构更加具有约束作用,其本质是鼓励基层首诊。因此总体上来看,医保支付改革有利于合理利用医疗资源、减轻患者就医负担、减轻医保基金支付压力,有助于实现首诊在基层,双向转诊、急慢分治、上下联动的就医秩序和就医格局。

2. 基本公共卫生服务初见成效

实施基本公共卫生服务以来,我国与预防接种相关主要传染病发病率总体呈现下降趋势,孕产妇死亡率持续下降且城乡差距逐年缩小,全国婴儿及 5 岁以下儿童死亡率降幅明显,与高血压、糖尿病管理相关的慢性疾病死亡率增长速度逐年放缓,服务取得明显成效。

3. 多点执业拓宽基层医疗卫生机构人员来源

自 2009 年国务院首次提出"医师多点执业"概念以来,国家相关部门不断完善医师多点执业相关政策规定,并提出相应指导意见,鼓励医师到基层、边远地区、医疗资源稀缺地区和其他有需求的医疗机构多点执业,提高基层服务能力。除此之外积极引导符合条件的公立医院医师和中级以上职称的退休临床医师,特别是内科、妇科、儿科、中医医师等,作为家庭医生在基层提供签约服务。医师多点执业政策有力地配合了医改的各项工作,取得了积极

成效,支持了分级诊疗工作的开展,形成了优质医疗资源向基层、边远地区和有需求的医疗机构有序流动的新局面,调动医务人员积极性的同时方便人民群众特别是基层群众看病就医,逐渐获得医生、患者和社会各界的广泛认可。

4. 基本药物制度提高基层医疗卫生服务可及性

自 2009 年我国实施基本药物制度以来,在保障药品供应、整顿药品生产流通秩序、规范医疗行为、提高群众获得基本药物的可及性、减轻群众负担、实现人人享有基本医疗卫生服务方面取得了明显的成效。社区卫生服务机构实行药品"零差率"销售,药品价格的降低对居民到社区卫生服务机构就诊起到了明显的促进作用,特别是慢病患者,研究表明越来越多的慢性病患者愿意到社区卫生服务机构接受相关的用药指导及健康教育,有效提高了基层卫生服务的可及性。除此之外,现行基本药物制度有助于改善基层医务人员用药行为。研究表明基本药物制度在一定程度上改善了基层医疗服务中药物使用的合理性,用药改变比率达到83.8%。随着相应政策措施的逐步落实,基本药物的配备供应得到一定保障,医保支付、财政补偿与绩效评估等激励策略以及大量的培训学习机会,为基层医务人员通过合理化用药满足基本医疗服务需求奠定基础。

5. 医养结合政策拓宽基层医疗卫生机构服务范围

医养结合是一种有病治病、无病疗养、医疗资源与养老资源相结合的新型养老模式。医养结合型养老模式是对传统养老服务的延伸和拓展,是在人口老龄化加剧和疾病谱改变的新时期,从医学和社会发展的角度,重新审视老年人的医疗服务、养老服务及两者之间的关系,将老年人的医疗服务与身心健康放在更加重要的位置。区别于传统的只为老人提供日常生活照料的养老模式,医养结合型养老模式将老年人对医养的需求有机结合,为老年人提供综合全面、多层次、个性化的"医""养"服务。其中"医"主要包括医疗保健、康复护理、健康体检、临终关怀等服务,"养"主要包括生活照顾、文化娱乐、精神慰藉等服务。其主要服务对象是残障、慢性病、易复发病、大病康复期和癌症晚期的老人。

随着我国社会经济的快速发展,人们的生活水平日益提高,社会老龄化进程加快,党中央高度重视养老民生问题,多次提出要积极应对人口老龄化,推进医养结合,加快老龄化事业和产业的发展。因此依托基层医疗卫生机构,推进医养结合,使老年人能够获得集医疗卫生服务与养老服务为一体的安全、有效、方便、快捷的可及化服务,在享受养老服务的同时得到充分的健康保障,提高老年人的生活质量。当前,在我国相关政策的扶持下,不少地区在探索医养结合的社区居家养老服务模式,目前已经有社区卫生服务站的社区,社区居委会发挥带头作用,主动构建医养结合式居家养老的服务网络,对于提高社会资源利用,提升社区居家养老服务能力和水平具有积极的促进作用。

二、信息化建设对基层医疗卫生机构发展的影响

在全面深化医改的进程中,国务院对基层卫生工作高度重视,提出了很多新的大型项

目。在信息化方面,中央也进行了大量的投入,在"十二五"期间,"实用共享的医药卫生信息系统"作为新一轮医改"四梁八柱"结构中的一部分,中央政府为建设基层信息化系统投入128亿元人民币,基层医疗卫生信息化水平得到了很大的发展。在当前移动互联网、大数据、云计算、5G 等技术愈发强大的形势下,这些新兴技术加速与医疗行业融合,渗透到包括预防、诊断、治疗等在内的医疗各个环节,给人们就医习惯、就医方式等带来改变的同时,这些融合也将对整个医疗产业和医疗体制带来重大变化。

(一) 有效提供公共服务

从目前基层医疗卫生机构所承担的基本公共卫生服务项目来看,基层医疗卫生机构是提供公共卫生服务的主力军,随着基本公共卫生服务项目的不断增多,其面临的压力也将越来越重。各类公共卫生服务项目都将产生庞大的医疗卫生数据,且分散在不同的信息管理系统中,各机构之间甚至本机构各个系统之间无法共享,一方面增加基层医疗卫生机构工作负担,另一方面也影响公共卫生服务效果。

大数据、区块链技术为实现医疗健康数据的共享提供了技术保障,基于共享的医疗健康大数据,基层医疗卫生机构开展公共卫生服务将更加便利。通过大数据技术,可以对医疗健康大数据进行获取、存储管理、挖掘分析、可视化展示等;通过区块链技术,可以打破数据割裂,避免数据篡改。温州市、宁波鄞州区、东营垦利区均基于大数据构建了医疗健康数据共享的信息平台。温州市构建健康信息共享一级平台,全市 294 家医疗单位的异构医疗数据转换成国家标准数据,在市一级平台实现共享。宁波鄞州区构建区域卫生信息平台,将医疗卫生、妇儿、计划免疫、药品监管、分级诊疗等融入,在公共卫生管理中做诊疗服务,在诊疗服务中做健康管理。东营垦利区建设的公共卫生信息平台,实现了包括社区卫生服务中心、乡镇卫生院、社区卫生服务站门诊、住院、检验、放射数据及公共卫生服务数据的共享。

个人的健康数据、体检机构的数据、可穿戴设备的数据、医疗检验检查数据、健身运动中心的数据、就医诊断和处方用药数据、既往公共卫生服务项目数据等多元异构数据实现统一存储,并通过权限控制由医疗卫生管理部门、医疗卫生机构乃至个人获取。基层医疗卫生机构通过共享的医疗健康大数据,能够更加精准地把握区域内各类特殊人群的基本状况,有的放矢地开展公共卫生服务项目,极大节约经济、时间、人力成本。

(二) 提供医疗服务辅助诊疗

1. 常见病、多发病辅助诊疗

常见病、多发病的诊疗服务是社区卫生服务中心、社区卫生服务站及乡镇卫生院功能定位中的重要内容。但目前基层医疗卫生机构面对两个突出问题,一是卫生技术人员数量不足且素质偏低,医疗诊治能力有限;二是群众信任度低,难以成为基层群众首选。多数群众在身体不适时就医首选较高级别医院而并非基层医疗卫生机构,就连对慢病诊疗也较少有人选择基层医疗卫生机构进行首诊。

为提升基层医疗卫生机构服务能力,我国医疗卫生主管部门出台了很多政策。其中,在《关于深入开展"互联网＋医疗健康"便民惠民活动的通知》(国卫规划发〔2018〕22号)中提出,要推广"基层检查,上级诊断"模式,拓展基层卫生信息系统中医学影像、远程心电、实验室检验等功能,积极应用智能辅助诊断系统,提升基层医疗服务能力和效率。

基于医疗卫生的海量数据,通过大数据技术、人工智能技术等手段,计算机辅助诊疗将成为迅速提升基层医疗卫生人员能力的有效措施。智能诊断技术隶属于人工智能领域,核心在于海量数据和智能算法。在构建的基层医疗卫生的区域人口管理信息平台基础上,应用常见疾病的特征分析和分类识别方法,使用深度学习模型,结合区域内海量诊断数据报告,来构建人工智能诊断系统,为基层医生提供辅助性、优质的云端人工智能诊断服务,以可视化和文字两种形式提出参考建议,供其诊疗决策参考。支持的形式可以多样化,如临床用药警告、鉴别诊断、需进一步明确检查、诊断要点、用药建议、超常规用药警告、转诊建议、康复建议等,还可以远程学习在线典型病案,咨询与交流等。

2. 危重急症病人抢救

县级医院作为县域内的医疗卫生中心,承担着区域内危重急症病人的抢救工作。社区卫生服务中心、乡镇卫生院会遇到无法处理的危重急症病人的抢救问题,也面临如何迅速处置及转诊的问题。基于大数据分析等技术建立的危重急症病人抢救数据平台,有利于提升基层医疗卫生机构诊疗水平,管控医疗风险及合理利用医疗资源,提高抢救成功率。

已有医院探索建立可视化危重急症病人综合救治信息网络平台,该平台整合医院及其下辖社区康复中心,利用移动4G、物联网、云计算、大数据分析等新技术进行构建;平台建立了以ICU床单位为对象的可视化、流程化、网络化临床信息管理体系,实现了诊疗设备数据实时传输,使家庭、社区、院前、院内及ICU对危重症患者的救治通过网络化联系在一起,将救护车建成移动ICU,在对危重症患者救治时,可将ICU前移,使救治更加及时。

此外,还有地区针对乡镇急救尝试构建了乡镇急救医疗卫生云服务平台,该平台将家庭、乡村医生、乡镇医院、县级医院120急救体系进行整合,包含急救医疗云服务、北斗记录仪120急救服务以及远程医疗会诊云服务。经过培训的乡村医生进行第一时间的现场急救,同时可接受救护车、120智慧中心医师的实时远程指导;救护车转运病人途中,相关监护数据实时传送回医院及急救中心,并可同时接受上级医师对于转运途中的救治指导;当救护车转运过程中遇到危急情况,还可通过"北斗"卫生信号实时定位,实现远程视频对接,在院专家实时指导现场抢救。

3. 慢病管理与康复服务

慢病管理主要指高血压、糖尿病的治疗指导和健康教育,是我国基本公共卫生服务项目中的一类。将智慧医疗投入到社区老年人慢病管理中,可以更为便捷、系统、综合地为老年人提供健康服务。智慧医疗可以通过数据采集、数据平台建设、数据分析与监测、诊疗结果反馈4个环节实现大数据等技术在老年人慢病管理中的应用。

数据采集可以通过可穿戴设备、手机APP等方式随时记录患者症状及诉求,相较于门诊、上门采集数据,减少社区医师时间及精力消耗;数据平台将爆发式增长的居民健康数据进行集成、共享及开放;通过数据分析与监测,向社区医师提供危急值及病情变化预警,社区医师通过数据调取、电话、APP 咨询等方式初步判定患者是否需要立即随诊或上门为其诊治抑或是直接将患者送往急诊。如需立即就诊当即网络预约挂号安排就诊时间;如需送往急诊,数据平台将既往就诊数据及监测结果发往急救所在医院;诊疗结果的反馈可以通过手机终端向患者反馈疾病信息,医师也可以通过端口及时获取数据的更新并予以远程指导。

社区康复服务主要面向受伤患者及残疾人,使服务对象能够享受均等的机会,成为社会平等的一员。但目前医疗机构的康复服务资源有限,无法适应患者多、经济条件有限的情况。积极进行社区或家庭康复,能够改善患者的生命质量,提高患者的社会化参与度。因此,通过在社区进行智慧养老终端的配置,建立医疗档案,整合现有医疗资源,为患者提供所需的康复等医疗服务具有现实意义。采用居家智能终端设备、APP 软件等,从建立社区患者档案入手,整合医疗资源,实现社区康复的开展。

(三) 以标准化支撑县域信息一体化,推动分级诊疗

基层医疗卫生机构信息化建设能保障真实可靠的一线数据来源,为实现居民健康信息的互联互通、健康档案与电子病历信息资源共享、强化基层医疗卫生机构与县以上医院的分工协作、建立统一高效的区域医疗卫生服务体系奠定坚实基础。把提升基层医疗卫生机构信息化水平纳入区域卫生信息化建设通盘考虑,明确基层医疗卫生机构功能定位,居民的电子健康档案就有了信息源,有助于加强基层卫生服务能力建设,打造"县级强、乡级活、村级稳、上下联、信息通"的县域信息一体化模式。

通过建设符合规范的信息系统,加大各部门之间的协调力度,加强信息部门的力量,能够发挥信息化顶层设计的技术指导作用,统筹安排、统筹管理,最终实现"纵向到底,横向到边,互联互通"的目标。以国家标准为基础,统一全省基层信息系统数据标准,可以为区域健康医疗信息互联互通、业务协同减少障碍。同时,基层信息系统基于统一标准规范进行整合,能够保证统计口径的高度一致性。

在区域卫生信息一体化建设的基础上,利用大数据技术,将区域内患者的健康档案进行整合与动态管理,基层医疗卫生机构均可调阅患者在其他医疗机构就诊时的检查、报告、用药处方和住院信息,实现区域内部医疗信息资源共享。此外,还可基于大数据构建区域内的分级诊疗平台,将区域内各个医疗机构及医疗专家引进,构建"互联网＋医联体"协同体系,推进"基层首诊、双向转诊、急慢分治、上下联动"的分级诊疗模式发展。在分级诊疗中,可以利用区块链技术实现转诊患者病历向上级或下级医院的授权和流转,患者也不需要重复做不必要的二次基础检查,提高诊疗效率,降低诊疗费用。

(四) 减轻基层工作人员工作负担,节约成本与时间

国家卫生健康委统计信息中心相关负责人表示,目前基层医疗卫生机构需要提供的数

据涵盖医改进展、资源配置、医疗服务、公共卫生管理、综合绩效考核分配等，报表繁多，亟需解决由于查询统计口径不同造成的业务系统明细数据、统计汇总数据和填报数据不一致的问题。如在传染病报告、严重精神障碍管理、计划免疫服务和妇幼保健服务等方面，基层医护人员往往需要在这些系统之间来回切换和多次录入信息。2019 年 4 月，国家卫生健康委、国家中医药管理局联合发布《全国基层医疗卫生机构信息化建设标准与规范（试行）》（以下简称《标准与规范》），《标准与规范》在平台服务和信息安全部分强调，基层医疗卫生机构应实现信息系统与相关业务管理系统的整合，在提高统计数据收集可靠性、及时性的同时，有利于优化业务流程，减轻基层工作人员工作量。

陕西省镇巴县卫生健康委副主任潘祥勇从《标准与规范》看到了即将走进现实的场景：医疗机构信息共享能力明显增强，医务人员可以查询到患者在区域内其他医疗机构的诊疗信息和健康档案；公共卫生服务电子化水平更高，纸质建档、存档模式将被改变，公共卫生监管机构可通过平台实现对基层医疗卫生机构公共卫生服务的实时监控，并通过业务数据分析，实时进行指导，极大地节约监管成本和时间。

（五）实现居民健康信息共享，满足人民群众需要

浙江省卫健委基层卫生健康处处长胡玲说，随着医改的深化和互联网医疗卫生政策的推行，基层服务模式不断创新发展，基层卫生信息平台功能因此不断扩展。《标准与规范》明确基层信息化建设标准，让各地对标"填平补齐"，可以有效促进基于信息技术的统一高效的基层卫生服务新体系的建立。另外，还可以赋能基层医疗卫生机构，通过业务、数据和互联互通标准化建设，推动各级各类医疗机构逐步实现电子健康档案、电子病历、检验检查结果的互通共享，促进全民健康信息共享应用。

国家卫健委基层卫生健康司相关负责人表示，《标准与规范》鼓励采用移动互联网、大数据等新技术开展便民惠民服务，创新服务模式，顺应新时代人民健康服务需要。从功能规划角度，开展"互联网＋医疗健康"有助于满足 4 个方面的需要：第一是医生，可满足医生在线开展部分常见病、慢性病复诊，掌握患者病历资料后，在线开具部分常见病、慢性病处方，远程医疗协作、远程教学、家医服务等方面的需要；第二是居民，可通过电脑网页、手机智能应用等方式获得来自医务人员的覆盖诊前、诊中、诊后的线上服务；第三是管理部门，可满足其监督管理、数据分析等管理决策方面的需要；第四是区域协同，可满足三医联动、统一支付、居家服务等跨机构的联动协同需要。

（六）为基层人员提供业务指导与培训，促进医学大数据研究

县级医院承担对乡镇卫生院、村卫生室的业务技术指导和卫生人员的进修培训。乡镇卫生院承担对村卫生室的业务管理和技术指导。基层医疗卫生机构服务人员由于医疗水平有限，对其进行能力提升的人员培训十分必要。对于基层医疗卫生机构服务人员来说，缺乏有效的能力提升渠道与平台。一方面，由于整体能力素质不高、相当部分科室业务萎缩严

重,基层队伍学科带头人、高水平医疗卫生专业技术人员缺乏,队伍整体上在能力素质自我提升方面的功能不强;另一方面,由于规范化培训存在培训时间长、人员周转不开、经费压力大、学员学成辞职风险高等问题,不少基层单位对派出人员进修的积极性不高。

区块链技术在医学教育领域有较大的应用潜力,相关研究提出了区块链在建立临床案例数据库、建立医学科研数据共享平台、开发医学教育在线课程、开发医学证书认证系统等方面的应用。对于基层医疗卫生机构来说,建立临床案例数据库、开发基于区块链的医学教育在线课程都将有助于基层医疗卫生人员能力的提升,且避免过大的时间成本、经济成本及其他风险因素的发生。运用区块链技术管理医学教育在线课程,学生可以随时随地学习,并且参与知识发布与共享。这不仅节约了基层医疗卫生人员的学习时间,且学习方式灵活,可自行选择时间与地点,有利于与工作时间协调。

临床案例数据库是基于区块链的可追溯特点,将病人每一步的治疗方案与疗效记录在册,基层医疗卫生人员可以理论联系实际,全面了解病人病况的发生、发展,治疗方法的变化及治疗效果情况,更好地学习到相关知识。同时,临床案例数据库是基层医疗的第一手原始数据,通过数据汇集提升基层医疗卫生机构管理水平,是《标准与规范》带来的一项可期目标。有研究者认为,通过大数据治理技术和精细化管理算法模型,建成智能分析系统,实现全国基层管理的监测、反馈、预警等功能。同时,以大数据为基础建设电子健康档案搜索引擎,可以形成决策支持知识库,聚焦流行病学监测、基层服务改进等方向,开展以需求为导向的大数据应用研究。

三、我国居民卫生服务需求不断增长

根据基层医疗卫生机构的职能与特点,可将居民的需求分为两个方面:基本医疗服务需求与公共卫生服务需求。其中,基本医疗服务需求包括门诊与住院费用、诊疗人次与门急诊人次、入院人数与住院天数;公共卫生服务需求包括慢性病(糖尿病、高血压)患病率、传染病患病率、健康教育等。

(一)基本医疗服务需求

1. 门诊与住院费用
由于经济社会的发展、人口老龄化程度的加重、疾病模式的转变、医疗新技术的广泛应用等,促使了基层医疗卫生机构门诊、住院费用的增长。与此同时,随着基本医疗卫生制度的逐步建立,居民对医疗服务利用水平不断提高。

由图4-1可得,2014年我国居民社区门诊平均医药费为82.8元,农村基层医疗卫生机构门诊平均医药费为56.9元,到2018年,社区门诊平均医药费达117元,农村基层医疗卫生机构门诊平均医药费达71.5元。由图4-2得,2014年我国居民社区住院平均医药费为2635.2元,农村基层医疗卫生机构住院平均医药费为1382.9元,到2018年,社区住院平均医药费达3 194元,农村基层医疗卫生机构住院平均医药费达1 834.2元。这表明我国基层医疗卫生机构门诊、住院医疗费用逐年增加,且城乡居民医疗卫生服务需求均大量释放,利用程度不断提高。虽然国家医疗保障水平不断提高,但诸多客观因素仍促使医药费用的自然增长。在这种情况下,更需要改善相关政策来控制不必要的费用,使居民的医疗经济负担进一步下降。

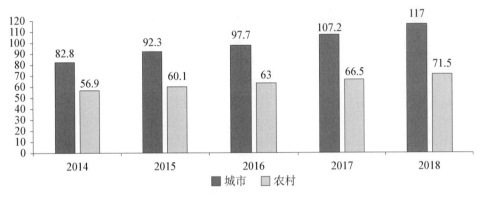

图4-1　基层医疗卫生机构居民门诊平均医药费用变化(元)

数据来源:国家卫生健康委员会《中国卫生和计划生育统计年鉴》(2016~2019)

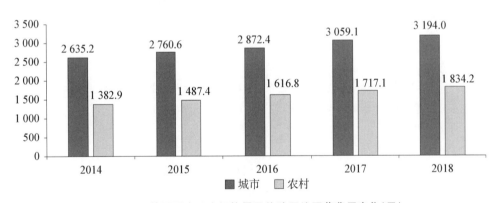

图4-2　基层医疗卫生机构居民住院平均医药费用变化(元)

数据来源:国家卫生健康委员会《中国卫生和计划生育统计年鉴》(2016~2019)

2. 诊疗人次与门急诊人次

图4-3、4-4反映了城市(社区卫生服务中心、社区卫生服务站)与农村(乡镇卫生院、村卫生室)基层医疗卫生机构的门诊需求量。从城乡总体数量对比上来看,农村地区的诊疗人次、门急诊人次远高于城市地区,这表明我国农村地区人口群体庞大,卫生需求量亦相对较大。其次,农村地区2014~2018年诊疗人次、门急诊人次逐年下降,下降数量在2亿人次左右,而城市逐年上升,这说明我国城镇化在不断扩大,部分农村基层医疗卫生机构被城市基层医疗卫生机构取代,因此出现变动。

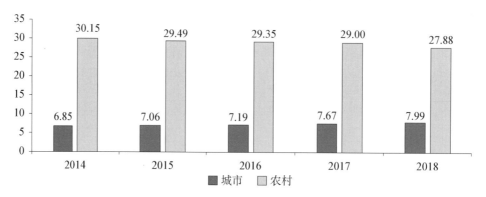

图 4-3　2014~2018 年基层医疗卫生机构诊疗人次变化（亿人次）

数据来源：国家卫生健康委员会《中国卫生和计划生育统计年鉴》(2016~2019)

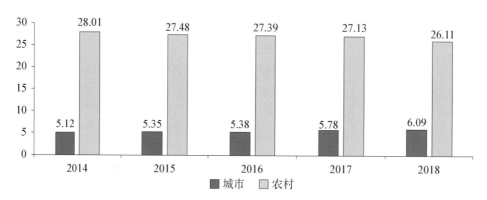

图 4-4　2014~2018 年基层医疗卫生机构门急诊人次变化趋势（亿人次）

数据来源：国家卫生健康委员会《中国卫生和计划生育统计年鉴》(2016~2019)

3. 入院人数与住院天数

图 4-5、4-6 反映了城乡基层医疗卫生机构的住院需求。从入院人数上看，城市和农村居民的住院需求均呈现上升趋势。就其数量而言，城市基层医疗卫生机构的住院需求数量远小于农村。城市交通便利，且更高级别医疗机构可及性更高，故社区卫生服务中心（站）的需求量较小。同时，农村居民于基层医疗卫生机构的住院天数与城市相比相差 3 天左右，这表明农村地区居民所患疾病的严重程度低于城市居民，这也从另一方面解释城市基层卫生住院需求小于农村地区。除此以外，居民入院人数的增加也有我国城乡基本医疗保障制度覆盖面扩大和保障强度提高以及供给能力增强等合理因素，医保设计、资源配置因素等导致的问题，需要对其进行合理性深入分析，控制不合理利用。

（二）公共卫生服务需求

基层医疗卫生机构的职能除了基本医疗服务还有公共卫生服务等。

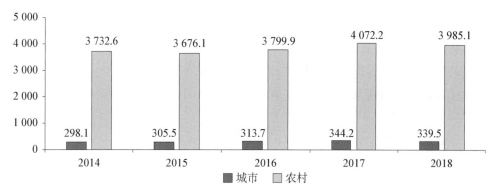

图 4-5　2014～2018 年基层医疗卫生机构居民入院人数变化(万人次)

数据来源:国家卫生健康委员会《中国卫生和计划生育统计年鉴》(2016～2019)

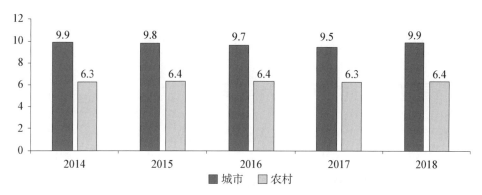

图 4-6　2014～2018 年基层医疗卫生机构居民住院天数变化(天)

数据来源:国家卫生健康委员会《中国卫生和计划生育统计年鉴》(2016～2019)

当前,基层医疗卫生机构是进行健康教育的最基本的场所,健康教育是其主要职能之一,通过进行健康相关知识的传播,促进居民形成良好的生活习惯。相关研究显示,对居民开展健康教育对于防治慢性病和防止传染病传播能起到很好的效果,能够有效降低慢性病、传染病的发病率。

在慢性病防治方面,健康教育主要是根据不同类型的疾病对患者实施不同的相关知识讲解,旨在让患者更全面地认识自身疾病,从而接受治疗,提高临床疗效并改善预后结果;在传染病防控方面,健康教育活动主要包括对传染病知识的普及宣传,使公众在掌握相关知识后纠正不良的生活习惯,促进传染病防控水平的全面提高。

我国目前慢性病、部分传染病患病率逐年提高。有调查显示,居民对健康知识的知晓率普遍较低,缺乏相关疾病知识,更不会去注意个人生活习惯与这些疾病之间的密切联系,最终延误了疾病预防、治疗与控制的时机。因此可以推断,我国居民对基层医疗卫生机构进行健康教育有较大的需求。

（三）中医药服务需求

近年来，国家中医药管理局等部门发布了《关于实施基层中医药服务能力提升工程的意见》《中医药发展战略规划纲要（2016—2030 年）》，中医药服务得到了广泛推广。同时，中医药养生防病理论的实用性和"简、便、验、廉"的特点使得中医药适宜技术更好更快地在基层推广，居民对中医药服务的需求越来越大。有研究表明，中医在我国居民的心中"根深蒂固"，有着很好的群众基础。

社会各界认为，在新冠疫情的治疗过程中，中医药发挥了重要的作用，并成为本次疫情防控的一大亮点。截至 2020 年 3 月 23 日统计数据，全国新冠病毒感染确诊病例中，有74 187 人使用中医药，占 91.5%。临床疗效观察显示，中医药总有效率为 90% 以上，能够有效缓解症状，减少轻型、普通型向重型发展，提高治愈率，降低死亡率，促进恢复期人群机体恢复。由于新冠病毒感染患者的特殊性，将新冠病毒感染康复治疗扩展到基层医疗卫生机构，有利于新冠疫情救治工作的开展。由此可得，于基层医疗卫生机构开展中医药服务既是居民进行养生保健的需求，也是国家进行疫情防控的必然要求。

四、基层医疗卫生机构与乡村振兴紧密结合

2018 年 1 月《中共中央 国务院关于实施乡村振兴战略的意见》在"推进健康乡村建设"中明确提出："加强基层医疗卫生服务体系建设，支持乡镇卫生院和村卫生室改善条件。加强乡村中医药服务。开展和规范家庭医生签约服务。"因此，各级政府需要巩固拓展医疗保障、脱贫攻坚成果与乡村振兴战略的有效衔接，保持医保政策的相对稳定巩固脱贫成果，并坚守防止规模性返贫这一底线要求。

1. 医共体建设发展迅速

医共体属于医联体的一种，从政策的角度看，政府对紧密型县域医共体建设推进力度加大，由 2019 年初计划推出 500 家扩展到 775 家，远远超过计划推进的数量，可见力度在加大。从具体县（市、区）实际试点探索实践来看，初期的松散型医共体也在向半紧密型和紧密型转变。并于 2019 年 5 月卫健委、国家中医药管理局颁布《关于推进紧密型县城医疗卫生共同体建设的通知》，提出进一步推动健康中国建设，更好地实施分级诊疗和满足群众健康的需求加强县城医院以人才、技术、重点专科为核心的能力建设，县医院的医疗服务能力和管理水平迈上新台阶。

2. 农村基层医疗卫生机构的信息化建设

基层医疗卫生机构信息化建设能保障真实可靠的一线数据来源，为实现居民健康信息的互联互通、健康档案与电子病历信息资源共享、强化基层医疗卫生机构与县以上医院的分工协作、建立统一高效的区域医疗卫生服务体系奠定坚实基础。把提升基层医疗卫生机构信息化水平纳入区域卫生信息化建设通盘考虑，明确基层医疗卫生机构功能定位，居民的电子健康档案就有了信息源，有助于加强基层卫生服务能力建设，打造"县级强、乡级活、村级

稳、上下联、信息通"的县域信息一体化模式。

3. 农村基层医疗卫生机构服务人员的功能实现

乡村医生是指获得乡村医生执业证书且在村卫生室从业的人员,主要职责是向农村居民提供公共卫生服务及一般疾病的诊治。我国的乡村医生,连同合作医疗和农村三级卫生服务网,曾被世界卫生组织誉为"中国的三大法宝",其始于 20 世纪 50 年代,先后被称为卫生员、赤脚医生和乡村医生。随着农村集体经济的瓦解和医改进程的推进,乡村医生的身份、待遇和队伍建设等相关问题一直较为突出。有研究发现乡村医生领域问题严重性排序前四位依次为:学历偏低、现行的乡村医生教育培训机制不完善、养老保障机制缺失及老龄化。其中,学历偏低是目前乡村医生面临的最严重问题。目前村医面临"队伍老化""青黄不接""后继无人"的尴尬境地。有资料显示,我国每年有数万名医学院校毕业生,但由于分配制度、个人价值取向等原因,甘愿回乡当村医的微乎其微,致使乡村医生队伍青黄不接,后继乏人。2009 年 4 月,卫生部发布了《关于乡村医生公共卫生服务补助的情况通报》,明确了乡村医生的补助方式。2015 年国务院办公厅印发的《关于进一步加强乡村医生队伍建设的实施意见》,对乡村医生的功能定位、收入待遇、养老退出等做出顶层设计,各地根据实际进行了积极探索:广东省规定,纳入乡镇卫生院编制内管理的乡村医生,在村卫生站工作至退休年龄的,参加机关事业单位养老保险并享受相应待遇;未纳入乡镇卫生院编制内管理、与乡镇卫生院建立劳动关系的乡村医生,参加企业职工基本养老保险;吉林、辽宁、江西、福建等省规定,实施一体化管理的村卫生室,其乡村医生与乡镇卫生院实行聘任制度并签订正式用工合同的,按规定参加职工养老保险;宁夏回族自治区、青海省对年满 60 周岁的离岗乡村医生,根据实际服务年限,按每满一年每月分别给予 15 元、20 元的生活补贴;安徽省对具有乡村医生资质、从事乡村医生工作 10 年以上、到龄从村卫生室退出的乡村医生,落实每月不低于 300 元的生活补助。

国务院发布《关于印发开展农村订单定向医学生免费培养工作实施意见的通知》和《关于改革完善全科医生培养与使用激励机制的意见》,于 2010 年开始在全国各省试行农村定向医学生免费培养。以湖北宜昌为例,2014 年初出台新政,市、县两级政府出资 4 200 万元逐步培养 1 400 名大学生村医(每人补贴全额学费和生活费 3 万元),按照一村一名大学生村医的标准实现全覆盖。按照政策,学生参加高考,与县市区卫生计生部门签约后,按照当年大专录取分数线标准进行录取。学生毕业后,按"县签约、县招聘、乡管理、村使用"的原则,安排到村卫生室工作,服务期限不低于 5 年。服务期满,允许在本县市区范围流动。

综上所述,要解决农村医疗卫生资源短缺等问题,必须围绕资金投入、制度设计进行全面系统的完善。当然,要从根本上解决城乡医疗卫生资源配置的问题,还需要从根本上消除城乡在经济、社会发展上存在的巨大差异,尽快实现城乡医疗保障一体化。

五、深化供给侧改革,构建国内国际双循环相互促进的新发展格局

2020 年 5 月 14 日,中共中央政治局常委会会议首次提出"深化供给侧结构性改革,充分

发挥我国超大规模市场优势和内需潜力,构建国内国际双循环相互促进的新发展格局",之后新发展格局在多次重要会议中被提及,并被确定为"事关全局的系统性深层次变革"。基于这一认识,医疗行业所有的政策制定、产业发展等都有要往这一趋势发展。

1. 构建完整的医疗卫生服务内需体系,深化医疗卫生体制改革

中国需要在扩大内需、转变增长方式的过程中,加大政府投入,深化医疗改革,以建立一个覆盖面广、融资多元化、运行效率高、监督管理到位的医疗卫生体系,广大低收入人群和农村人口可以享受到基本的医疗卫生服务和健康保障,而不会因医疗支付而再次陷入贫困。在新的历史阶段,中国需要强化政府在公共卫生体系和医疗服务体系建设中的作用。在医疗机构方面,我国医疗卫生体制改革通过全面深化公立医院改革、完善分级诊疗体系等改革措施,优化了医疗卫生资源的布局,提升了基层医疗卫生机构以及医疗卫生行业的整体服务水平和医疗卫生服务覆盖率,提高了国产药品在各级医疗机构中的使用率,有效降低相关治疗成本。

在患者需求方面,我国医疗卫生体制改革通过全面实施城乡居民大病保险制度等措施,使得我国医疗卫生保障体系日益完善,居民在医疗卫生方面的经济负担大幅降低,城乡居民治疗重点疾病、传染类疾病的主观意愿显著提升。

2. 促进新兴技术与医疗行业融合

在当前移动互联网、大数据、云计算、5G 等技术愈发强大的形势下,这些新兴技术加速与医疗行业融合,渗透到包括预防、诊断、治疗等在内的各个医疗环节,这些融合给人们就医习惯、就医方式等带来改变的同时,也将给整个医疗产业和医疗体制带来重大变化。

3. 促进本土医疗进军国际大循环市场

医疗健康市场在扩大的同时,竞争也会越来越激烈。由于欧洲、印度、美国等外部市场都不约而同地关注自身供应链的完整性和自主可控性,以华海、海正等为欧、美、日、印药企做技术订单的药企,也必将会更多地关注本土市场,导致本土医药市场内卷化加重,走出去已经不能仅停留在口号,是时候应该采取切实的行动。因此,除了欧洲、日本、美国这些法规市场之外,"一带一路"、区域全面经济伙伴关系国家市场将成为中国医疗外贸新的增长点,也是本土医疗企业加入国际大循环的比较适宜的市场机会。

第二节　我国基层医疗卫生机构发展所面临的挑战

一、人口众多导致卫生服务供不应求

我国是人口大国,根据《中国统计年鉴(2021)》数据,2020 年我国人口总数达到 141 212 万人,相较于 2020 年增长了 204 万人;而我国 60 岁及以上的人口为 2.6 亿,占总人口数量

的18.7%;65岁以上的人口达到1.9亿,占比13.5%,相较于2019年上涨了0.9%,并仍有进一步上涨的趋势,人口老龄化现象成为我们不能忽视的问题。在老年人医疗卫生服务需求方面,由于基层医疗卫生机构供给能力的不足,有限的资源投入跟不上老年人多样化的医疗卫生需求与养老需求。在药物需求方面,部分基本药物与机构用药需求不符,与疾病谱也没有很好地吻合起来,缺乏慢性病和妇科用药等。当前,基层医疗卫生机构的工作职能从开展医疗服务向疾病预防、公共卫生管理、计划生育服务转变,基层卫生健康人员严重短缺成为满足人民群众健康需求的瓶颈。在全科医生方面,各地区的全科医生数量差异较大,东部地区全科医生数量较为充足,达到了"基本实现城乡每万名居民有2～3名合格的全科医生"的目标,但在中西部地区医疗条件、经济条件以及医疗卫生资源都远远不如东部地区,医生总数不足,全科医生数量更不足,全科医生的质量和服务质量难以保证。因此未来工作要提高医疗资源有效配置,改善基层医疗服务资源供给,提高工作效率。

二、疾病谱发生改变

1. 慢性非传染性疾病已经成为影响我国居民健康的主要疾病

慢性病又被称为慢性非传染性疾病,不是特指某种疾病,而是对一组起病时间长、缺乏明确的病因证据,一旦发病即病情迁延不愈的非传染性疾病的概括性总称。慢性病患病率指每百名15岁及以上被调查者中慢性病患者的人数或者例数。在本书中慢性病患病率按人数计算。

从整体慢性病患病率来看(图4-7),1993～2018年的25年间,城乡居民慢性病患病率整体呈现上升趋势,在2008～2018年间呈大幅度上升趋势。城市地区与农村地区慢性病患病率差距逐渐缩小,2018年农村地区慢性病患病率高于城市。

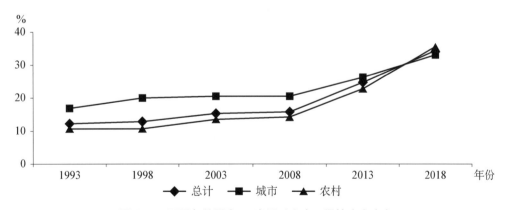

图4-7　不同年份调查15岁及以上人口慢性病患病率

数据来源:国家卫生计生委统计信息中心,《2018年第六次国家卫生服务调查分析报告》

慢性非传染病疾病以高血压和糖尿病最为显著。表4-1为2018年调查人口前五位疾病慢性病患病率及构成。就总体而言,慢性病患病率前五名分别为高血压、糖尿病、椎间盘疾病、脑血管病和慢性肠胃炎。城市缺铁性心脏病位于第四位,脑血管疾病位于第五位;农村排在前五位的疾病与调查总人群一致。无论是城市还是农村,高血压和糖尿病患病率均较高。城市缺铁性心脏病的患病率较高,农村椎间盘疾病患病率较高。

表 4-1 2018 年调查人口前五位疾病慢性病患病率及构成(%)

序号	合计			城市			农村		
	疾病名称	患病率	构成	疾病名称	患病率	构成	疾病名称	患病率	构成
1	高血压	18.1	36.3	高血压	18.9	38.1	高血压	17.3	34.4
2	糖尿病	5.3	10.6	糖尿病	6.6	13.2	糖尿病	3.9	7.7
3	椎间盘疾病	3.0	5.9	椎间盘疾病	2.3	4.7	椎间盘疾病	3.7	7.4
4	脑血管病	2.3	4.6	缺铁性心脏病	2.1	4.3	脑血管病	2.7	5.3
5	慢性肠胃炎	2.0	4.0	脑血管病	2.0	3.9	慢性肠胃炎	2.4	4.7

数据来源:国家卫生计生委统计信息中心,《2018 年第六次国家卫生服务调查分析报告》

随着人口老龄化程度的加剧、城镇化进程的加快,慢性病人群的服务量还会继续增加,这将给基层医疗卫生机构,尤其是农村基层医疗卫生机构带来更大的挑战。

2. 结核病、艾滋病等重大传染病防控形势仍然严峻

据原卫生部卫生防疫局编制的《全国急性传染病疫情资料汇编(1950—1979)》和中国疾病预防控制中心编制的各年度《法定传染病发病与死亡报告》《中国传染病监测报告》统计,1950~2018 年,全国报告甲类传染病 3 种,累计报告发病 476 036 例,累计报告死亡 32 140例。其中天花 124 066 例(死亡 23 832 例)、霍乱 343 570 例(死亡 5 551 例)、鼠疫 8 400 例(死亡 2 757 例)。报告乙类传染病 26 种,累计报告发病约 89 453.95 万例,累计报告死亡约341.64 万例。甲乙类传染病报告发病率从新中国成立初期的 7 061.86/10 万下降到 2018年的 220.51/10 万,降幅为 96.88%;报告死亡率从新中国成立初期的 6.07/10 万下降到现阶段的 1.67/10 万,降幅为 72.49%;报告病死率从新中国成立初期的 4.09% 下降到现阶段的 0.76%,降幅为 81.42%。

虽然我国大部分传染病发病率逐年下降,但也有部分传染病的发病率逐年上升。目前我国艾滋病的发展趋势已从高危人群逐渐向一般人群扩散,同时,艾滋病的传播与流行模式也发生了变化,多样化的传播与流行变化增加了艾滋病的预防和控制顺利开展的困难。艾滋病给人类健康、社会以及家庭等方面造成了严重威胁,严重影响社会发展。2014~2019年中国艾滋病发病数逐年增加,2018 年中国艾滋病发病数为 64 170 例,较 2017 年增加了6 976 例;2019 年中国艾滋病发病数为 71 204 例,较 2018 年增加了 7 034 例。

作为另一重要传染病的病毒性肝炎,2016~2021 年发病数总体呈现先下降后上升的趋势,稳定在 120 万人左右。2020 年发病数为 1 138 781 例,较 2019 年减少 147 904 例。2021

年发病数为 1 226 165 例,较 2020 年增加了 87 384 例。

三、基层医疗卫生机构发展不平衡

基层医疗卫生机构因其所处县市的 GDP 水平、地理位置、交通状况、常住人口数、社会经济状况、地方医疗卫生政策、卫健委和医院主要领导人员的思维等环境因素的差异而呈现不同的表现,基层医疗卫生机构发展很大程度上依赖于县政府政策倾斜度和卫健委领导决策能力。同时,城乡基层医疗卫生机构每千人口床位数、卫生技术人员数、注册护士数等均具有显著差异,城乡发展不平衡的现象依然突出。同时,基层公共卫生服务各项目的覆盖范围和服务提供质量在地区、城乡、不同群体间仍然存在差距。从医疗卫生服务能力看,不同经济水平地区医疗服务能力差距较大,基层中医药诊疗资源和诊疗水平有待重视和加强。经济水平好的地区院均总诊疗人次和院均门诊人次都明显高于经济水平差的地区,且经济水平好的地区医师工作效率更高。

(一) 技术落后

互联网技术发展的时间较短,核心技术开发并运用于基层医疗卫生服务的过程中仍有很多需要改进的地方。比如,建立居民电子档案时无法保障首次录入信息和信息交互的准确性;我国网络服务商在信息传输技术方面尚未达到完全的标准化、规范化,医疗信息安全性无法保证;部分医疗健康平台缺少卫生技术人员参与,使用者根据自身主观判断容易出现误判现象;网络购药时,缺少专业人员引导,药品质量无法保障且无具体售后保障;人工智能研发处于早期发展阶段,不能代替临床医生完成诊疗工作等。

(二) 基层医疗卫生机构人才队伍建设不合理

目前,我国基层卫生人才队伍的数量和质量远不能满足现有的医疗卫生服务需求,人才断层、人才流失等现象严重。就整体而言,基层卫生人才普遍存在学历低、医疗知识匮乏、技术能力低等问题,高学历人才所占比例很低,高层次、高技能人才屈指可数;而基层医疗卫生机构设置的高级岗位十分有限,晋升空间少,导致专业技术人员自身缺少较高的自我要求,基层医疗卫生机构"低学历、低职称、低技术"专业技术人员占比较高;就岗位分布而言,专业性人才紧缺,临床医学、全科医学、妇产科学、精神科学及预防医学等专业人才数量严重不足。基层医疗卫生机构缺少优质人才,究其原因在于待遇条件较差,导致人才流失情况十分严重,人员流动性较大,不利于基层卫生人才队伍建设的稳定性。这是目前严重制约我国基层卫生人才队伍建设的重要问题,对当地医疗卫生事业的长远、持续发展产生不利影响,更不便于当地百姓就医。

1. 执业资格方面

按照《中华人民共和国基本医疗卫生与健康促进法》《乡村医生从业管理条例》要求,基层医疗卫生人员应当依法取得相应的执业资格,但是目前大量的乡村医生都还没有达到国家认可的从业医师的资格。据统计,目前河南省的乡村医生当中,获得乡村全科助理医师及以上职称的人员比例仅为三分之一。基层乡村医生还面临着后继无人的问题,取得执业医师资格的人员很多不愿意回到农村去,导致基层医疗卫生人员的执业资格情况远远达不到国家法规条例的要求。

2. 人才培养方面

新医改实施以来,党中央、国务院把"保基本、强基层、建机制"作为医改的基本原则,"强基层"就是要全面增强基层医疗卫生机构的服务能力。但是我国基层医疗卫生机构的人才队伍建设相对滞后,高水平医疗卫生人才特别是合格的全科医生不足,已成为制约基层医疗卫生机构进一步改善服务和提高水平的"瓶颈"。国家出台了一系列基层医疗人才定向培养政策,有《以全科医生为重点的基层医疗卫生队伍建设规划》(发改社会〔2010〕561 号)、《关于开展农村订单定向医学生免费培养工作的实施意见》(教高〔2015〕6 号)、《关于做好农村订单定向免费培养医学生就业安置和履约管理工作的通知》(国卫科教发〔2019〕56 号)等。河南省为改变基层医卫人才缺乏现象,大力建设以"5+3"为主体、"3+2"为补充的临床医学人才培养体系,目前有独立设置的医学类高校 13 所,其中,本科 3 所、高职(高专)10 所。截至 2020 年 9 月,通过农村定向免费本科医学生招生培养计划,累计为乡镇卫生院等基层医疗卫生机构培养定向本科医学生 3 226 人。但实地调研发现,基层医疗卫生机构仍然存在人才"招不进、留不住"的问题,虽然有"369 人才工程"、定向规培等国家项目,但因乡镇卫生院平台限制,大多数人员在服务期满后选择再深造或向上级卫生系统就职,并且由于基层能开展的诊疗项目少、设备有限,基层医生无法通过工作提升专业能力水平,且薪酬待遇偏低,导致人才流失严重。

3. 分级诊疗方面

按照国家要求,2015 年 100 个公立医院改革国家联系试点城市和 4 个综合医改试点省份都要开展分级诊疗的试点,到 2017 年,分级诊疗的政策体系逐步完善,医疗卫生机构分工协作机制基本形成,优质医疗资源有效下沉,基层诊疗量明显上升,到 2020 年分级诊疗模式全面定型。在河南省,2016 年出台了《河南省人民政府办公厅关于推进分级诊疗制度建设的实施意见》(豫政办〔2016〕53 号),2017 年出台了《河南省人民政府办公厅关于推进医疗联合体建设与发展的实施意见》(豫政办〔2017〕121 号),多部门联合推动,分级诊疗试点逐步扩大至全省 18 个省辖市全覆盖。2018 年河南省卫计委下发了《河南省县级医疗机构分级诊疗基本病种目录(试行)》(豫卫医〔2018〕34 号),引导县级医疗机构提升诊疗服务能力。但在实际落地过程中,因基层医疗卫生机构医疗服务能力较弱,所能提供的诊疗服务满足不了群众现阶段的就医需求,基层百姓大多跳过乡镇卫生院直接前往县级医院就医,并且由于县级医院和乡镇卫生院存在竞争关系,从县级医院下转病人困难。在医保政策上,政府虽然采取措施拉开不同级别医院的报销起付线和报销比例,引导参保居民到基层首诊,但因医保并未实现区域联通和打包付费,加上医保限额政策的影响,使其分级诊疗难见成效。

4. 医共体建设方面

根据国务院办公厅《关于推进医疗联合体建设和发展的指导意见》(国办发〔2017〕32号),要根据本地区分级诊疗制度建设实际情况,因地制宜、分类指导,逐步形成多种形式的医联体组织模式。河南省2020年发布《关于加快推进紧密型县域医疗卫生共同体建设的指导意见》(豫政办〔2020〕93号),提出2020年在全省推进医共体建设,力争县域就诊率达到90%、县域内基层就诊率达65%左右。2020年将不低于45%的基本公共卫生服务任务交由村卫生室承担,2021年起提高到50%,并依据考核结果给予相应的补助。截至2020年4月,河南省已组建城市医联体272个,47个县(市)的149个紧密型县域医共体落地见效。以息县、郸城等地为代表,已探索形成了全国领先的县域医改成熟经验。但在调研县市发现,医共体的建设大多还停留在形式主义上,未实现人、财、物的统一规划管理,一些县级医院甚至把乡镇卫生院的一些人才再虹吸到自己医院,如此反而大大削弱了基层医疗卫生机构的医疗服务能力,违背了政府组建医共体的初衷。

5. 基本药物制度方面

为推进建立国家基本药物制度,保障群众基本用药,减轻医药费用负担,根据卫生部等九部委《关于印发关于建立国家基本药物制度的实施意见的通知》(卫药政发〔2009〕78号),结合河南省实际,河南省人民政府出台《关于深化医药卫生体制改革的实施意见》(豫发〔2009〕23号)、《关于印发河南省2009年医药卫生体制改革实施方案的通知》(豫政〔2009〕56号)、《建立国家基本药物制度实施办法(暂行)》(豫政办〔2010〕11号)、《关于完善国家基本药物制度的实施意见》(豫卫药政〔2019〕1号),旨在降低群众就医负担。但调研发现,各基层医疗卫生机构存在基本药物种类不全,配送不及时,不同级别医疗机构之间基药目录不一致,基本药物政策与医保政策不能有效衔接等问题。

四、基层医疗卫生机构面临挑战的案例分析

随着健康中国战略和医改的不断推进,河南省响应国家医疗卫生体制改革提出的新要求,近年来相继出台了《河南省人民政府办公厅关于推进分级诊疗制度建设的实施意见》(豫政办〔2016〕53号)、《关于完善国家基本药物制度的实施意见》(豫卫药政〔2019〕1号)、《河南省基层医疗卫生机构建设三年行动计划(2020—2022年)》(豫卫基层〔2020〕11号)、《关于完善基层医务人员保障激励政策的意见》(豫卫基层〔2020〕12号)、《关于加快推进紧密型县域医疗卫生共同体建设的指导意见》(豫政办〔2020〕9号)等文件,大力加强基层医疗卫生机构建设,提高基层医疗服务能力。

河南省深入推进医疗卫生体制改革,建设分级诊疗制度,发布了《河南省人民政府办公厅关于推进分级诊疗制度建设的实施意见》(豫政办〔2016〕53号)、《河南省县级医疗机构分级诊疗基本病种目录(试行)》(豫卫医〔2018〕34号)、《河南省人民政府办公厅关于推进医疗联合体建设与发展的实施意见》(豫政办〔2017〕121号)、《关于推进分级诊疗制度建设提速

提质发展的通知》(豫卫医〔2018〕46号)等文件,多部门联合推动,分级诊疗试点逐步扩大至全省18个省辖市全覆盖,引导县级医疗机构提升诊疗服务能力,推广适宜医疗技术,推动分级诊疗制度落地。并提出以县医院能力建设为重点推进分级诊疗城乡分开,以区域医疗中心建设为重点推进分级诊疗区域分开,以重大疾病单病种管理为重点推进分级诊疗上下分开。

按照国家要求,河南省始终高度重视医疗保障工作,初步建立了以基本医疗保险制度为主体、大病保险为补充、医疗救助为托底的多层次全民医保制度体系,特别是省医保局组建以来,先后出台了26项医疗保障政策性文件,为巩固完善医改阶段性成果、增进人民群众健康福祉提供了有力的制度保障,全省医疗保障工作衔接平稳、改革纵深推进,迈向高质量发展新征程。根据《国务院关于整合城乡居民基本医疗保险制度的意见》(国发〔2016〕3号)《河南省人民政府办公厅关于整合城乡居民基本医疗保险制度的实施意见》(豫政办〔2016〕173号)等精神,河南省将原城镇居民医保和新农合制度进行整合,从2017年开始实施全省统一的城乡居民基本医疗保险制度。整合后,医保目录范围扩大,城乡居民大病保险待遇提高,报销金额提高,新生儿参保放宽限制,看病就医选择面更大。2021年中共河南省委、河南省政府正式印发《中共河南省委 河南省人民政府关于深化医疗保障制度改革的实施意见》。《实施意见》全面对标对表《中共中央 国务院关于深化医疗保障制度改革的意见》(中发〔2020〕5号),严格落实"1+4+2"的改革总体框架,紧扣深化"三医联动"改革等重要任务,提出了6大方面的改革任务和24项具有河南特色的改革创新举措,搭建了未来10年全省医保制度改革的"四梁八柱"。要构建统一的经办管理体系,推进服务下沉,明确承办医疗保障管理服务的工作机构,解决"最后一公里"服务难题,实现省、市、县、乡镇(街道)、村(社区)全覆盖;探索推进市级以下医疗保障部门垂直管理,提高管理和经办服务水平;加强医疗保障领域法治建设,推行服务型行政执法,全面提升医疗保障治理能力。

为推动县域医疗卫生事业高质量发展,加快推进分级诊疗、实现有序就医,2020年河南省印发《关于加快推进紧密型县域医疗卫生共同体建设的指导意见》(豫政办〔2020〕9号),提出2020年在全省推进医共体建设,国家和河南省确定的试点县(市)取得实质性成效,力争县域就诊率达到90%、县域内基层就诊率达65%左右。2020年将不低于45%的基本公共卫生服务任务交由村卫生室承担,2021年起提高到50%,并依据考核结果给予相应的补助。河南省28个紧密型县域医共体建设试点县(市)已全部出台实施方案,17个试点县(市)已挂牌组建36个紧密型县域医共体,并在试点探索过程中形成了具有河南特色的推进路径。2020年河南省卫健委发布《河南省卫生健康委关于全面加强紧密型县域医共体信息化建设的意见》(豫卫信息〔2020〕4号),提出医共体成员之间、机构与平台之间、平台与平台之间要实现"互联互通互融",推进实现医共体医疗健康信息标准化、提升医共体医疗机构信息化建设水平。

为推进建立国家基本药物制度,保障群众基本用药,减轻医药费用负担,2010年河南省制定了《河南省建立国家基本药物制度实施办(暂行)》(豫政办〔2010〕11号),省发改委、省编办、省财政厅、省人社厅、省食品药品监管局等部门印发了 8 个配套文件,要求到 2011 年全省所有政府举办的基层医疗卫生机构实施国家基本药物制度,2020 年建立覆盖城乡的国家基本药物制度。2019 年,河南省卫健委发布了《关于完善国家基本药物制度的实施意见》(豫卫药政〔2019〕1 号),要求全面贯彻党的十九大和十九届二中、三中全会精神,以习近平新时代中国特色社会主义思想为指导,坚持以人民健康为中心,强化基本药物"突出基本、防治必需、保障供应、优先使用、保证质量、降低负担"的功能定位,从基本药物的生产、流通、使用、支付、监测等环节完善政策,全面带动药品供应保障体系建设,着力保障药品安全有效、价格合理、供应充分,缓解"看病贵"问题。促进上下级医疗机构用药衔接,推动医药产业转型升级和供给侧结构性改革。另外,根据此前的《关于进一步完善国家基本药物制度的意见(征求意见稿)》,基本药物目录原则上 3 年调整一次,坚持调入与调出并重,优先调入通过一致性评价的仿制药,可治愈或有效改善生命质量、成本效益显著等疗效确切的药品。基本药物目录调整后,减轻患者药费负担的关键是与医保联动,并加强监督和管理,确保基本药物用得上。

针对基层医务人员队伍建设,2020 年河南省卫生健康委、省财政厅、省人力资源社会保障厅、省医保局联合制定了《关于完善基层医务人员保障激励政策的意见》(豫卫基层〔2020〕12 号)。《意见》共有三部分 12 条内容,在吸收借鉴先进省市经验做法的基础上,结合河南省实际提出了一系列调动积极性、稳定优化基层卫生人才队伍的政策措施。主要有提升基层医务人员薪酬待遇、完善村医村卫生室补助政策、优化基层医务人员执业环境等,缓解基层卫生人才"引不进、留不住"的现象。

2020 年发布的《河南省基层医疗卫生机构建设三年行动计划(2020—2022 年)》(豫卫基层〔2020〕11 号),从三个方面明确了建设重点任务,一是推进设施设备和服务能力提升,即推进基础设施提升、诊疗设备提升、信息管理提升和服务能力提升,实现基础设施标准化、诊疗设备数字化、综合管理信息化;二是推进基层医疗卫生机构发热门诊(哨点诊室)建设,中心乡镇卫生院和达到推荐标准的乡镇卫生院规范建设发热门诊,其他乡镇卫生院和社区卫生服务中心规范设置发热哨点诊室;三是推进公有产权村卫生室建设,建立健全村卫生室运行管护机制,明确了河南省未来三年要实现的主要目标和分年度目标。

目前河南省存在基层医疗卫生机构基础设施落后、诊疗设备落后、财政保障不足、医务人员待遇低、医疗服务能力不足等问题,近年来,河南省政府针对基层医疗卫生和健康保障的短板出台了一系列针对性的政策和文件,并取得了一定的效果,然而就调研结果来看,在相关政策的具体执行和落实层面同政府宏观规划和政策预期效果还存在一定差距。面对基层医疗卫生服务困境,仅仅依靠机构自身的努力发展和基层的业务收入是无法解决的,政府应承担更多责任,在制定政策时应更加立足于河南省基层医疗卫生机构的发展现状,贴近基层、贴近群众、贴近实战,实事求是,发挥好"政策撬动"作用,使相关政策能够真正落地,提高基层医疗卫生服务能力,提高群众的就医满意度。

（一）县、乡、村三级医疗卫生机构基本问题

1. 基层医疗卫生机构发展不均

各基层医疗卫生机构因其在地所处县市的 GDP 水平、地理位置、交通状况、常住人口数、社会经济状况、地方医疗卫生政策、卫健委和医院主要领导人员的思维等环境因素的差异而呈现不同的表现。其中河南新县乡镇卫生院获得的上级财政补贴明显低于其他同等地市，新郑市乡镇卫生院的上级补贴收入明显高于其他同等地市，新县箭厂河乡卫生院的 2019 年财政补贴收入为 76 万，而新郑市辛店镇卫生院的 2019 年财政补贴收入为 1 400 多万，基层医疗卫生机构发展很大程度上依赖于县政府政策倾斜度和卫健委领导决策能力。

2. 县级公立医院长期债务难以化解

在 20 世纪 90 年代，我国实施经济体制改革，其间许多公立医院被改制为民营医院，前期公立县级医院市场化在一定程度上造成了县级医院发展参差不齐的情况，部分县级医院特别是中医院发展不如乡镇卫生院（如新县中医院），部分公立医院民营化（如新郑市人民医院、中医院）并难以收回。除新郑市公立人民医院和郑县（省财政直管县）2 家县级医院分别由郑州市财政和省财政大力扶持外，其他地方政府财政投入无法满足其他县级医疗机构各项需求，各县级医院还是多以市场化发展规律自主发展，并尽力维持政府在医改中安排的各项工作，县级医院多负债严重（除个别人口基数小的县外，县级医院负债率在 80%～220%）。

3. 县级以下医疗机构人才缺失问题突出

（1）乡镇卫生院人员

1）多数乡镇卫生院人才力量比较薄弱。被调研乡镇卫生院普遍存在医护人员学历水平偏低，具有公共卫生专业背景的专业人员较为缺乏等情况。各卫生院公卫工作多由医护人员兼职开展，医护人员多身兼数职，缺乏时间参加培训和继续教育提升自己专业能力，导致基层卫生技术人员职业发展空间受限，高级职称比例过低等问题。同时，虽然各乡镇卫生院都建有中医馆，但基层中医药人才仍较缺乏，各卫生院普遍只有 1 名中医师且大多年龄偏大，骨干中医医师招不进来、招进来留不住，无法满足基层群众对中医药服务的需求。

2）人员稳定性较差，人才流失现象严重。人员流动性大，留驻医护人员多为 40 岁以上本地人员，部分地区乡镇卫生院缺编率较高。

3）大多数乡镇卫生院的人员待遇偏低。被调研乡镇卫生院人员人均月收入在 2 000～4 000 元，90% 以上的受访人员对自己收入不满意。

4）部分乡镇卫生院人事薪酬制度不够合理。大部分被调研的乡镇卫生院人事薪酬制度改革不到位，薪酬过低，平均主义严重，工作人员工作积极性不高。因能开展的医疗服务项目有限、医保实施限额控费，因此近年来乡镇卫生院业务萎缩，医疗收入下降明显，绩效系统多以吃大锅饭为主，公卫补助多拿来作为医护人员工资发放，员工收入普遍下降，工作积极性大打折扣。

5）专业人才匮乏，在编空岗、在岗无编现象严重。乡镇卫生院因为能开展的诊疗项目

少、设备有限,年轻医生无法通过工作提升自身专业能力水平,不满足于目前自身情况。具备中医专业知识的医生年资较低,西医缺乏中医的相关资质认可,从而制约了基层的中医发展,骨干极度缺乏,而且年龄基本达 40 岁以上,进修培训少,知识老化,队伍青黄不接,后继乏力。各乡镇卫生院人员编制归县卫健委统一管理,进退出留制度空缺,医务人员不能进行正常的流动,亟需的人才引不进,素质低下的人员出不去,导致乡镇卫生院真正能提供诊疗服务和专业公卫工作的人员缺乏,医疗服务能力提升严重受限。虽然河南省自 2015 年启动"369 人才工程",即通过医学院校毕业生特招计划、全科医生特设岗位计划等,按照"特需特办、人编对号、人留编留、人去编销"的原则引进应届毕业生、全科医生,并为其定岗定编 6 年,但实际实施效果较差。人招不来、招来到期就走是包括"369 人才工程""定向规培国家项目"等基层人才工程实施中出现的普遍现象。

(2)乡村医生

1)队伍老龄化严重,"县招乡管村用"难以实现。在调研的 36 个村卫生室中,乡村医生多以当地"赤脚医生"和"赤脚医生"世家后人为主,有些卫生室甚至是药店、商铺经营者或由村干部兼任乡村医生;村医老龄化严重,年轻村医偏少,缺乏储备力量,后继乏人,呈青黄不接趋势。村医学历以大中专为主,知识面偏窄,知识储备不足,缺少合理使用药物的知识,存在药学知识更新不够及时、药品不良反应监测不到位等情况。

2)人员水平参差不齐,履职能力较差。村医需医疗、公卫两手抓,然而村医只具备基本的医学知识,缺乏公共卫生、慢性病和精神疾病临床诊疗知识,卫生管理、人际沟通、健康管理、突发公共卫生事件处理、心理咨询等多方面的知识和能力尤其不足。人员观念更新慢,适应专业任务变化慢,缺乏科学思维能力,在面对实际问题时,缺乏分析问题、解决问题的能力和科学素养。村医需面对大量的公共卫生工作和数据资料收集工作,但其多缺乏计算机使用和数据资料分析能力。

3)乡村医生身份待遇无保障、收入偏低。2019 年,河南省卫健委为村医争取到每月 300 余元补助,但乡村医生并没有卫健委或乡镇编制,无五险一金,村医收入主要依靠公共卫生服务补助、家庭医生签约补助和基药补助,收入直接跟其服务覆盖的人群基数挂钩,在新县这种常住人口少的偏远山区,村医收入很少,很多村医为了生计兼职其他工作。

4)乡村医生的定期全员岗位培训较难实现。《乡村医生从业管理条例》规定,"省、自治区、直辖市人民政府组织制定乡村医生培训规划,保证乡村医生至少每 2 年接受一次培训,县级人民政府根据培训规划制定本地区乡村医生培训计划,乡、镇人民政府以及村民委员会应当为乡村医生开展工作和学习提供条件,保证乡村医生接受培训和继续教育"。然而调研发现,卫生室的乡村医生虽有较强烈的培训意愿,但由于村卫生室工作人员少,基本公共卫生服务工作量大,乡村医生既要忙于建档和填表,还要巡诊,工作事项繁多,无法参与系统培训,且许多村卫生室仅有一名村医,因此无法脱岗专门进修学习,导致诊疗水平无法提升,公共卫生工作新理念也难以落实。

（二）基层医疗服务能力问题

1. 门急诊人次、出院病人数下降

虽从《河南省卫生统计年鉴》数据看,2015～2019年,各乡镇卫生院/社区卫生服务中心医疗服务量整体呈上升趋势,然而从本次调研数据来看,同2018年相比,被调研的12家乡镇卫生院有9家(75%)存在门诊量、急诊量或出院病人数的萎缩,其中信阳市新县吴陈河乡中心卫生院的出院病人数萎缩达80%以上,郏县白庙乡卫生院的急诊人次数萎缩达60%以上,睢县涧岗乡卫生院的门诊量萎缩30%以上。

2. 乡镇卫生院手术服务能力下降明显,手术量萎缩严重

开展手术能力直接体现乡镇卫生院服务能力。在调研中发现,部分乡镇卫生院因无专业人才团队及设备缺乏等原因,各类手术业务开展困难;现行的《医疗机构手术分级管理办法(试行)》规定"一级医院、乡镇卫生院可以开展一、二级手术",实际上,对于一些比较成熟的三级手术,一些医疗服务能力强的基层机构完全有能力开展,而有些曾经在乡镇卫生院开展的成熟小手术,近年来因为人才的流失或者设施的老化、不完善,不得不停止,久而久之许多乡镇卫生院手术能力较前大幅度下降。

3. 提供中医医疗服务的能力偏差

各基层医疗卫生机构的中医适宜技术、中医中药使用仍不足,在调研中发现,16.67%的乡镇卫生院没有设中药房和建立相对独立的中医药综合服务区,25%的乡镇卫生院在诊疗过程中不会开具中药饮片,究其原因,与中医专业人才匮乏有关,具备中医专业知识的医生年资较低,而西医医生缺乏中医的相关资质认可。

被调研的36家村卫生室中,有8家村卫生室未配置中药柜,以中医为主要行医方式的村卫生室仅有1个,以中西医结合为主要行医方式的村卫生室有7个。

（三）公共卫生、慢病管理及家庭签约服务提供问题

1. 群众对家庭医生签约等服务获得感普遍不强

家庭医生必须具有较高的专业水平和良好的医学沟通能力,能为服务的家庭成员提供全方位的健康服务,包括转诊、会诊、选择就医等,而目前我国家庭医生签约开展时间较短,投入到家庭医生签约服务的经费比较少,并不能真正满足家庭医生服务体系运转,基层医疗工作人员仅一味追求签约数量,粗糙建立健康档案,其真实性尚难以保障。除郏县以外,各地基本没有建立档案互通的信息网络,档案基本成了"死档"。"签而不约"是家庭医生签约服务中普遍现象,居民很难真正从家庭医生签约服务中受益。

2. 基本公共卫生服务工作量大,挤占了基层医务人员大量时间

目前,基本公共卫生服务项目共有14项,许多基层医务人员认为基本公共卫生服务项目工作量大,建档和填表工作繁琐,且重复性工作多,甚至挤占了村医日常看诊和巡诊工作时间。

（四）基本药物政策实际操作中的问题

1. 基层药物种类少，不能完全满足基层用药需求

目前基本药物品种在 $100\sim200$ 种，其目录不能覆盖所有常见疾病的治疗范围，一些常见病、多发病的常用药未能纳入目录，且常见的急救药品短缺，虽然政策允许基层医疗卫生机构保留 30% 的非基药品种，但仍难以满足群众的个性化用药需求。

2. 不同级别的医疗机构之间基药目录不一致

三级医院、二级医院、基层医疗卫生机构均设置有基药目录，但不同级别的医疗机构之间基药目录不一致，且基药品种数从三级医院到基层医疗卫生机构呈倒金字塔形，即很多在三级医疗机构可开具的基药，却并不在基层医疗卫生机构的基药目录中，导致一些从上级医院下转至基层医院的患者，无法在基层医疗卫生机构购买到自己常用的药品。

3. 基本药物目录与医保药品报销目录不一致

基层医疗卫生机构严格遵守基本药物与非基药使用比例要求，但是遴选的国家基本药物中有部分品种受到医保报销限制（限制二级及以上医疗机构使用，限制病种等），大大制约了基层医生用药需求。

4. 部分基本药物价格高于市场上同种药物

部分基药在采购的过程中出现高于市场价的现象，例如三九感冒灵在乡村卫生室的价格比药房高 $1\sim2$ 元。

5. 部分常用基本药物经常短缺

许多基层医疗卫生机构反映一些基药经常出现短缺，配送不及时的现象。这类药物或者为药品本身价格低的常用药，或者为平时基层较少使用或用量较小的药品，如常见的急救药品。基药短缺可能由于生产企业众多，价格竞争激烈，中标价有时已低于或接近企业生产成本价，中标企业因成本上涨无法保证基药的正常供应，造成中标基药产品供应短缺。

6. 基本药物补助不均衡

基层医疗卫生机构实施基本药物制度以后，药品收入较低，药品收入主要来自基药补助，基药补助主要和常住地人口以及基药的销售量有关，许多地区直接按照辖区内缴纳新农合医保的人员数来进行药品的补助，因此人口较少的基层医疗卫生机构一般基药补助较低。

（五）基层医疗卫生机构运营和硬件问题

1. 许多乡镇卫生院运营困难

2016 年中央和地方财政事权划分以后，中央对基层医疗卫生机构的投入停滞。2018 年，调研的四县 12 家乡镇卫生院获得的基本建设资金投入均为零，2019 年仅 1/3 乡镇卫生院获得基本建设资金投入。

乡镇卫生院为差供单位，自收自支，医疗业务发展被基药制度所限制，很难增加创收，因此目前许多乡镇卫生院在公共卫生经费补、基药补助和人员支出两方面寻找平衡点，以维持

乡镇卫生院正常运行,如增加医疗业务反而容易使医院运行成本增加,导致乡镇卫生院可支配收入降低,人员薪资水平降低。

2. 一些乡镇卫生院建筑和设施设备老旧

一些乡镇卫生院多年未添置新的医疗设施设备,现有设施设备老化,许多乡镇卫生院原本设置有手术室,但多年未使用,许多手术室器械老旧。

3. 个别村卫生室标准化建设滞后

河南信阳新县的许多村卫生室房屋条件简陋,卫生条件差,诊室、治疗室、药房、观察室无明确分区,个别村卫生室甚至设在乡村医生家里,卫生室与厨房、卧室等生活空间混杂在一起,医疗垃圾随意处理。医疗设备限于听诊器、血压计、体温计、血糖仪,有些村卫生室配备有心电图机等辅助诊疗设备,但由于村医无操作和分析能力,因此基本闲置。

(六) 对口支援、医共体和信息化问题

1. 大多县域对口帮扶工作开展力度不够、措施不多

新县实行"等额对调式"帮扶,即每年派 43 名医护骨干到 9 家乡镇卫生院帮扶指导一年,同时接收 43 名乡镇医护人员到县级医院培训一年,一定程度上起到了"输血""造血"同时进行的作用。其他各县级医院虽每周派 1~2 名大夫赴对口乡镇卫生院坐诊带教,但无法满足乡镇需求。除郏县两家县级医院向医共体医院投放一些小型设备外,县财政和县级医院在医共体方面未有任何实质性投入。

2. 医共体很难实现人、财、物统一规划管理

虽被调研的县域中,有 75% 县域开展了不同形式的医共体建设,但在医共体建设方面,调研县区均在规划和顶层设计阶段,很难真正实现人、财、物等实质性整合。

3. 信息化发展滞后

除郏县外,其余县域基层医疗卫生机构信息化发展均较滞后。多数基层医疗卫生机构还只能在财务、人事、划价、收费等环节实现计算机管理,极少涉及临床信息,缺乏对医疗临床功能的直接支持,多数医院的信息系统在很大程度上是医院管理流程的计算机化,并未实现真正的医疗信息化。村卫生室信息化建设处于初级阶段,仅仅实现了公共卫生系统的数据填报功能。

4. 远程会诊设备"重建设、轻使用"

调研中发现很多基层医疗卫生机构均有远程会诊系统,但使用率很低。

(七) 现行医疗政策问题

1. 竞争关系使分级诊疗政策难以落地

2015 年以来,国家全面推行分级诊疗制度,希望通过基层首诊、双向转诊、急慢分治和上下联动等措施将医疗资源向基层引导,同时出台了一系列配套政策,如降低基层医疗卫生机构的报销起付线、提高报销比例等,引导参保居民自愿到基层首诊,这对乡镇卫生院而言

本是一个难得的发展机遇,然而分级诊疗制度实施以来,医疗资源不断向大中型医院聚集,基层医院和大中型医疗机构之间的差距仍不断扩大,上下级医疗机构不相联动,反而呈现竞争关系,双向转诊难以实现。

2. 乡镇卫生院受制于医保限额,发展活力不足

医保限额政策本意是防止小病大治、节约医保资金支出,但医保资金在实际的分配中,往往倾向于大中型医院,而分配给基层医疗卫生机构的额度通常较小,为避免因医保超支而引起亏损,一些乡镇卫生院在业务发展方面并不积极,部分乡镇卫生院将可以正常诊治的病人引导至上级医院诊治,甚至个别乡镇卫生院不再开展住院诊疗。

3. 形式主义的医共体反而削弱了基层医疗服务能力

国家推行医共体建设政策的初衷是实现分级诊疗,所以人、财、物统一规划管理是必要条件,否则医共体牵头单位既无动力也无能力推进医共体工作。然而各基层政府在财政、人社、国资等方面无法做到统一部署统一推进,为了迎合上级工作任务和检查,许多县域仅拟定了医共体规划或者只进行了人力资源的统一,导致一些县级医共体牵头单位为扩大自身业务范围,提高业务收入而将所辖基层医疗卫生机构的优质人力资源吸收到自身医院,从而导致基层医疗卫生机构服务能力进一步减弱。

第三节　国外基层医疗卫生服务实现方式及其借鉴

一、家庭医生签约模式

(一)代表性国家

1. 英国

(1) 严格强调家庭医生首诊的服务模式。英国是福利化医疗制度,基础医疗的全科医生是以合同形式受雇于政府。英国在 19 世纪初最早提出了"家庭医生"的概念,并以家庭医生为主题的制度在英国国民卫生保健(National Health Service,NHS)制度中发挥了积极的作用。

英国的初级医疗保健诊所是以全科医生为组成的基层医疗服务团队,根据注册民众的医疗保健需求及业务开展情况,团队可配备其他如护士、健康随访者、牙医、眼科医生、药剂师和物理治疗师等辅助人员。全科医生首诊、预约接诊及与大医院间的双向转诊机制是英国 NHS 的主要特点。注册民众患病时,除非是急诊,否则必须先到全科医生处就诊,只有在全科医生认为病情严重、确有必要转诊的情况下,患者才可以到医院就诊,医院会把患者在医院的治疗情况、检查结果和患者出院后需要哪些日常护理及时通报给全科医生。

（2）人才培养。英国的家庭医生是经历过全科医生专业培训,共包括 5 年本科教育,再进行全科医师职业培训,才能成为执业全科医师。全科医师职业培训的过程持续 3 年,其中 2 年在医院临床实践,1 年在有教学经验的高年资全科医生的诊所学习,最后需要通过皇家全科医生学院的考试才能成为执业全科医师。

（3）薪酬制度。英国受聘于 NHS 的家庭医生和自由执业的家庭医生在薪酬构成上有所不同。NHS 聘用的家庭医生的薪酬基本是定薪,根据一些考核指标略有浮动。97% 的家庭医生（General Practitioner,GP）都与 NHS 签约,并且专为 NHS 服务,不再另行开业。NHS 对 GP 实行按人头付费。GP 收入的 50% 来自于与其签约的民众的人头费;30% 来自于完成 NHS 规定的医疗卫生服务项目的报酬,如儿童预防免疫接种、妇女健康体检等;20% 来自于特殊诊疗服务,如夜间出诊、小型手术、检查等。

（4）激励机制。英国医疗保健费用实行总额预算和按人头预付制,每年由国家税收支付。全科医生每接受 1 名注册民众,国家按照 84 镑/人（年）标准付费（免疫接种费由政府另付）,每名全科医生可接受注册民众 2 000 人,该项收入约占全科医生收入的 2/3;另按照管理的慢性病患者人数和管理质量得分获取其余收入,该项收入约占全科医生收入的 1/3。

（5）保险制度。英国实行国家医疗保险制度,国家财政通过预算拨款的形式将医疗保险资金分配给由政府主办的医疗机构,或通过合同方式购买民办医疗机构、私人医生的医疗服务,由这些医疗机构向国民提供免费或低收费的医疗服务。患病的被保险人与医院之间不发生直接的财务关系。

2. 美国

（1）保险与健康结合的服务模式。美国是商业医疗保险模式的代表国家,美国的医疗卫生体系分为两块,一是社区卫生服务,主要是家庭医生负责,二是医院服务。二十世纪七八十年代以来,美国政府部门与私营保险保健机构引进以"管理保健组织"为核心的费用控制措施,现已成为非常流行的一种医疗保障模式。管理型医疗保健组织属于保险公司和医疗机构紧密结合型的健康保险组织,它将医疗服务提供者组织起来与之签约,形成服务网络,按人头或病种支付供方费用,并以"批发"价格为本地区的自愿参保者提供成套的综合医疗保健服务。

（2）人才培养。美国的医学生需要在医学院里进行 4 年本科教育,经过筛选少数优秀本科毕业生进入医学院校学习,学制 4 年,授予医学博士学位,选择家庭医学作为专业方向的医学毕业生,要向举办家庭医生（即全科医生）培训项目的医院提出申请,经过竞争和遴选,进入家庭医学住院医生培训项目。训练时间为 3 年,前两年主要在大医院或社区医院培训,但每周至少 2～3 个半天到社区诊所实习;第三年主要在社区诊所培训。

（3）薪酬制度。2020 年 5 月,美国医学网站 Medscape 公布了美国《2020 年医生薪酬报告》（Medscape Physician Compensation Report 2020）,该报告收集了 30 多个专科 1.7 万余名医生过去一年的薪酬状况。根据最新的调查结果,美国医生薪酬水平总体较高。2020 年,初级保健医生的平均年收入是 243 000 美元。

美国医生的薪酬水平受到经验、知识、专业复杂性等10大要素的影响,各个要素根据其重要程度的不同,赋予不同的权重,参与确定医生的工资水平。从历年的数据来看,卫生行业人员的薪酬多居于社会各行业中等以上水平,其中医生收入在各职业中均居前列,是社会平均工资的1.8～6.2倍,护士收入多为社会平均工资的0.9～1.5倍。

此外,影响美国医生薪酬水平的一个重要因素即有无医师资格证书。根据相关统计数据,拥有医师资格证的医生比未持有医师资格证的医生工资高89%左右。同时,除了工资收入外,是否持有医师资格证书还影响到医生的部分福利,更决定了是否可以参加对外专业知识演讲、邀请教学等活动。

(4)激励机制。家庭医生除提供医疗服务外,还负责病人转诊的审核批准。对费用控制好的家庭医生,保险公司对其给予经济奖励。同时,保险公司还加强对家庭医生的病案管理,以保证医疗保健的延续性。和英国相比,美国管理保健的"守门人"——家庭医生的经济色彩更加明显。

近年来,部分政府补贴的医疗保险提出了经费预付管理(Health Maintenance Organization,HMO)的新模式。在这一模式中,家庭医生成为核心角色,从机制上成为委托人的健康和保险公司的"双重守门人",家庭医生的收入在迅速提高。目前家庭医生的收入在从事卫生保健工作人员中占首位,增加了24.8%。

(5)保险制度

1)商业保险。美国的商业保险分为两类,一类是营利性质的,一类是非营利性质的。营利性质大多是个人或公司承担较多的医疗费用。非营利性质的主要是保险公司为患者提供医疗服务。

2)社会医疗保险。美国国会于1965年通过了《医疗保障法案》,授权联邦政府建立了两种社会医疗保险,分别是老年医疗照顾保险(Medicare)和贫民医疗救济保险(Medicaid)。

3. 古巴

(1)预防重于治疗的服务模式。古巴更强调预防而不是治疗,古巴全民医疗保健制度的目的是保护和促进国民健康。因此,它用更为经济的、疾病预防和基本保健为主的制度取代了效率低下的、以治疗为主的制度。前者是世界上最具前瞻性的医疗制度之一,也是古巴医疗保健成就闻名世界的重要原因之一。通过采取疫苗接种、定期体检、妇幼和老年人保健、传染病控制、重点人群的健康追踪等业务,古巴在增强国民身体素质的同时,彻底根除了脊髓灰质炎、新生儿破伤风、登革热、白喉、麻疹、风疹等传染病,成为全球疫苗可预防的传染病发病率最低的国家,传染病再也不是古巴国民死亡的主要原因。

(2)人才培养。古巴强调非常严格的人才培养制度。古巴综合诊所和家庭医生服务站的医生必须经过6年医科大学教育和3年专科医生教育,并有2年基层工作经历。每一位医学生完成9年学业后必须到基层工作3年。医学生自上学的第一年起,即安排到各个综合诊所进行临床实践,理论与实践相结合。

(3)薪酬制度。古巴的全科医生享受公务员的福利待遇,古巴医务人员工资完全由政府提供,根据专业、参加工作时间、职称、学历的不同,目前工资为 500~1 000 古巴比索/月(20~50 美元/月),远高于国有行业平均工资。

(4)激励机制。古巴将医学教育放在首位并采取免费教育的措施迅速充实卫生领域人力资本储备,医疗教育由国家统一管理,通过对教育招生计划设置,使得全国医务人员的专业结构和水平分布都成为可控因素,为整个卫生体系的管理提供了方便。医科学生免费入学但毕业后要到偏远地区服务两年,这是古巴医疗卫生人力资源输送体系最具特色的部分。这一配套政策有着扩大医务人员队伍和调节区域卫生资源平衡的双重功效。

(5)保险制度。古巴为全民免费医疗制度,政府负担全部医疗开支。

(二)全科医生签约模式对我国的借鉴

一是在医保方面,应当加强基本医疗保险与商业健康保险的结合,可借鉴美国保险与健康相结合的服务模式,将医疗服务提供者组织起来与之签约,形成服务网络,按人头或病种支付供方费用,并以"批发"价格为本地区的自愿参保者提供成套的综合医疗保健服务,为患者提供便利的同时也减轻患者经济负担。二是在首诊制度方面,应全面落实社区全科医生首诊制度,加强基层卫生服务的利用,只有社区全科医生诊断后认为有必要去大医院进行治疗的,再进行转诊,减少不必要的资源浪费。三是要在全科医生的薪酬及人才培养方面加大投入,首先是加强全科医生的人才培养,必须达到一定要求后才能上岗;其次是在薪酬方面予以激励,制定薪酬标准及激励机制,使其平均工资水平远高于全国行业平均水平。

二、分级诊疗制度

(一)国内外概念区分

在国际上和分级诊疗最相关的概念是"三级卫生医疗服务模式"和"守门人"制度其基本构成均包括以基层首诊为核心的"守门人"制度和双向转诊制度。国内学者普遍认为分级诊疗是指将疾病按轻、重、缓、急及难易程度进行分级,由不同级别的医疗机构承担不同等级疾病的治疗,分工明确,合理就医,由一级医院先进性门诊服务和慢性病常见病诊断治疗,再依据诊断结果向二、三级医院进行转诊,逐渐建立起"基层首诊、双向转诊、急慢分治、上下联动"的医疗卫生服务模式。

(二)代表性国家

1. 英国

(1)严格、明确的三级医疗服务网络。英国的 NHS 制度建立了全科医生提供基本医疗保健服务为主的一级卫生保健网络,收治需要专科医生治疗的急诊重症患者的二级医疗机构,提供疑难杂症诊疗的专科医院的三级医疗机构。

（2）规范、有效的社区首诊转诊管理制度。为了使全科医生首诊机制更加规范，英国采取"政府购买服务"的措施，即通过第三方的初级保健托管机构（primary care trusts，PCTs）与全科医生合作。NHS将国家卫生服务预算3/4的资金直接分配给第三方机构，第三方机构作为代理方，从社区卫生服务中心和医院统一购买医疗服务，当地居民相当于医疗服务的购买者。资金按人头分配，第三方机构可保留每年收入的盈余部分，且不因此影响次年的资金配置，但必须把盈余资金用作优化设备和提高医疗服务质量上。由于预算金额既定，第三方机构更加重视预防性服务、健康教育的效果，以期降低不必要的开支。在第三方机构的影响下，全科医生的管理更加规范。

（3）科学、严格的转诊制度。英国遵循严格的社区首诊和转诊制度，所以国家医疗保险制度对于分级转诊有明确要求，除急诊之外，英国居民看病时必须在基础医疗机构进行就诊，经由一级医院的全科医生开具证明再向上进行转诊。

（4）医保政策。英国的医保政策为转诊提供保障，除了急诊、危重症之外，其余的病症都要通过家庭医生进行转诊。如若不然，国立医院不予收治，医保不予报销，患者只能去看消费极高的私立医院。

2. 美国

（1）层次分明的三级诊疗制度。美国的医疗机构分为基层社区卫生服务机构、二级医院和三级医院。基层社区卫生服务机构关注本社区的全体居民，对其进行健康管理，同时开展常见病的首诊以及为住院患者提供出院后的康复医疗。二级、三级医院主要接诊专科病人以及病情复杂危重的患者，并接收从下级卫生服务机构转诊的患者。美国三类医院层次清晰，分工明确，能有效满足不同患者的医疗需求，为分级诊疗在美国实践提供坚实的基础。

（2）多元化就医习惯。美国并没有极其严格的医院分级，但60%以上的医院为社区医院，社区医院的占比更大，负责的更为详细。医生大部分是家庭医生，负责病人的初级保健治疗服务，其次是专科医生。美国并不强制要求患者一定要先到社区医院首诊，仅在制度及经济层面做出合理的分级诊疗的导向。患者可根据自己的就医习惯选择就医。

（3）医疗保健体系。美国的保健管理体系由医疗保险计划方（保险公司）和医疗服务提供方（医疗机构）双方共同进行，通过经济刺激及组织措施调控供需双方。美国的转诊模式以保健管理体系为基础，美国的私人保险市场欣欣向荣，其中有3/4是属于保健管理，1/4属于传统付费项目。

3. 日本

（1）明确的三级诊疗圈。日本通过设立三级诊疗圈将医疗机构进行分类细化，提高医疗效率，加强双向转诊建设。一级诊疗圈为社区医院与私人诊所，为居民提供便利医疗服务；二级诊疗圈为地域性医疗卫生支援医院，主要提供住院服务；三级诊疗圈为特定机能医院，提供高精尖医疗服务。

（2）双向激励作用。若是患者跳过第一级医疗圈，直接到上级医院就诊，医疗保险科根据相关规定拒绝给予费用报销；对于转诊率较高的基层医疗卫生机构，政府给予一定的财政资金补贴与奖励。

(三) 我国分级诊疗制度可行性建议

我国的分级诊疗制度应借鉴美国、英国、日本的三级诊疗制度,实行科学、严格的转诊制度,从社区全科医生首诊到二级医院,最后转诊至三级医院。基层社区卫生服务机构主要对社区内的居民进行健康管理,并由全科医生进行常见病的首诊并提供康复服务;二级、三级医院主要接诊专科病人以及病情复杂危重的患者,并接收从下级卫生服务机构转诊的患者。由此层次清晰、分工明确,可大大提高医疗效率。为更好地实行分级诊疗制度,可从医保报销入手,对于严格实行分级诊疗制度的患者提高其报销比例,对于基层医疗卫生机构政府也可以提供一定的财政补助与奖励。

三、医养结合服务模式

(一) 代表性国家

1. 美国

目前,美国 65 岁及以上老年人占全国人口比例 17.4%,联合国人口署 2012 预测显示,2030 年、2050 年,美国这一数字分别为 25.6% 和 27%。

(1) 全面的老年人居家养老服务。美国最主要的养老模式是老年人全包服务项目(Program of All Inclusive Care for the Elderly,PACE)和老年人居家养老(Home and Community-Based Services for the Elderly,HCBS)。PACE 的主要的服务对象是失能情况较严重的社区老年人群,在社区内提供整套的包括全科医生、专业护士、护理等人员的全方位的专业化的服务团队,针对不同老年人群提供个性化的专业服务,同时对慢性病以及其他需要长期护理与照料服务的患者提供全方位、连续性的医疗照护服务。美国最典型的就是"取两头、舍中间"的模式,美国的医养结合主要依靠社区内的基础医疗机构和医疗照护机构进行服务。

(2) 居家养老资源。PACE 是非营利性质的,居家养老资金主要来源于医疗保险,其他部分来源于个人储蓄、社会捐助和机构救助。并由资源中心在各州设立照护管理组织(Care Management Organization,CMO),负责管理照护补助资金的使用及长期照护服务,包括家庭照护、社区合居设施和机构照护等,提供不同的服务供参加者选择。

2. 日本

日本作为世界上老龄化最严重的国家之一,早在 20 世纪 70 年代和 80 年代,日本便进入老龄化社会,当前日本 60 岁以上人口约占总人口的 35%。

(1) 逐步完善的居家养老体系。1963 年通过的《社会福利法》,设立了老年人长期照护机构。1982 年颁布了《老人保健法》,老年人的养老重心逐步向"居家养老、护理照料"转移。

1989 年,提出了"保健、医疗、养老服务一体化"的概念。20 世纪末,开始倡导居家护理模式,形成以家庭为中心、社区服务为补充的养老服务模式,主要强调的是社区老人在家可以享受由社区医疗机构带来的便捷舒适的服务。

(2) 介护保险制度。2000 年,开始正式实施介护保险制度,即把税金作为介护保险的财源,同时又把保险作为国民介护支出的费用来源,在此基础上对需要介护的人及其家庭的自立自助给予支援的一种有特色的社会保障制度。

3. 澳大利亚

截至 2011 年 6 月,澳大利亚的 65 岁以上老年人,占到了总人口的 13.7%。预计 2041 年,65 岁以上老年人口数,将达到总人口的 21%。

(1) 老年健康保障体系完善。澳大利亚的老年健康保障体系经历了两次调整,一次是将在医院长期"压床"的患者分流到护理院;第二次调整是在 20 世纪 80 年代,政府开始强调家庭与社区照护的重要性。

(2) 全面养老保险制度。澳大利亚拥有较为健全的养老保险制度,由全面养老金制度、职业年金制度和个人储蓄性商业保险制度 3 种保险制度维系养老保险体系的正常运行,医疗经费主要来源于政府拨款。

(3) 家庭护理者激励制度。澳大利亚非常重视家庭养老,照护老年人的家庭成员能够获得国家提供的经济补贴,为避免家庭照护人员的生活质量由于照护老年人而降低的情况,政府每年为他们提供休假,休假时由社区负责照护工作。

4. 德国

德国也是目前世界上老龄化程度最严重的国家之一,2012 年德国将退休年龄由 65 岁调至 67 岁。2010 年,德国 65 岁以上老年人口为 1 600 万,占到总人口的 19.6%。2013 年 65 岁以上人口占到总人口的 21%,预测 2030 年将到达 26%。

(1) 多样化养老模式。德国成了世界上最早开始建立公共养老体系国家。德国主要养老模式为居家养老、机构养老、专家照料院和老年照护中心,针对不同情况的老年人进行照料。目前德国的长期照护主要遵循"以居家养老为基础,社会服务为依托,机构养老为支撑"的原则。

(2) 德国法定医保体制。德国法定医疗保险服务的范围、项目和内容繁多和广泛,可称得上是几乎涵盖所有医疗服务的综合系统。不管参保哪一个医疗保险基金组织,都能享受法定医疗保险服务。不管其当时经济状况如何,都可以得到及时、免费或几乎免费的治疗。被保险人可以自由选择医生和医院就诊。

(二) 我国医养结合制度可行性建议

我国可以借鉴德国的多样化养老模式,以居家养老为基础、社会服务为依托、机构养老为支撑,针对不同情况的老年人采用不同方式照料。并借鉴日本设立法律体系对老年人的居家养老进行法律保护,逐步完善居家养老体系,健全养老保险制度。

四、基层公共卫生应急体制

（一）概念

突发公共卫生事件是指突然发生，造成或者可能造成社会公众健康严重损害的重大传染病疫情、群体性不明原因疾病、重大食物和职业中毒以及其他严重影响公众健康的事件。强调预防为主、常备不懈的方针和统一领导、分级负责、反应及时、措施果断、依靠科学、加强合作的原则。基层公共卫生机构因其贴近群众且具有较强的地缘性、亲缘性和熟悉性，在国家公共卫生治理中占据举足轻重的位置。因此，需要不断推进基层公共卫生治理体系和治理能力的现代化，以适应和应对公共卫生的日常管理和重大突发公共卫生事件。

（二）代表性国家

1. 美国

（1）纵向管理政府支持。美国卫生行政实行垂直的三级管理制度，即联邦、州、地方三级应对体系，以联邦疾病控制与预防系统、地区或州医院应急准备系统和地方城市医疗应对系统为主体，形成一个立体化、多层次的综合性应急网络。在 SARS 期间为提高基层公共卫生早期检测和基础研究，国会向州和地方大量拨款，来提高社区早期筛查效果。

（2）因地制宜。州和地方会根据当地人口构成、人口密度、地理位置、政治区划和卫生资源等因素制定不同的政策。基层机构重视检测在预防、准备、控制中的作用。因为州有立法权，可以制定本州的法律法规来限制居民行为。

2. 日本

（1）完善危机管理体系。如图 4-8，从国家层级来看，检疫所、国立大学医学系和附属医院、国立医院、国立疗养所、国立研究所，构成独立的国家突发公共卫生事件应急管理系

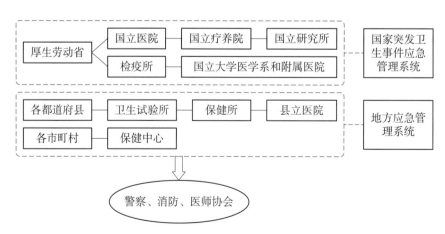

图 4-8 日本突发公共卫生事件应急管理网络

统；从地方层级来看，都道府县（东京都、北海道、大阪府和京都府 43 个县，其行政级别类似我国的省级）的卫生健康局、卫生试验所、保健所、县立医院，以及市村町（类似于我国的县级）的保健中心组成地方管理系统。

日本除"三级政府两大系统"外，还建立了纵向行业系统和分地区管理的衔接，与地方政府、警察、消防、医师协会等建立协调关系，国立传染病研究所感染信息中心进行法定的传染病发生动向跟踪监视调查，每周上报情况并在网上公开，构成了全国的突发公共卫生事件应急管理网络。

（2）完善相关法律体系。日本非常重视"依法防止突发事件"，突发公共卫生事件应对等关系国计民生的重大事件，都纳入了法治化轨道予以规范。日本政府先后颁布了《灾害对策基本法》《灾害救助法》《建筑基准法》《大规模地震对策特别措施法》《地震保险法》等一系列法律法规。

（3）强化危机教育。日本政府特别注重国民的危机意识教育，各基层医疗卫生机构都会进行知识宣讲，将应对危机的基本知识、基本技能与基本能力纳入国民日常教育的内容。

（4）注重民众感受。在此次新冠疫情期间，国立传染病研究所感染信息中心进行法定的传染病发生动向跟踪监视调查，每周上报情况并在网上公开。而且日本注重国民的宣传指导，利用电视报道、纪录片等，宣传民众理性认识事件。

（三）关于建立我国基层公共卫生应急体系可行性建议

可借鉴日本危机管理体系构建完善的突发公共卫生事件应急网络，形成横向与纵向相结合的网络体系。横向形成地方层级网络，由基层医疗卫生机构、专科医院、二级医院、三级医院、疾控中心等组成地方管理系统；纵向与地方政府、警察、消防、医师协会等建立协调关系，并进行定期跟踪调查，向社会公布。对我国居民进行定期的教育宣传，提高危机意识，做好公共卫生宣教工作。

第五章

我国基层医疗卫生机构的发展目标与思路

《全国医疗卫生服务体系规划纲要(2015—2020)》指出,我国已经建立了由医院、基层医疗卫生机构、专业公共卫生机构等组成的覆盖城乡的医疗卫生服务体系。其中,基层医疗卫生机构的主要职责是提供预防、保健、健康教育、计划生育等基本公共卫生服务和常见病、多发病的诊疗服务以及部分基本的康复、护理服务,向医院转诊超出自身服务能力的常见病、多发病及危急和疑难重症病人。基层医疗卫生机构既是城市社区服务体系的重要组成,也是守护人民群众健康的第一道防线。坚持防治结合,在基层早发现、早诊断、早治疗疾病,这是我国卫生健康工作用有限投入取得较高产出的关键。

第一节 我国基层医疗卫生机构发展的指导思想与基本原则

2021年7月1日,国家发改委官网发布关于印发《"十四五"优质高效医疗卫生服务体系建设实施方案》的通知,公布全国医疗卫生服务体系建设新方案。根据新实施方案要求,基层医疗卫生机构在"标准化建设"的基础上,将迎来新一轮的建设指标和要求。

一、指导思想

以习近平新时代中国特色社会主义思想为指导,深入贯彻党的十九大和十九届二中、三中、四中、五中全会精神,坚持新时代卫生与健康工作方针,以人民健康为中心,加快提高卫生健康供给质量和服务水平,更加注重早期预防和医防协同,更加注重优质扩容和深度下沉,更加注重质量提升和均衡布局,更加注重中西医并重和优势互补,集中力量解决一批全国性、跨区域的大事、急事和难事,为全面推进健康中国建设提供强有力的支撑。

二、基本原则

1. 统筹规划，分级负责

围绕"十四五"时期健康中国建设总体目标，加强全国医疗卫生资源的统筹配置，合理划分中央和地方事权：中央重点保障公共卫生、全国性跨区域医疗服务能力建设需求；地方统筹加强其他卫生项目建设。

2. 关口前移，医防协同

立足更精准更有效的防治，优先保障公共卫生投入，创新医防协同机制，提高早期监测预警、快速检测、应急处置和综合救治能力。坚持急慢并重，聚焦影响人民健康的主要问题，补齐全方位全周期健康服务短板弱项。

3. 提高质量，促进均衡

坚持政府主导，加强公立医疗卫生机构建设，提高标准、适度超前，加大向国家重大战略区域、中心城市和脱贫地区倾斜力度，促进优质医疗资源扩容和区域均衡布局。

4. 改革创新，揭榜挂帅

加强重大基础设施建设与重大战略、重大改革协同，创新配套措施，确保发挥投资效益。以揭榜挂帅方式推动国家医学中心、区域医疗中心等重大项目建设，集中力量开展医学关键技术攻关，引领服务体系模式转变。

5. 中西并重，特色发展

坚持中西医建设任务同规划、同部署、同落实，遵循中医药发展规律，认真总结中医药防治新型冠状病毒感染经验做法，建立符合中医药特点的服务体系，更好发挥中医药特色和比较优势，推动中医药和西医药相互补充、协调发展。

第二节　我国基层医疗卫生机构的发展目标

2022年，国务院召开政策例行吹风会，介绍《"十四五"城乡社区服务体系建设规划》（以下简称《规划》）有关情况，该规划首次被列为"十四五"时期重点专项规划之一。《规划》提出"十四五"期间，基层医疗的5项重点发展方针。

1. 基层医疗以人才为核心

近年来，为充实基层医疗人才队伍，国家出台了定向免费医学生培养、人员培训、对口支援这样的综合措施。截至2020年底，全国基层卫生人员超过了430万人，其中执业或者执业助理医师增加到了153万人，基层的430万人里面还包括100多万乡村医生。通过这些举措，全国基层人员无论从学历、职称、专业结构上，都有了比较大的提高。《规划》强调，未来5年要继续以人才为核心，持续加强人才队伍建设。积极组织发动城市公立医院在职医生和退休人员到基层医疗卫生机构开展服务。

2. 丰富家医签约服务内涵

数据显示，全国基层医疗卫生机构诊疗人次数超过了 41 亿人次，除了门诊医疗服务以外，基层每年还管理高血压患者超过 1 亿人，2 型糖尿病患者超过 3 500 万人，健康管理的老年人超过 1 亿人。近年来，基层医疗卫生机构以老年人、儿童、孕产妇、慢性病患者为重点人群，不断探索家庭病床、上门巡诊以及慢性病长处方等服务，群众的获得感在持续提升。《规划》指出，在"十四五"期间，要继续丰富家庭医生签约服务的内涵，壮大医师队伍，完善服务方式，积极推进医养结合服务，更好提升签约服务的吸引力和满意度。不断优化基本公共卫生服务，推动电子健康档案的规范化并加大应用，更好促进医防融合。深入推进老年人、儿童、孕产妇等重点人群的健康管理工作。

3. 全面推进村（居）民委员会公共卫生委员会建设

近两年来，为加强社区疫情防控，我国有大部分省份已经不同程度上在村（居）民委员会推进了公共卫生委员会的建设，其中，北京、广东、安徽、甘肃等省（市），均已在全省（市）范围内全面推开。《规划》指出，将持续大力推进村（居）民委员会公共卫生委员会的建设，为促进基层治理现代化、推动实施健康中国、积极应对老龄化以及全面推进乡村振兴等国家战略打下坚实的基础。这也是继今年 1 月，国家卫健委发布《关于加强村（居）民委员会公共卫生委员会建设的指导意见》之后，国家层面再一次明确公共卫生委员会建设的指导性政策。

4. 加快基层发热诊室建设

新冠疫情发生以来，广大基层医疗卫生机构承担了大量社区疫情防控、隔离场所管理、核酸采样、疫苗接种等工作，经受住了考验和检验，作出了积极贡献。正因如此，让大家看到了疾病预防的重要性，但从整体上来说，基层卫生健康工作还是存在不少短板弱项。《规划》强调，基层疫情防控能力需持续提升，尤其要加强乡镇卫生院和社区卫生服务中心的疾病预防职责。具体来说，需加快推动基层发热诊室设置和规范管理，做好新冠疫苗接种，协助做好社区疫情隔离管控等，协同构建起强大的公共卫生体系。

5. 持续开展优质服务基层行

优质服务基层行活动自 2018 年开展以来，不断提升基层服务能力，极大推动了分级诊疗制度建设。《规划》强调，要继续加强服务体系建设，持续开展优质服务基层行活动，着力提升基层的医疗服务能力，力争使乡镇卫生院和社区卫生服务中心能够普遍达到基本标准。深入推进城市"医联体"、农村县域"医共体"的建设，加快社区医院建设，更好地推动形成上下联动、医防结合、分级诊疗的新格局。今年是"优质服务基层行"全面推行的第 5 年，随着改革的进一步落实，全国乡镇卫生院、社区卫生服务中心的综合实力将得到进一步提升。基层卫生健康未来 5 年发展已定下总路线图，这是基层开启新征程的蓝图，更是大家共同的行动纲领。

《规划》上调了医师数、基层医疗卫生机构床位数，同时明确，到 2025 年，全国医疗机构设置规划中，县办公立医院及基层医疗卫生机构每千人口床位数指导性要求为 3.5

（表 5－1）。这个数据较 2020 年上调 18％，高于其他医疗机构，简单来说就是基层医疗卫生机构床位数要增加，并且有了明确目标。

表 5－1　2025 年全国医疗机构设置规划主要指标

主要指标	2020 年现状	2025 年目标	指标性质
每千人口医疗卫生机构床位数（张）	6.46	7.40～7.50	指导性
其中：市办及以上公立医院（张）	1.78	1.90～2.00	指导性
县办公立医院及基层医疗卫生机构（张）	2.96	3.50	指导性
每千人口公立中医类医院床位（张）	0.68	0.85	指导性
每千人口执业（助理）医师数（人）	2.90	3.20	预期性
每千人口中医类别执业（助理）医师数（人）	0.48	0.62	预期性
每千人口注册护士数（人）	3.34	3.80	预期性
每千人口药师（士）数（人）	0.35	0.54	预期性
医护比	1：1.15	1：1.20	预期性
床人（卫生人员）比	1：1.48	1：1.62	预期性
二级及以上综合医院设置老年医学科的比例（％）	—	≥60.00	预期性
县办综合医院适宜床位规模（张）	—	600～1000	指导性
市办综合医院适宜床位规模（张）	—	1000～1500	指导性
省办及以上综合医院适宜床位规模（张）	—	1500～3000	指导性

注：①医院床位含同级妇幼保健院和专科疾病防治院（所）床位。②"省办"包括省、自治区、直辖市举办；"市办及以上"包括省办及以上和市办，其中"市办"包括地级市、地区、州、盟举办；"县办"包括县、县级市、市辖区、旗举办。③适宜床位规模指综合医院单个执业点的床位规模，下同

第三节　我国基层医疗卫生机构的发展思路

一、我国基层医疗卫生机构发展面临的新形势

1. 人口老龄化、农村空心化

随着我国改革开放的不断深入，经济稳步发展，城市化不断推进，人口老龄化、农村空心化的问题也日益突出。据全国老龄工作委员会办公室、中国老龄协会 2019 年公布的数据显示，2035 年前后中国老年人口占总人口的比例将超过四分之一，到 2050 年前后将超过三分之一。伴随着城市化进程的加快，大量农村青壮年劳动力涌向城市，农村劳动力骤减，广大农村地区普遍出现空心化现象。

人口老龄化、农村空心化的现象给我国基层医疗卫生机构带来了新的问题和挑战。青

年人选择离开农村后,留守农村的老人的照料面临困境。农村基层医疗卫生机构将承担更多满足农村老人的健康权益和老龄化与慢性病等医疗需求的责任。此外,农村空心化也使农村基层医疗卫生机构人员短缺现象加剧,人才流失严重。

2. 现代信息技术迅速发展,为基层医疗卫生机构的弯道超车提供可能性

随着现代信息技术的迅速发展,移动互联网、物联网、云计算、可穿戴设备等新技术在医疗卫生领域也得到了应用,医疗健康业与互联网的结合程度更加紧密,出现了"互联网＋医疗"模式,包括远程医疗、互联网诊疗和互联网医院,推动了惠及全民的健康信息服务和智慧医疗服务。

这种"互联网＋医疗"模式有助于实时监测老年人及慢性病人的健康状况,有助于基层医疗卫生机构进行疑难重症的诊治,帮扶带动基层医疗卫生机构快速发展,为基层医疗卫生机构的弯道超车提供了可能性。

3. 医保支付及支付方式的改革对基层医院的运营管理提出更高要求

在医疗改革逐渐深入的过程中,医保支付已经成为当前各个医疗机构收入的主要来源,当前基层医疗卫生机构的医保支付大多为总额控制。如何在每年固定的、有限的医保资金下,实现自身医疗水平的提高及医院财务的良性运转,保证职工合理的薪资待遇,是基层医疗卫生机构管理者面临的重要问题。

4. 资源失衡阻碍基层医疗卫生机构的快速发展

国务院办公厅于 2015 年出台了《关于推进分级诊疗制度建设的指导意见》(国办发〔2015〕70 号),但目前医疗资源与就诊需求的结构性失衡依然存在,很多地区双向转诊尚未实现,向下转诊难以执行。三级医院与基层医疗卫生机构在人员、设施等方面长期存在着严重的资源不均衡状态。因为资源优势,三级医院对医疗服务市场形成了明显的"虹吸效应",把原本可以到基层医疗卫生机构的优质人力资源吸引到大医院来,加剧了基层医疗卫生机构人才资源的紧缺,而且也对患者和医疗服务需求"虹吸",特别是在当前人民生活水平日益提高,到城市大医院就诊已普遍可及的情况下,患者对更高级别的医院自然形成就医偏好,很多事后被证实本可在基层社区解决的小病或常见病被"虹吸"到三级医院,大医院越办越大,而基层医疗卫生机构越来越萎缩。

二、我国基层医疗卫生机构的发展重点

"十四五"期间,国家卫生健康委将坚持"以人民健康"为中心,加大工作力度,推动城乡社区医疗卫生服务体系高质量发展。重点是在 5 个方面加大工作力度。

一是立足于平急结合,积极应对传染病。加强乡镇卫生院和社区卫生服务中心的疾病诊治职责,加快推动基层发热诊室设置和规范管理,做好疫苗接种,协助做好社区传染病的诊治、康复和健康教育,协同构建起强大的公共卫生和基本诊疗体系。

二是提升综合服务能力。继续加强服务体系建设,持续开展优质服务基层行活动,着力

提升基层医疗服务能力,力争使乡镇卫生院和社区卫生服务中心能够普遍达到能力基本标准。深入推进城市"医联体"、农村县域"医共体"的建设,加快社区医院建设,更好地推动形成上下联动、医防结合、分级诊疗的新格局。

三是以人才为核心,持续加强人才队伍建设。通过定向免费医学生培养、人员培训、对口支援等综合措施,为基层提供更多人才保障,积极组织发动城市公立医院在职医生和退休人员到基层医疗卫生机构开展服务。

四是以健康为中心,继续改善医疗卫生服务。"十四五"期间,要丰富家庭医生签约服务内涵,壮大医师队伍,完善服务方式,积极推进医养结合服务,更好提升签约服务的吸引力和满意度。不断优化基本公共卫生服务,推动电子健康档案的规范化并加大应用,更好促进医防融合。深入推进老年人、儿童、孕产妇等重点人群的健康管理工作。

五是完善卫生健康基层治理体系,推动形成全社会支持基层卫生发展的合力。大力推进村(居)民委员会公共卫生委员会的建设,使得公共卫生委员会能够在卫生宣教、服务评议、防疫应急等工作中更好地发挥作用,为促进基层治理现代化、推动实施健康中国、积极应对人口老龄化以及全面推进乡村振兴等国家战略打下坚实基础。

《"十四五"城乡社区服务体系建设规划》将各级各类、不同所有制形式、不同隶属关系、不同服务对象的医疗机构统一规划布局。为引导医疗卫生资源合理配置,充分发挥有限资源的最大效率和效能,国家对基层医疗卫生机构设置提出 8 个要求。

一是明确卫生院、村卫生室兜底农村医疗网络。《规划》强调完善城乡医疗服务体系,并再次明确农村医疗机构功能定位:完善以社区卫生服务机构为基础的城市医疗卫生服务体系,建立城市医院与社区卫生服务机构的分工协作机制;进一步健全以县级医院为龙头,乡镇卫生院和村卫生室为基础的农村医疗服务网络。

二是加快基层医疗卫生机构分级诊疗。完善以社区卫生服务机构为基础的城市医疗卫生服务体系,建立城市医院与社区卫生服务机构的分工协作机制;进一步健全以县级医院为龙头,乡镇卫生院和村卫生室为基础的农村医疗服务网络。

三是社区卫生服务机构、卫生院向老年医学发展。加强二级及以上综合医院老年医学科的设置,鼓励有条件的二级及以上中医医院设置老年病科,引导部分一、二级公立医疗机构转型为长期护理机构,还要探索社区卫生服务机构、乡镇卫生院建设社区(乡镇)医养结合服务设施的模式,鼓励养老机构周边医院开设老年医学科,开展多种形式的医养结合服务,做好老年病诊疗相关工作。

四是鼓励社会办医。探索社会办医和公立医院相互协作的模式,拓展社会办医空间,不对社会办医区域总量和空间作规划限制。

五是发展中医药,基层医疗卫生机构是基础。构建以国家中医医学中心、区域中医医疗中心为龙头,各级各类中医医疗机构和其他医疗机构中医科室为骨干,基层医疗卫生机构为基础,融预防保健、疾病治疗、康复于一体的中医药服务体系。

六是基层医疗卫生机构信息化建设。强化信息化的支撑作用,切实落实医院、基层医疗卫生机构信息化建设标准与规范,推动人工智能、大数据、云计算、5G、物联网等新兴信息技术与医疗服务深度融合,推进智慧医院建设和医院信息标准化建设,大力发展并规范远程医疗和互联网医疗。

七是急救服务体系覆盖城乡。要构建覆盖城乡、衔接顺畅、服务优质的省、市、县三级医疗急救服务体系,其中重点提高乡镇卫生院急救转运能力。推动院前急救网络与院内急救有效衔接,探索建立院前医疗急救机构与五大中心(胸痛中心、卒中中心、创伤中心、危重孕产妇救治中心、危重儿童和新生儿救治中心)实时交互智能平台,推行急诊急救服务一体化。

八是分片区建设重大疫情救治体系。依托综合救治能力较强的医院,在全国分片区建设以国家医学中心、国家级和省级区域医疗中心为龙头,相关医疗机构共同组成的重大疫情医疗救治网络。坚持医防协同、平急结合,按照分级、分层、分流救治原则,形成分工明确、优势互补、协同联动的重大疫情救治体系。持续强化医院感染防控管理,提高重大疫情应对能力。

第四节　我国基层医疗卫生机构中的亮点工作及启示

一、福建省

(一) 福州市长乐区

长乐区利用互联网及信息化管理手段,对接区域卫生服务信息平台,实现辖区内的互联网医疗,提供网上挂号、远程会诊等互联网诊疗服务。依托与省、市级医疗卫生机构或组织建立的良好联系,积极鼓励医务人员外出进修、服务基层。定期选派医务人员前往省、市组织的培训班或业务交流会交流学习;选派医务人员前往上级医院进修或培训;每周组织医务人员,尤其是青年医生参加全国中医药视频培训会议,提升中医药服务水平。长乐区以县级医院的技术优势为依托,定期选派优秀医疗骨干至各对口支援的基层医疗卫生机构,以"传、帮、带"的形式将基层医疗卫生机构适宜的医疗技术传授至基层医务人员,提升基层医疗卫生机构的医疗服务水平。

(二) 厦门市同安区

同安区充分借助医共体以及厦门市医疗大数据中心等平台,使辖区内居民可实现网上预约诊疗等信息化诊疗服务。

1. "三师共管"

同安区总医院成员单位共 13 家,其中三级乙等综合型医院 1 家(市第三医院),二级甲等中医院 1 家(区中医院),二级专科皮肤病防治院 1 家(区皮防院),社区卫生服务中心 3 家,卫生院 6 家,开发区卫生所 1 家,以及村卫生所 111 家,辖区服务人口达 66 万人。

依据《厦门市同安区卫生和计划生育局关于印发全面推进高血压病、糖尿病"三师共管"分级诊疗试点改革工作实施方案(试行)的通知》的文件精神,同安区总医院制定了由医院的专科医师、基层医疗卫生机构的全科医师和慢病健康管理师组成的慢病防治、健康管理组织框架,搭建由同安区总医院及各分院的专科医师、全科医师和健康管理师为架构的,层级分明、分工协作式的"三师共管"分级诊疗服务体系(图 5 - 1)。

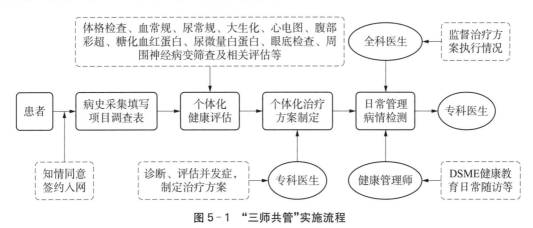

图 5 - 1　"三师共管"实施流程

专科医师:由二级以上医院的主治以上职称专科医师担任。负责对签约入网患者进行诊断、制定个体化治疗方案,并定期下社区巡诊、带教全科医师、帮扶基层医疗卫生机构使之能胜任对高血压、糖尿病患者的日常诊疗。

全科医师:由基层医疗卫生机构取得全科医师资格的医师担任。负责监督患者对专科医生制定的诊疗方案的执行情况,了解患者病情变化,做好随访病程记录,将病情控制不良的患者及时反馈至专科医师,以期尽快解决问题;在专科医师的带教下实现对高血压、糖尿病病友的独立诊疗;做好与健康管理师的日常工作沟通交流,参与商定患者个体化健康管理教育方案,解决健康管理师在执行患者健康教育过程中反馈的问题。

慢病健康管理师:由基层医疗卫生机构中具有一定慢病防治知识基础的临床医师、公卫医师、护士或与医学营养、药学、心理等相关专业的专兼职医务人员,以及乡村医师,经专门培训考核合格后担任,慢病健康管理师是患者与医师的联系纽带,负责患者日常的随访与健康教育,旨在对患者个人行为进行干预以达到预期效果;强化个体化健康教育,指导患者早日实现日常自我管理;及时向医生反馈患者的病情变化情况,负责安排患者下次随诊时间及双向转诊相关事宜。

2. 信息化建设

(1)远程医疗综合应用系统:以同安区总医院为立足点,借助互联网等现代科学技术,搭建服务全区的远程医疗综合应用系统。联合全区 13 家医疗单位,通过部署在总院及各分院区的视联网终端,为辖区内的医院提供高清音视频的交互式远程应用,形成集团协同医疗信息数字化体系。系统支持远程会诊、远程手术示教、远程教学培训、远程会议等应用,在每家医疗单位均部署有两个以上的终端,很好实现了总院与各分院区诊疗、会议、教学工作的互联互通,有效缩短物理距离,提升工作效率。

(2)医疗信息区域共享系统:同安区总医院与同安区中医院建立院际间的影像共享系统,通过 PACS 系统同步推送数据,共享院际间的影像信息,让中医院的患者可以直接应用总院影像系统进行检查预约,检查后中医院的医师能在本院区调用到患者在总院检查的完整影像信息。并在此基础上,借助厦门市卫健委统一部署的区域影像平台,更可实现区医院与市各大医院间三个月内影像资料的互相调阅。

(3)区域检验、心电信息共享平台:以同安区总医院为中心,借助互联网技术及远程医疗系统,搭建检验、心电信息的信息共享平台。在检验项目信息共享方面,目前我院检验科负责同安区各基层医疗卫生机构外送标本临床检验工作(以孕产妇 HIV 筛查为主),检验报告通过 LIS 系统进行互通打印,实现区域内同等质量检验、统一规格报告。这让患者在就近社区卫生院即可享受到大医院同等质量的检验服务,也为患者节省了大量时间,争取最佳治疗时机,在一定程度上也推进了分级诊疗工作的开展。在心电检查方面,以同安区总医院为立足点,通过远程医疗系统和区域卫生系统,提供检查、医疗服务、监管、预警等方面的功能。患者在卫生院检查,发送请求给总院并选择会诊专家,总院端接收到申请信息,对图像进行诊断并给出报告,同步传送到卫生院的电脑上,完成会诊。

(4)便民就医环节:同安区总医院全面支持电子健康卡的应用,通过二维码的主扫与被扫功能,实现预约挂号、就诊、医保结算、取药、检查预约、体检预约、报告查看、报告打印等全流程就医环节。

3. 优势资源"传帮带"

同安区总医院统筹总院技术力量,成立由副院长领导的 3 个多学科协作团队,每个医疗业务管理团队负责对接 3 个分院,形成优质资源下沉,通过"传帮带"方式提升分院临床医生的技术水平和医院管理水平。在提升分院医疗水平方面,总医院各科另选医疗骨干下派至基层分院挂职服务,开展相应的医疗服务(包含中医药服务)以及医疗技术"传帮带"。以中医药"传帮带"为例,总院定期组织优质的中医专家下点至对口支援的基层医疗卫生机构,开展针灸、推拿、正骨等多项中医药诊疗服务,使辖区内基层群众享受优质的中医药服务。同时在基层医疗卫生机构中以"传帮带"的方式提高基层医务人员的中医药业务水平,推广基层适宜的中医药技术。

(三)莆田市秀屿区

秀屿区借助信息化手段和互联网技术以区医院为依托建立电子病历和医院决策分析系统,同时将辖区内的卫生服务信息平台与个人健康档案对接,能够实现网上预约诊疗、网上挂号,远程会诊系统正在建设中。

依托区级医院的医疗技术优势,通过基层医疗卫生机构建立的"联合病房"制度,为辖区内居民提供区级医院与社区卫生服务中心的双向转诊服务,提高辖区内居民的健康水平,同时尽可能节省居民的医疗开支。

(四) 泉州市石狮市

泉州市石狮市联合辖区内的基层医疗卫生机构建立医共体联盟,初步构建辖区内的区(县)级医院与基层医疗卫生机构之间的双向转诊机制,为辖区内居民提供良好的双向转诊服务,保障辖区内居民的健康水平。以医共体为依托,借助互联网技术,在辖区内构建区域影像、区域心电、区域检验系统,实现区域内的医疗信息的互联互通;打造远程专科诊断中心,实现辖区内居民的远程会诊、远程慢病管理等便捷的互联网卫生健康服务。充分发挥"预防为主,防治结合"的思想,借助县综合医院和县中医院的技术优势、多发病的防治指南,为辖区内居民提供基层常见病、多发病的防治服务,切实提高居民的健康水平。以县级医院的技术优势为依托,定期选派医院骨干下沉至基层医疗卫生机构进行对口支援,涵盖临床多个重要科室以及医疗机构管理多方面下沉。

(五) 三明市尤溪县

1. 驻点帮扶

根据文件《尤溪县总医院关于印发 2019 年驻乡驻村工作方案的通知》的精神,尤溪县总医院于 2019 年内对 6 个驻点帮扶对象(卫生院),实行驻点帮扶,定期组织院内医疗业务骨干驻点帮扶,开展急救技术、普通体表肿物切除、骨折手法复位、内固定取出术、中医康复技术等医疗服务。2019 年内累计驻点 1 290 人次,下乡 1 816 天,完成门诊人次 7 629 人,查房 5 788 人次,开展手术 159 例,业务教学讲座 202 次,进村入户 166 次,指导分院开展新技术和新项目 22 项,大科室护士长累计驻点 282 人次,下乡 510 天,完成护理质量检查报告 315 份,提升了乡镇卫生院的综合服务能力。

2. 分级诊疗与双向转诊

根据《尤溪县总医院关于下发分级诊疗及双向转诊管理制度的通知》的要求,尤溪县总医院创立"基层首诊,双向转诊,急慢分治,上下联动"的分级诊疗模式。通过医疗专家下乡坐诊服务工作,方便百姓就近看病,减轻群众就医经济负担;充分尊重病人的选择权,遵循转诊自愿原则;加强信息沟通,建立起有效、严密、实用、畅通的上转、下转渠道,畅通双向转诊的绿色通道;加强医疗资源共享,充分应用信息互通平台,鼓励基层检查上级诊断等方式完善分级诊疗及转诊制度。2019 年内,尤溪县总医院共计上转 749 人次,下转 7 802 人次,实现大病在县级医院,小病在社区,常见病、多发病在基层医院,危急重症在上级医院治疗。

3. 远程会诊

利用互联网技术,建立省、市、县基层医疗卫生服务互联互通平台,实现远程会诊、在线专家门诊、医学影像和心电远程会诊等医疗服务。如尤溪县总医院院区上联福建省医科大学附属第一医院、孟超肝胆医院、三明市第一医院等省、市级医院,下通医共体内各基层医疗卫生机构；中医院院区上联上级医院、下通各个乡镇进行中医远程会诊,常邀请福建中医药大学附属第三人民医院及福建中医药大学国医堂的专家进行会诊,2019年累计共8次,总会诊278人次。

4. 慢病管理

根据《尤溪县总医院关于印发慢性病一体化管理工作实施方案的通知》,尤溪县总医院成立全民健康管理部,针对目前的主要慢病(高血压、糖尿病、严重精神障碍、肺结核),建立相应的疾病管理中心。慢病疾病管理中心分别由总医院各学科主任医师任主任,组建若干服务团队,各服务团队分别由县级临床医生、护士、乡镇负责慢性病管理工作的全科医生或临床医生组成,每个团队5~10人。县级医院成立技术专家管理机构,明确人员职责;各乡镇分别成立管理站,指定专人负责慢性病一体化管理,各村设立管理员,落实相应工作,形成县、乡、村三级共管网络。创立"红、黄、绿、灰"四色标识,将慢性病患者分为四类,分别由县总医院各慢性病管理中心、乡镇慢性病管理站、村卫生所进行分标管理。最终建立以人群为基础,慢性病人为中心,"分类、分标、分级、分片"的一体化管理新模式。2019年度,尤溪县总医院共为2.84万名高血压患者、0.86万名糖尿病患者、138名肺结核患者以及2000名严重精神障碍患者提供"分类、分标、分级、分片"的一体化健康管理服务。

此外,尤溪县总医院以"互联网＋中医药"为指导理念,借助互联网技术,将各分院和总医院的中药处方流转到中医医院,实施中药代煎及配送服务。推进"互联网＋人工智能"应用服务,研发基于AI智能语音系统,与出院患者随访系统、慢性病一体化管理系统和微信公众号融合,开展慢性病患者真实性核查,为慢性病患者推送电子健康教育处方和信息推送服务,实施出院患者满意度调查、随访服务,提供各类检查报告提醒与调阅功能。

5. 医疗信息共享

借助互联网技术,以福建省卫健委信息化"聚、通、用"统筹规划为指导思想,完善电子病历为核心的医疗大数据中心建设,逐步实现总医院紧密型医共体信息化与国家、省、市数据共享标准对接,完成县域内医共体信息平台、医院信息互联互通标准化成熟度四级乙等、电子病历系统功能应用水平4级和医院智慧服务体系建设,实现数据互联互通的共享通道,促进全民健康信息共享应用。

6. 中医"师带徒"

根据文件《尤溪县总医院关于印发中医师承教育工作制度的通知》的精神,尤溪县总医院开展中医"师带徒"项目。截至目前共有9位中医师承指导老师,11位师承学员,中医"师带徒"均为同专业内高级职称医师指导中级以上医师,继承人能够掌握、继承本专业老师的学术思想、临床经验和技术专长,为培养热爱中医药事业、医德高尚、理论功底扎实、实践能力较强的中医药临床人才而努力。

(六) 龙岩市新罗区

新罗区在辖区内积极联系基层医疗卫生机构,共同参与到区域医共体的建设之中。借助互联网技术和信息化管理方式,新罗区积极优化辖区内居民的就诊流程,搭建辖区内居民健康信息的互联互通的信息平台,实现辖区内居民的网上进行预约诊疗、充值、结算、检验检查报告查询等功能,实现乡镇卫生院的远程会诊。通过与乡镇卫生院(社区卫生服务中心)建立"托管型""紧密型"帮扶关系,积极开展医院对口支援工作,定期派遣医疗骨干人才下沉帮扶,使基层医疗卫生机构医疗技术、医疗质量、医疗机构管理等方面得到一定程度的提升。

(七) 南平市松溪县

松溪县联合辖区内多家基层医疗卫生机构共建医共体。借助县级医院与基层医疗卫生机构之间建立帮扶关系,县级医院每年派遣优质医疗人才下沉到基层医疗卫生机构开展技术帮扶,服务基层民众,让基层民众享受到优质的医疗服务;开展基层医疗卫生机构适宜技术的培训与推广,切实提升基层医疗卫生机构的医疗服务质量。

二、贵州省

贵州省在医联体建设方面取得了明显成效和经验,其中代表性的就是紧密型医联体模式——托管普定县中医医院。

(一) 普定县中医医院概况

普定县中医院1984年建立,2013年通过二级甲等中医医院评审验收。托管前普定县中医院由于历史原因,医院占地面积小,设备设施落后,占地面积1 500 m²,房屋使用面积3 400 m²,开放床位仅120张,在职职工140人,临床科室6个,2015年门诊仅4万人次,出院4 000人次,年业务收入1 200万元。医院整体综合服务能力差,远远不能满足普定县人民群众对中医药服务的需求。加之管理上规章制度不健全,运行机制不完善,职工工作积极性不高,医院发展出现停滞甚至下滑态势。

基于上述状况,2015年在国家医药卫生体制改革新形势下,普定县委、县政府抢抓机遇,攻坚克难,根据《普定县全面推开县级公立医院综合改革的实施意见》的通知(普府办发〔2015〕69号)以及《普定县公立医院用人自主权实施方案(试行)》的通知(普府办发〔2016〕8号)等相关文件要求,普定县卫生计生局积极请求上级中医医院支持,经与中医大一附院协商,于2016年1月8日正式签订全面托管战略协议,并挂牌贵州中医药大学第一附属医院普定医院,开启了普定中医院发展的新纪元。

(二) 管理模式

1. 协议管理
以签约的方式获得普定县中医医院的经营管理权,按照"4个坚持"的原则,即坚持国有资产保值增值原则、坚持"七不变"原则(托管前后医院资产归属不变、行政隶属关系不变、医院性质及基本功能不变、财政拨款渠道和医院收费标准不变、现有在职在编职工身份及待遇不变、医院承担的社会责任不变、医院独立法人地位不变）、坚持政策法律优先原则、坚持互利双赢原则。

2. 制度管理

贵州中医药大学第一附属医院制定了《贵州中医药大学第一附属医院托管普定县中医医院管理办法》，派驻管理团队及专家团队严格按照《管理办法》对普定县中医医院进行托管。该《管理办法》明确了管理团队的职责、权限、隶属关系等，确保有制度保障进行管理。

3. 业务管理

贵州中医药大学第一附属医院安排的管理团队，包括执行院长、常务副院长、医务科长、财务科长、宣传科长等主要职能部门负责人，常驻普定县中医医院对医院进行全方位行政管理。管理团队除履行医院管理的正常职能外，更重要的是做好医院发展规划；贵州中医药大学第一附属医院每日安排 2 名以上副主任以上职称专家到普定县中医医院坐诊、查房、手术带教，落实"一对一带教"方式，并免费接收普定中医院专业人员到中医一附院进修（包括住宿均全部由一附院免费提供），一年多来，共接收进修生 34 名。打造"输血与造血相结合"的模式，着重造血功能，力求打造一支带不走的优质医疗团队。

（三）托管后取得的主要成效

1. 专科建设水平显著提升

由原来的内科、外科、妇产科、康复科、急诊科、五官科等 6 个临床科室，分化为内一科、内二科、外一科、外二科、妇科、产科、康复科、皮肤科、口腔科、儿科、急诊科等 19 个临床科室，病区由 4 个增至 16 个，医技科室 5 个，专科门诊由 2 个增至 10 个，以及成立"治未病"体检中心、国医堂。普定县"120"急诊急救平台也落户该院，使该项工作得到进一步提升。2016 年中医妇科获"省级重点专科建设单位"。每一个分化临床专科的建设根据发展需要，由贵州中医药大学第一附属医院的派驻专家进行指导，整体临床水平得到明显的提升。

2. 行政管理水平明显提升

托管后，针对行政科室设置不足或欠缺的情况，根据医院实际工作需求，重新分化设置行政管理科室 12 个，并于 2016 年 8 月完成中层干部竞聘上岗工作，将一批愿干事、想干事的员工安排到管理岗位，以完善管理组织架构和功能，制定完善相关管理制度和《员工手册》，为医院管理做好铺垫。

3. 建立了医疗质量与安全管理机制

依托贵州中医一附院的管理模式，结合中医大一附院实际情况，对医院医疗质量管理查缺补漏，建立健全了适合医院发展相关的医疗质量管理制度和规范。成立医疗管理委员会、药事管理委员会、医疗技术管理委员会等，并狠抓核心制度落实；强化医务人员"三基"培训与考核，建立"病历质控管理标准"，规范病历审核及归档制度，病历归档更加及时、规范，有力助推了医疗质量的整体提升。制定"联合大查房评分表"，对 8 个临床科室开展医疗、护理、院感、药事等为主要内容的医疗质量与安全联合检查,形成常态机制,逐步规范临床科室的诊疗行为。完善《进修生、实习生管理规定》,深入开展"改善医疗服务行动计划",提高医疗服务水平,加强医疗纠纷隐患排查,制定《普定县中医医院医疗纠纷管理规定》,处理各类医疗纠纷8起,并按照省卫健委要求参保医疗责任险。

4. 中医药特色优势进一步得到彰显

制定科室中医临床路径,已经完成中医临床路径入径病例308例。开展"冬病夏治""冬病冬治"项目,医院治未病预防保健服务能力进一步提升。引进中医一附院院内制剂2种、膏方7种,鼓励科室开展中医治疗手段,提高中药使用率,中药处方占比,中药饮片使用率较上年增长60%,中医药优势治疗技术也明显增加,各科室开展中医治疗项目均超过3项。2017年4月,启用智能颗粒药房。

5. 人才培养初显成效

成立医教科,为医务人员搭建技能提升平台,年平均开展院内讲座38次以上,医疗初级职称人员全部完成"三基"考试,每年选派10名以上临床医生或科主任到贵阳中医一附院进修学习。完成省中管局课题申报8项,批准立项1项。16名人员晋升副高职称,51名临床医疗人员考取执业医师资格证,专业技术人员由149人增加至341人。

6. 护理质量明显提高

制定《护士长手册》《护理人员管理办法》《实习护士管理办法》《护理实习生带教老师遴选管理制度》,每年开展岗前培训2次,加强护理人员"三基"训练和技能考核,共轮训护理人员900余人次,选派进修护士42名,副高职称晋升2人,并全面执行护理电子病历书写管理、晨间护理管理、交接班管理、医嘱查对制度、护士长夜查房等工作,按月开展"优质护理满意度调查",护理规范化管理迈上新台阶。开设中医护理门诊。对新一轮竞聘上岗的护士长开展培训,促进了护士长管理能力和综合素质的整体提升。

7. 省级优质医疗资源下沉,高水平医疗服务惠及百姓

自2016年1月8日,县委县政府与贵州中医药大学第一附属医院签订正式托管协议以来,积极利用省级优质医疗资源,开展大型义诊,先后有100名专家来普定县中医医院坐诊1200余次,对口帮扶进驻103人次,带动手术麻醉、胃镜、骨科、产科、外科等学科的发展,尤其推动了胃镜和腔镜技术,并培养了3名临床医生独立开展工作。帮助医院推广新技术新业务30余项,涵盖产科水囊引产术、外科肛肠手术、腹腔镜手术、髋关节置换术、大隐静脉剥脱术、无痛分娩等技术,推动和提升了普定县中医医院外科技术发展水平。近两年的时间以来,贵阳中医一附院为普定县中医医院培养了一批优秀骨干人员。

8. 紧密托管出成绩,普定中幼医疗集团再续新篇

2019年1月,贵州中医药大学第一附属医院与普定县人民政府签订普定县妇幼保健院托管协议,2019年3月,普定县中医医院与县妇幼保健院试点先行探索在一附院统一托管下组建普定县中幼医疗集团,同年10月,普定县人民政府批复成立普定县中幼医疗集团,全面铺开紧密型医联体构建工作。

9. 医院综合服务能力明显提升

托管后医院在医疗、保健、教学、预防、应急等方面都取得快速进步,综合服务能力明显提升。特别是2019年新托管普定县妇幼保健院,形成普定县中幼医疗集团,托管后各项指标快速增长。

(四) 历年来主要指标增长情况

普定县中医医院2015～2020年、妇幼保健院2017～2020年主要指标增长情况见表5-2、5-3。

表5-2　普定县中医医院2015～2020年主要指标

项目	2015年	2016年	2017年	2018年	2019年	2020年	托管前后增长额	托管前后增长率(%)
门诊人次	40 314	54 554	73 753	89 771	94 702	91 309	50 995	126.49
手术台次	358	581	981	1 218	1 148	1 250	892	249.16
出院人次	479	5 422	8 298	9 760	10 441	10 518	6 439	157.86
人员数量	149	244	251	303	380	381	232	115.70
医疗收入(万元)	1 469.80	2 453.64	4 880.54	6 078.01	6 680.85	7 328.39	5 859.00	398.60
财政补助(万元)	738.00	618.00	780.61	1 034.91	1 013.27	1 147.48	409.00	55.49
总收入(万元)	2 210.00	3 420.00	6 188.13	8 321.48	8 023.18	11 880.20	9 670.00	437.57

表5-3　普定妇幼保健院2017～2020年主要指标

项目	2017年	2018年	2019年	2020年	托管前后增长额	托管前后增长率(%)
门诊人次	10 249	8 449	18 337	37 163	26 914	262.60
手术台次	108	54	280	635	527	487.96
出院人次	923	199	2 883	4 243	3 320	359.70
人员数量	59	60	95	97	38	64.41
医疗收入(万元)	294.70	231.37	1 056.76	2 191.24	1 897.00	634.55
财政补助(万元)	527.30	523.98	451.95	485.12	-42.00	-0.08
总收入(万元)	822.00	755.35	1 508.71	2 756.05	1 934.00	235.29

贵州中医药大学第一附属医院派驻的执行院长刘颖同志,由于突出的成绩,用实际行动助力脱贫攻坚,被评为"全省脱贫攻坚优秀基层党组织书记"。

三、河北省

承德市丰宁满族自治县加强基层中医药人才培养,提升中医药服务能力,采取乡村医生定向培养计划。张家口市宣化区紧抓专科协作发展纽带,推进专科联盟建设,打造远程专科诊断中心。石家庄市赞皇县、秦皇岛市抚宁区均能利用中医药理论结合康复器材对中风后遗症、肢残等疾病进行康复治疗。其中,石家庄市赞皇县中医院改造了标准化血液透析室、小儿康复室,被评为脑瘫儿童、智力残疾儿童康复训练定点康复机构。邢台市襄都区为辖区居民提供疾病预防、诊断、治疗、康复、护理等一体化、连续性医疗服务,防治结合,全面推进家庭医生签约服务等工作。廊坊市香河县充分利用信息化管理手段,建立医共体内分级诊疗运行新模式:一是实行双向转诊,二是实现远程会诊,三是建立域外会诊。

各个县区基层医疗发展都各有优势,不过目前全县区的医联体信息系统尚未融合,正在逐步推进以电子病历为核心的医疗大数据中心和信息集成平台的建设。在这其中,具有代表性的就是承德市丰宁满族自治县。

自 2017 年以来,丰宁县按照国家和省市深化医药卫生体制改革的统一部署,持续促进中医药事业的发展,积极贯彻落实《强化基层中医药人才培养计划》,努力提升基层中医药服务能力建设。始终围绕"继承和发展中医药事业"的思路,致力于传承中医药事业、完善中医药服务体系、强化中医药基础等工作。狠抓中医药人才队伍建设,并且定期对乡村医生进行中医药知识培训。加强中医药健康教育指导和居民中医药健康保健知识宣传,充分发挥中医"治未病"理念在慢性病防治中的优势。

丰宁县尤其重视中医药人才队伍建设和中医队伍整体素质的提高,注重中医药临床科研、学术活动的开展,积极采取多种举措,多渠道、多层次加快中医药人才的培养步伐。

一是名中医培育与学术经验传承。利用国家级名老中医传承工作室,重视名中医在全县的学术示范和带头作用。在全县各级医疗机构内挑选有素质、有水平、有潜质的学术经验继承人,签订师承《学术经验继承协议书》,实行学术经验继承人动态跟踪管理。

二是农村中医骨干培养。根据县农村中医骨干培养实施方案要求,以培养一支具有一定中医基础理论和临床经验的农村中医骨干队伍为目标,采取"集中上课学理论、分散跟师学经验"的办法,采取不同的教育培训内容和形式,着重培养农村亟需的中医药技术骨干和基层适宜人才。

三是乡村医生中医药素质提升。近 3 年来,共对 200 名乡村医生在秦皇岛卫校进行了中医培训,至 2020 年 7 月,已毕业 97 名,其他正在学习。

四是 2018 年开始"师带徒",实施"中医药强县工程"。鼓励中医药及相关专业人员积极参加省级以上中医药管理部门组织的中医药继续教育,认真开展临床类别中医药知识培训和基层常见病、多发病中医药适宜技术推广,不断提升基层医药人才素质水平,到 2020 年学员已达到 100 名。基本实现每名中医师熟练掌握 100 首以上经典处方;每名中医药人员熟练掌握 200 种以上中草药性味归经功效和鉴别;每名副高以上职称的中医(药)师完成 3 名带教学员任务;每名中医师至少掌握和使用 4 种中医药适宜技术。目前,26 所乡镇卫生院中医类别执业医师(含多点执业)占本机构医师总数的比例达到 20% 以上;每个乡镇卫生院至少有 1 名中级专业技术职务任职资格的中医类别医师。75% 以上的村卫生室至少配备 1 名以中医药服务为主的乡村医生或能中会西的乡村医生。

丰宁县启动了中医药适宜技术推广项目工作,突出中医特色诊疗,发挥中医药专科优势。安排中医专业技术骨干,筛选出 10 余项简便、易学、有效、实用的中医药适宜推广技术,并积极推广用于临床。随着中医药适宜技术项目的深入开展,医院的中医特色更加凸显,中医药临床适宜技术广泛推广并吸纳大批受众。以县中医院为例,内科、外科等病区都设立了中医综合治疗室,广泛开展针灸、推拿、熏蒸、耳穴压豆、火罐、穴位贴敷、中药塌渍等中医治疗项目,极大地方便了患者治疗,提高了诊疗效率,缩短了住院天数,减轻了患者的经济负担。

普及推广中医"治未病"思想,提高慢性病防治水平。慢性疾病不仅是影响城乡居民健康的公共卫生问题,也是县居民因病致贫、因病返贫的健康脱贫问题。为有效落实慢性疾病"防治结合、预防为主"的治未病策略,丰宁县组织专业人士广泛开展养生保健指导,进行太极拳、五禽戏的全民推广,积极发挥"伏贴"在"冬病夏治"中的防病保健作用。通过普及推广中医"治未病"思想,有效降低慢性病发病率,预防疾病发生;减轻或逆转危险因素,促进疾病的早发现、早诊断、早治疗;开展规范化治疗和疾病管理,预防或延缓并发症的发生、防止伤残和提高患者生活质量。

四、河南省

(一)"三医"联动,建设人、财、物统一管理的县域医共体

作为河南省县域医共体建设试点单位,郸城县以紧密型医共体建设为载体,以医保支付方式改革为杠杆,以薪酬制度改革为动力,实现了人、财、物一体化发展的紧密型县域医共体运营管理模式。2019 年开始,郸城县从破除体制机制入手,成立由政府"一把手"为组长的医院管理委员会,代表政府履行领导、保障、管理和监督管理责任,将原来分散在各部门的政府办医、管医职责等,统筹由医管委集中管理,医管委定期协商医共体重大事项,协调解决医共体建设过程中的重大问题等。建立了以"县级公立医院为龙头、乡镇卫生院为枢纽、民营医院为补充、村卫生室为基础"的县人民医院、县中医院、县第二人民医院、县妇幼保健院 4 家紧密型医疗健康服务集团。郸城县共整合 4 个县级公立医院、23 个乡镇卫生院、560 个村级卫生室和 26 个民营医院,构建 4 个医疗健康服务集团,每个医疗集团内部县乡村三级医疗机构上下贯通,实行人、财、物统一管理,并在责、权、利融为一体的同时,进一步加强县乡

村三级医疗机构规范化、标准化建设。经过 2 年医共体建设,郸城县患者次均费用下降了 5.48%,全县基层就诊率 60.52%,县域住院就诊率达 81.21%,县域内总就诊率 90.57%,县外转诊率下降了 50% 以上,县域内医疗服务能力明显提升,基本实现"小病不出村、大病不出县"。全县医疗费用同比下降 13.66%,群众就医负担明显减轻,同时,医疗机构收支结构明显改善,群众健康素养明显提高。

(二) 平顶山市郏县

郏县作为全国紧密型县域医共体建设试点县,利用"互联网＋医疗健康"实现了由县级医院为中心的智能分级诊疗平台,向上可连接全国 3 200 多家医院和 30 多万名医生,向下与全县乡镇卫生院和 377 所村卫生室相连,形成上下贯通的互联网医联体。并由郏县人民医院、县中医院、县二院、县妇幼保健院、县疾控中心和 13 家乡镇卫生院及 2 家社区卫生服务中心组建起郏县医疗健康集团。实行行政、人员、财务、药械、业务、信息、绩效"七统一"管理,构建便民高效的医疗卫生服务体系。医疗健康集团已有 404 家医疗机构,2 970 名职工,2 411 张开放床位。县政府为所有乡镇卫生院和村卫生室免费投放了远程心电图机、摄像头等设备,建设远程会诊中心,实现县、乡、村三级数据互联互通。同时,对居民健康卡进行改造,整合就诊、结算、支付、查询、挂号等功能,实现县域内医疗就诊"一卡通"。目前,该县已制发居民健康卡 54 万张,377 个行政村都有线上问诊设备。同时,为了搭建贯通市、县、乡、村四级医疗机构的智能分级诊疗平台,全县各乡镇卫生院都配置了"健康云巡诊车",定期入村为群众提供现场体检、慢性病随访、健康管理等服务,全县实现居民健康"云管理"。

五、天津市

(一) 公共卫生事业方面实施"二三四"规划

天津滨海新区着力推动卫生健康事业高质量发展,2019 年国务院、国家发改委、天津市委市政府分别出台了关于推动滨海新区高质量发展的意见。市委、市政府对滨海新区打造繁荣宜居智慧的现代化海滨城市高度重视,推进天津市中心城区和滨海新区之间的"双城"建设模式。滨海新区制定 3 年规划,着力补齐社会事业短板,在公共卫生事业方面实施"二三四"规划。

一是打造滨海新区医疗高地。以北京大学医学部与天津市第五中心医院的合作共建为品牌,提升第五中心医院的学科建设和临床学术水平,争取在两到三年内将第五中心医院建成为天津市市级医学中心,提升滨海新区医疗水平,带动全区医疗机构共同发展;同时通过滨海新区中医医院和天津中医药大学的合作共建,将滨海新区中医医院建成为天津中医药大学第四附属医院,打造中医事业的高质量发展平台。两大平台的建设,成为滨海新区建成医疗质量、社会事业、卫生发展高地的重要引擎。

二是强化滨海新区疾病预防控制、妇女儿童保健事业、卫生监督 3 个体系的建设,补齐疾病预防控制和公共卫生事业方面短板。

三是建立 4 个区域的医疗中心。将天津泰达医院提升创建为三甲医院,作为核心区域医疗中心;将天津医科大学总医院滨海医院打造成三级医院,成为北部区域的医疗中心;南部打造天津人民医院大港医院成为区域医疗中心;西部将天津医科大学总医院空港医院打造成为区域医疗中心。

"2 个龙头 4 个区域"的医疗中心覆盖滨海新区,为百姓提供高质量的医疗服务。通过利用品牌优势、医疗优势及学科优势,让群众在家门口就能享受高水平的健康诊疗服务。

一方面整合提升区内的大型医疗资源,另一方面完善社区基本医疗服务。新区将在社区医疗服务标准化上下足功夫,逐步实现小病就近看诊、大病及时转诊、线上随时问诊。在增加社区医疗机构数量的同时,通过提高医护人员专业能力、添加优质医疗器械等方式补齐质量短板,方便患者就医。

同时,天津市卫健委在优质医疗资源统筹方面,积极为滨海新区注入新鲜活力,支持滨海新区引入更多市级专科医院和高质量人才。近期,中新天津生态城与天津市中心妇产科医院签署合作共建天津市中心妇产科医院滨海院区框架协议,将为满足新区及周边地区妇女儿童的就医需求、提升妇儿专科诊疗水平提供有力保障。以及吸引更多优质医疗卫生资源向新区聚集,加快推进滨海新区教育卫生事业高质量发展具有重要意义。

(二)"互联网+"健康服务提升满意度

2019 年滨海新区新北街蓝卡社区卫生服务中心创建全国健康促进区。该中心致力于打造"互联网+医疗健康+养老医疗"创新模式,利用云平台和移动互联网技术开展基层社区全科医疗和家庭医生签约服务,向上连接三甲医院及各科专家、向下指导基层医疗服务,并建立居民随身、终身健康档案,系统性提供精准便捷的医疗服务,目前更是投用了"互联网+家庭病床",为百姓提供更便捷的服务。中心依托蓝卡健康集团,创建工作取得一定成效,为居民提供"互联网+"健康服务,就诊环境舒适,通过手机 App 和热线电话提供健康咨询和挂号等服务,极大提高了服务水平,提升了患者满意度,充分运用现有技术手段,做好健康促进工作,实现线上线下融合,为患者提供了多层次的健康教育服务。

(三)创建"全国基层中医药工作先进单位"

按照国家中医药管理局《全国基层中医药工作先进单位评审、复审等工作的通知》要求,争创"全国基层中医药工作先进单位",进一步完善基层中医药服务网络,强化基层中医药服务功能,提升基层中医药服务水平,促进全区各社区卫生服务机构和乡镇卫生院有效开展中医药服务,将中医药特色融入预防、保健、医疗、康复、健康教育、计划生育技术指导之中,为当地居民提供"安全、可及、价廉、方便"的中医药特色医疗服务,切实缓解"看病难、看病贵"问题,满足居民对中医药服务的需求。加强基层中医药服务网络建设,进一步完善"国医堂"

建设,达到 20 个以上,同时强化社区卫生服务站中医药建设,40％以上的社区卫生服务站以提供中医药服务为主,设置中医诊室和针灸、推拿、理疗、康复、养生保健室等其他中医临床诊室以及规范化的中药房,配备中医临床诊室所需的中医诊疗设备和不少于 200 种的中药饮片,并提供煎药服务,中医药物处方和非药物疗法人次数占总处方数比例不低于 51％。2018 年度通过复审并完成建设目标。

(四) 中医药适宜技术推广项目

为进一步提升基层中医药服务能力,充分发挥中医药适宜技术在基层防治常见病、多发病中的优势和作用,依据《滨海新区区卫生健康委关于开展基层中医药适宜技术培训的通知》要求,滨海新区塘沽、汉沽、大港各中医医院作为依托,安排中医专业专家筛选出 10 余项简便、易学、有效、实用的中医药适宜推广技术,并积极推广用于临床,在塘沽区域、汉沽区域、大港区域进行授课及操作练习。

第六章

加强我国基层医疗卫生机构发展的主要任务

第一节　我国基层医疗卫生机构的体系建设

一、加强医联体建设，促进优质医疗卫生资源下沉基层

（一）医联体概念

医疗联合体（以下简称"医联体"）指不同类型、级别的医疗机构基于共同的利益和责任建立的合作联盟或医疗集团。开展医联体建设，可整合区域内医疗资源，促进优质医疗资源下沉，提升基层医疗服务能力，让患者就近享受优质医疗服务，推动分级诊疗制度的发展。

（二）我国医联体发展现状

医联体在不同时期、不同地域有不同的组建形式，医联体内的组织形式称之为联动模式。综合医联体相关文献研究，对医联体联动模式的分类大致集中于以下三个角度：一是从医联体内部管理上划分，将医联体分为横向型和纵向型；二是从医疗机构产权和结构上划分，有紧密型医联体、半紧密型医联体及松散型医联体；三是从覆盖区域上划分，包括城市医联体、县域医共体以及跨区域医疗机构联盟。本章以医联体内各成员单位间联结的紧密程度为切入点，把我国现有的医联体模式分别归为三大类：松散型、半紧密型和紧密型医联体。

　1. 松散型医联体

松散型医联体是基于契约关系，通常以技术帮扶为主，即医院之间没有行政管理权、人事调配权和经济分配权，只以医疗服务的传送为纽带形成的一种松散的合作模式。人员方面，各机构人事管理各成体系，人员调配相对独立；技术方面，大医院提供接诊、会诊、巡诊以及联合急救急诊服务，对基层人员进行培训或提供个性化帮扶；资源共享方面，实行"绿色转

诊通道"，建立信息共享平台。

松散型医联体以上海"瑞金—卢湾"医联体为代表。"瑞金—卢湾"医疗联合体共由7家医疗机构组成，包括1家三级医院瑞金医院、2家二级医院及4家社区卫生服务中心。瑞金医院安排高年资主治医生以上职称到社区卫生服务中心担任"首席医生"，负责对社区医生的辅导和双向转诊。建立医联体后，社区居民不仅可以签约在医联体内就医，也可以持医保卡在全市各医院就医。同时，签约病人通过双向转诊渠道到瑞金医院就诊时，享受门诊优先检查、诊疗。

2. 半紧密型医联体

半紧密型医联体是指各医疗机构间以医疗技术为串联纽带，各医疗机构在保持独立法人前提下，以一家大医院为核心，联合区域内的基层医疗卫生机构，将人、财、物交由大医院管理，形成"1+N"的区域医疗协作体模式，被认为是由松散后逐渐过渡到紧密联合的一种模式。人事方面，实行统一管理、柔性流动，专家对合作医院开展会诊、查房和教学等活动，派医生下基层对口支援；技术方面，通过机构对机构、科室对科室及专人对专人等方式开展各类技术支持活动；资源共享方面，建立各类资源信息中心。

武汉市五院"直管"模式为该类型医联体典型代表。目前6家社区卫生服务中心主任均由武汉五院任命，新招聘的卫生技术人员由五院实行人事代理，基本工资由五院发出，绩效工资根据社区卫生服务中次年的绩效进行发放，费用支出由五院统一协调。在技术支持方面，五院安排技术骨干到社区兼任科主任，定期安排人员至社区门诊，下转的病人要求原床位医生要到社区查房；资源共享方面，各社区中心将基础检查以外的项目集中送往五院，患者按"一级医院"的标准缴纳检查费，五院收取成本费用，减轻患者负担。

3. 紧密型医联体

紧密型医联体是指将资产和所有权进行整合，形成利益与责任共同体，并通过托管、兼并、联合和集团化等方式将医院的管理职能和办医职责分离，医联体人、财、物等要素由核心单位统一调配，提高资源配置效率的医疗协作模式。人事方面，实行统一管理调配，按需进行人事调动，派医生到基层开展坐诊、查房和带教等活动，鼓励开展医师多点执业；技术方面，以机构对机构、科室对科室及专人对专人等方式开展各类技术支持活动；对大型医疗设备实行统一管理，建立检验、影像、病理中心以及远程会诊中心等。

江苏康复医疗集团即实行该模式，做到上下级医疗机构的人、财、物统一管理。2018年，省政府提出努力从资源、财务、医保支付、信息系统管理上做到"4个统一"，出台了《关于加强基层医疗卫生机构药品供应保障工作的通知》，允许基层在医保目录内配备使用一定数量的非基本药品，促进基层与上级医疗机构的用药衔接以形成连续性医疗。江苏省还提高医疗服务类价格以提升基层医疗卫生人员工作价值，增设基层专家诊疗费，促进优质人力资源下沉。江苏省的一系列措施使得优质资源得到了有效下沉，上级医院医师基层坐诊、提供指导，部分市级核心医院成立了检验、检查、影像诊断中心，优质技术资源也得以下沉基层。

（三）我国医联体发展过程中存在问题

1. 医联体对基层医疗卫生机构服务效果的提升能力有限

无论紧密型还是松散型医联体模式，其对提升基层医疗卫生机构服务能力的效果均未能达到理想水平。一方面可能是由于政策实施到效果呈现的周期性，医联体内提升医疗机构技术水平是一个漫长的过程，不可能一蹴而就，仅仅依靠短期的专家坐诊和医务人员培训很难显现效果，归因于组建医联体的时间还不够长，因此效果不明显；另一方面可能是由于牵头医院向基层医疗卫生机构定期派驻专家坐诊查房、带教培养医疗和管理人才、开展远程会诊等帮扶措施并不能解决基层医疗卫生机构当前面临的困境。大医院在人力、物力等各方面的优势太过明显，在医联体内对于基层医疗卫生机构的帮扶形式，更多地局限于定期下派专家坐诊、查房或免费接受基层医生短期的进修培训，而这些普遍的帮扶方式不具有针对性，未必能够让基层医务人员的业务水平得到提高。同时，优秀的基层医生更倾向于往高一级别的医院继续发展，所以当前医联体内现行的帮扶方式并不能够有效地让大多数基层医疗卫生机构医务人员的整体服务能力得到提升。

2. 医联体内现行协作方式有待优化

其一，各地区医院的信息平台不统一，患者就诊信息无法共享，患者重复检查，从而降低医院就诊效率和就诊质量，造成医疗资源的浪费和患者满意度下降，没有营造合理有序的就医环境。信息无法共享导致各级医院的壁垒加大，不利于医联体内部的协作。其二，根据调查结果，超过半数的基层医务人员对医联体内上级医院帮扶与培训方式不满意，原因可能是大医院只关注培训的频率但忽略了培训的质量、效果和细节部分；在听取基层人员需求方面有所欠缺，在制定帮扶、培训的内容上缺乏针对性。除此之外，基层医务人员紧缺的同时又承担着十分繁重的妇幼保健、慢病筛查、健康教育等公共卫生工作，对参与培训的积极性不高导致培训效果不佳。相比之下，由于紧密型医联体各层级成员单位利益一致，大医院自发地重视对基层医疗卫生机构服务能力提升，自愿帮扶；而松散型医联体是以技术交换为主，各成员单位间以实现利益最大化为目标而联结在一起，医联体内难以实现大医院对基层医疗卫生机构的帮扶。因此整体看来紧密型医联体更倾向于能够实现真正的优势互补和资源共享，提升基层机构的医疗服务能力。

3. 医联体双向转诊工作实行过程中存在困难

为更好地发挥医联体紧密联系的作用，松散型医联体和紧密型医联体都实行双向转诊制度，但在实际实行过程中，两种模式医联体内双向转诊均存在"上转多，下转少"的现象。其主要原因如下：一是居民方面，对医联体认知及转诊相关政策不了解，认为转诊过程较为复杂，对一级医院不信任，凭借固有的就医理念，更愿意直接前往医院自行就诊；加之长期以来的就医习惯问题，以及对基层卫生服务能力信任度不足，也不愿意下转。二是基层卫生服务方面，基层服务能力有限，比如大部分基层医疗卫生机构设施设备缺乏、医务人员操作技能不满足需求、药品数量以及种类规格的不足；其次，虽然医联体内已经建立了绿色转诊通道,但是大医院因为医疗资源饱和,是否及时为转诊病人提供医疗服务成为了问题;最后,在市场经济利益的驱动下,大医院参与向下转诊患者的积极性也不高。

二、加快完善财政分配制度

协调社会经济发展与卫生医疗保障体系建设之间的关系,平衡财政投入,缩小城乡差距。基层政府要根据实际情况制定医疗保障政策,坚持健康优先战略,协调社会经济发展与医疗保障之间的关系。针对经济比较发达的地区,可以采取强制性参保,降低运营的费用;对于经济在中等发展水平的农村地区,可以改进原来的合作医疗,提高统筹、筹资和保障的水平;而对于经济发展水平偏差地区的贫困家庭,政府可为其提供基本医疗保障的社会救助,防止出现因病致贫的现象。各级政府要推进健康城市、健康村镇建设,坚持健康优先战略,以生态文明引领绿色发展。政府要通过加大对乡(镇)卫生院、村卫生室的帮扶,加强基层医疗卫生机构的标准化建设,改善基层就医条件以逐步扩大城乡融合的新格局。

进一步加强对基层医疗卫生机构多层次投入,加大政策倾斜力度。针对基层医疗卫生机构基础设施设备短缺老化问题,结合各个地方基层医疗卫生机构实际情况,建议增加中央财政支出,采取"四倾斜"措施,建立建设资金达基层的工作机制,即"中央财政建设资金向县级以下基层单位倾斜,医疗帮扶向乡镇、村级基层单位倾斜,人才编制、财政工资向乡村级医疗卫生岗位倾斜,引进基层人才向中医人才倾斜"等措施,加快推进乡镇卫生院业务用房在建工程进度,做好基层医疗卫生机构基础设施设备"升级换代",做好基层卫生医疗机构人才梯队建设匹配"升级换代",确保"十四五"期间基层医疗卫生机构标准化建设全面达标,持续提升基层卫生健康服务能力尤其是中医药服务能力,确保"小病不出村、常见病不出乡镇、大病不出区"。

根据各区域不同的疾病谱,结合各基层医院人员、装备配置情况,加大资金扶持,改善基层医院基础设施,完善医疗装备,提升诊疗能力。

三、兼顾分配公平,坚持中西医并重

1. 优化医疗资源配置分配制度,合理分配城乡资源,促进基层医疗卫生机构服务能力提升

合理地分配城乡资源对促进基层医疗卫生机构健康保障体系建设具有重大的意义。在中央财政投入方面,政府应当对农村地区给予适当倾斜,特别是经济水平较差的地区。调整城乡医疗卫生的财政投入结构,加强经济水平较差的地区(如南平市松溪县)基层医疗卫生机构基础设施建设,经济水平中等的地区(如莆田市秀屿区)适当引进先进仪器设备,为基层医疗发展提供制度和物质支持。资源配置方面,促进经济水平中等、较差地区(如莆田市秀屿区、南平市松溪县)上级医院对县级医院帮扶、县级医院对乡镇卫生院和村卫生室的对口

支援，定期对基层医疗卫生机构给予技术力量的支持，加强人才队伍建设，实现优秀医疗资源下沉，提升基层综合服务能力。

医改政策执行方面，各级政府应在"保基本、强基层、建机制"的指导原则下进一步深化当地医疗卫生体制改革，提升地域医疗水平的均等化。通过开展县域紧密型医共体试点，促进中心城市优质资源向周边地区辐射延伸，以期加强基层医疗卫生建设。人才资源方面，大力鼓励中医药人才前往经济发展水平中等、较差的基层工作，推广公费定向生，为部分贫困学生解决学费，向基层输送优秀医疗人才。此外，疫情状态下，应该充分为疫情监测常态化、传染源追本溯源等防控救治方面提供保障，减轻基层工作负荷，保障各项补贴到位。

2. 坚持中西医并重，健全基层中医药服务体系

坚持中西医并重的中国特色健康保障体系要健全基层中医药服务体系、完善及推行中医药健康管理服务模式。建议政府对基层医疗的中医院、中医科室实行政策倾斜，尤其是经济水平较差的地区。加大对各县级中医院、综合型医院的中医科室财政投入，强化硬件设施和配备。建设覆盖城乡的中医医疗服务网络，加强经济水平中等、较差地区中医医联体建设以均衡中医医疗资源，促进优质的中医资源下沉。同时在基层村卫生室（所）中落实中医诊疗科的开展，配备基本中医诊疗设备和常用中药、中成药，确保针灸、推拿、拔罐等常见中医药服务项目开展，并将基于中医药服务项目逐步纳入基本的公共卫生服务范畴。同时，尤其在经济水平发展差的基层推广中医药适宜技术并做到"传帮带"，通过一对一的师带徒方式进行传帮带，提升基层医院医务人员的中医药水平。

此外，制定相关法规促进中医药产业链的有序发展，以进一步发挥中医药优势。借助各大媒体不断普及中医药文化，积极宣传中医药优良技术，让人民群众能够享受到优质的中医药服务，加强百姓对中医药文化的信任度。在完善及推行健康管理服务模式方面，要加强中医药文化建设，充分释放中医健康管理服务潜力和活力。中医健康理念与现代预防医学有异曲同工之妙，应用中医药对老年人进行慢性病的健康管理，为百姓提供涵盖中医健康咨询评估、疾病风险预警、干预调理、随访管理等，切实为人民群众提供全方位全周期健康服务，推动预防为主的方针落实，促进基层中医药事业的发展。

中医药扶持政策推进较好的省份值得推广和借鉴。例如，福建省政府 2020 年 9 月发布《福建省促进中医药传承创新发展若干措施》，加快推进"双一流"建设和应用型本科高校建设，推进福建医科大学、福建中医药大学等医学院校学科优化，培育"双高"院校，打造高水平医疗团队；建立创新创业医疗平台，深化产教融合、校企合作，实现科研、教育、产业综合运作。经过不断完善，福建省中医医疗服务网络基本建立，城乡中医医疗机构基础条件和服务设施得到改善，中医药在基层医疗中的卫生服务能力日益提升，使得一批中医药和民族医药文献得到挖掘和整理，一批老中医药专家和民族医药专家学术经验得到继承，一批学术特点突出、临床优势明显的中医药重点学科和专科初步形成。

3. 加大中医适宜技术推广力度

针对调研中群众对中医药服务的切实需求在基层无法充分满足的问题，应结合当地群

众医疗服务需求,围绕常见病、多发病因地制宜地开展中医医疗服务并增加基层医保目录中中医药诊疗报销范围。加强与上级医院的技术合作,引进并推广适宜技术项目,定期针对村医开展"西学中"培训,让每个村医都掌握基本中医药知识并能提供基本服务,重点提升中医适宜技术临床应用能力,逐步提高中医适宜技术使用比例。

四、推进分级诊疗服务体系落到实处

1. 建立切合实际的分级诊疗制度,以医共体为载体,充分发挥县级医疗机构资源优势

国家层面制定具体可行的分级诊疗实施办法。制定各级医院诊疗的病种、双向转诊标准、考核及评估方法。以医共体改革为契机,充分发挥县级医疗机构的资源优势,促进优质医疗资源下沉,整体提升县级医疗机构综合服务水平。多发病尽可能在基层医疗卫生机构就医,确保县域医疗卫生资源合理利用。

2. 明确乡镇卫生院对村卫生室的管理关系

乡村医生并没有卫健委或乡镇编制,无五险一金,收入主要依靠公共卫生服务补助、家庭医生签约补助和基药补助。实现乡村卫生服务一体化是较好的解决途径,乡镇卫生院要建立专门部门负责一体化管理工作,保证一体化运行持续、正确、有效和顺畅。乡镇卫生院要对村卫生室人员反映的问题予以协调,必要时向县卫生计生行政部门报告。将乡村医生纳入到更为广阔的医疗卫生服务网络和组织架构之中,使最基层乡村的个体诊所和村卫生室与上级卫生行政部门、医疗机构和社会资源实现联动。

3. 县域医共体工作开展须遵循"人、财、物"一体化

仅依靠现有医务人员支援农村、进行对口支援是不够的,需要县级公立医院制订配套激励措施,打造良好的职业发展平台,使人才"进得来、用得上、留得下"。对乡村两级医务人员的培训也只是实际操作指导,而缺少对医疗知识和科学理念的传播。目前河南省内实现医共体"人、财、物"一体化建设的县、市在基层医疗卫生服务能力方面普遍强于其他县。如果做不到"人、财、物"统一规划管理,宁可不开展医共体建设,否则只会加大各方负担并阻碍分级诊疗的落地。在医共体建设中,建立服务共同体、利益共同体、责任共同体和发展共同体,这4个方面既相互关联又相互影响,缺一不可,而这一切的前提都是医共体一体化。县医共体牵头,单位院长应兼任各卫生院法人,打通上下级医疗机构人事、财务等通道,消除各级医院利益冲突、人员发展受限、医疗服务能力参差不齐等问题,保证分级诊疗政策的有效实施。

健全三级诊疗制度,上级医院可定期下沉基层,提高乡镇卫生院(社区卫生服务中心)诊疗水平,完善基层辅助检查,这样医院能获得老百姓的信任,提高医务人员待遇,留住人才。

4. 加强对政策的执行监督

福建省落实好《关于印发推进紧密型县域医疗卫生共同体建设实施方案的通知》,继续以县级医院为龙头,逐步整合县乡医疗卫生机构和公益性村卫生所,组建县域紧密型医共体。贵州省落实好《贵州省加快推进分级诊疗制度建设实施方案》,管理好全省46家三级医

院与252家二级医院及501家乡镇卫生院医建立起来的101个医共体。河南省落实好《河南省卫生健康委关于全面加强紧密型县域医共体信息化建设的意见》，持续做好医共体成员之间、机构与平台之间、平台与平台之间"互联互通互融"。天津市落实好《深入开展滨海新区大医院医师百人团队进基层工作实施方案》(津滨卫〔2019〕70号)，将中级以上职称医师下到社区卫生服务中心服务这一工作进行到底。

五、提升基层医疗服务水平和服务质量

1. 加强基层医疗技术力量的培养

政府制定基层人才优惠待遇政策，在工资待遇、职称晋升、聘任等方面给予政策倾斜。根据基层医院的床位和人员配备标准，按需招聘专业技术人员，制定基层人才引进的优惠政策，鼓励医学院校的毕业生到基层工作。二级及以上医院有指导、培养基层卫生人才的义务，加强对基层医疗卫生机构的扶持力度，接收基层医院人员进修、培训，提升基层医疗卫生机构人员技术水平。

2. 提高基层医疗技术水平

切实提高基层医疗卫生机构医疗技术水平，拓宽人才招录渠道，加强医务人员的进修与培训，以"医共体"改革为契机，充分发挥县级医疗机构的资源优势，促进优质医疗资源下沉，整体提升全县基层医疗卫生机构综合服务水平。多发病尽可能在基层医疗卫生机构就医，确保县域医疗卫生资源合理利用。

政府重视医师人才队伍建设，在政策层面注重提升医师整体水平，组织统一培训。如天津市制定《滨海新区全科医生队伍三年行动提升计划(2018—2020年)》(津滨卫基〔2018〕20号)，累计安排600余名医护人员参加全科医生、社区护士转岗及再认证培训。组织实施国家基层卫生人才能力提升项目，累计完成基层医师、护士、乡村医生培训近300人。为基层提供全科医学人才支撑。

3. 推进中医药诊疗资源的使用，以特色专科带动基层医疗卫生机构发展

在受访的乡镇卫生院中，中医适宜技术在群众中普遍受欢迎，其中河南省新郑市梨河镇卫生院全力发展中医特色专科，得以在距离新郑市公立人民医院一步之遥的情况下获得很好的发展。这种乡镇卫生院之间、乡镇卫生院和县级医院之间特色错位发展的模式值得推广，也有效避免了上下级医院恶性竞争。

六、加强基层医疗卫生机构基础设施设备建设

1. 政府统一标准，加强基础设施建设

很多村卫生室存在建设不达标、商住两用、自己承担房租等问题。村医室房屋设计要符合卫生学要求，完善设施设备。根据村卫生室的实际情况，对已经建好并符合要求的可不再

重建,对不达标的进行改建、扩建,对于没有卫生室的行政村可依托学校、村委会闲置场所进行改造或新建。村卫生室用地由村集体无偿提供。要充分利用现有村卫生室,通过重建、改扩建等方式,使其达到建设标准,整合村级卫生资源,承担行政村公共卫生、基本医疗综合服务。必须设立全科诊室、治疗室、处置室和药房,有条件的可设立输液室、观察室和预防保健室。各室分开,相对独立,分区合理,且符合卫生要求。按村卫生室规范配置要求配备医疗设备、信息化设备和其他办公设施。

2. 进一步加强基层医疗卫生机构基础设施设备建设

针对基层医疗卫生机构基础设施、设备短缺老化问题,采取"4个一点"措施,建设资金共担工作机制,即"国家支持一点、省级倾斜一点、市级配套一点、县区投入一点",各级分别按照4∶3∶2∶1比例共同投资,加快推进乡镇卫生院业务用房在建工程进度,做好基层医疗卫生机构基础设施设备"升级换代",确保"十四五"期间基层医疗卫生机构标准化建设全面达标,持续提升基层卫生健康服务能力,真正实现区域医疗检查检测结果互认、分级诊疗制度全面实施到位,确保"小病不出村、常见病不出乡镇、大病不出区"。

3. 加强对政策的执行监督

贵州省落实好《全省健康扶贫突出问题专项治理工作方案》,加强对三级医院对口帮扶贫困县综合医院、中医院后续管理工作。

可借鉴天津市《关于进一步做实做细2018年滨海新区家庭医生签约履约服务工作的通知》(津滨卫函〔2018〕448号)《滨海新区推进"互联网＋家庭病床"工作实施方案》(津滨卫医政〔2019〕124号)《区卫生健康委关于印发滨海新区2020年推进老年健康管理和对失能半失能老年人提供入户医疗护理服务工作方案的通知》(津滨卫医政〔2020〕21号)等文件精神,指导社区卫生服务机构为签约居民提供高质量、个性化的医疗卫生服务。

可借鉴河北省承德市《承德市强化基层医疗卫生服务能力建设实施意见》《关于调动基层医疗卫生机构积极性进一步方便群众就医若干措施(试行)的通知》及实施"雨润工程"等9个配套文件,从人才培养、人事薪酬、医保政策、财政保障、价格调整等方面制定48条实用政策。

七、提升基层医疗卫生机构信息化建设水平

1. 发挥信息化建设对提升基层医疗卫生服务能力的助推作用

集中精力抓好基层机构远程医疗建设,推动基层机构与二三级医院建立远程医疗信息系统,并建立健全利益机制,调动二三级医院帮扶基层机构的内在动力,提升基层医疗卫生服务能力。同时,加快推进分级诊疗信息系统建设,促进患者信息在不同级别医疗机构之间实现共享,引导基层医疗卫生技术人员通过学习上级医疗机构诊治案例来提高自身业务能力。

2. 加强医疗系统信息化建设

完善信息系统建设,依托信息平台,为双向转诊、分级诊疗提供信息技术支撑,实现资源互通、共享,避免重复检查,减少资源浪费,提高工作效率。

可借鉴福建省做法,按照全民健康信息建设"聚、通、用"改革思路,进一步落实《福建省"互联网＋医疗健康"示范省实施方案》,发挥"互联网＋医疗"技术在基层医疗卫生服务和公共卫生服务中的作用。

3. 通过开展远程医疗,提升基层医疗卫生服务能力

全国不少地方政府建设了区域分级诊疗平台、区域影像中心、区域检验中心、区域远程会诊中心,将优质医疗资源向基层医疗卫生机构延伸。大医院专家可以通过平台对基层医生进行远程实时指导,并借助实时回传的患者超声图像与数据等资料提供诊断建议。这不仅可实现同质化服务,也方便了群众。此外,还可以通过构建临床案例的远程继续教育服务体系,有效提升基层医务人员继续教育质量。

4. 利用人工智能辅助诊疗和决策支持技术,提高基层医生诊疗水平和效率

通过借助机器学习、深度学习等技术手段,将医学专家知识和临床经验快速复制,一方面可以实现对医学影像、病理结果的智能识别、临床辅助诊断;另一方面为医生诊断疾病与制定治疗方案提供辅助决策,从而帮助基层医生提高诊疗效率和准确率,避免误诊和漏诊,降低工作难度和强度。

5. 依托可穿戴设备和智能化信息平台,助力基层慢病规范化管理

通过智能可穿戴设备的推广应用,帮助居民自测血压、血糖,实现患者自我管理;通过与健康档案和家庭医生签约平台的连接,助力慢性病患者实时监测和风险评估预警,再由基层及时提供健康管理及慢病管理、体检、疾病预防和分诊转诊等基础医疗服务。这样有助于实现慢病防治关口的前移,缓解资源匹配矛盾,改善患者医疗体验,降低医疗费用,实现"急慢分治"。

6. 搭建智能化管理平台和系统,提高基层和卫生健康行业治理效能

通过电子处方、电子病历等方式,实现医疗文书书写规范化,提高服务效率,并形成有效的医疗服务数据库,为智能化管理和服务提供基础。利用大数据和人工智能技术,开展对基层医疗卫生机构管理,可以在技术层面做到更加精准,减少人力成本,简化运营方式,提高管理效能。基于人工智能、大数据的医保智能审核监管、异地结算平台等,可以有效助力医保支付效率和控费能力的提高。

第二节　我国基层医疗机构深化综合改革

基层医疗机构在医改中的尝试和改革模式的探索已取得初步成效,除了前面已介绍的推进县域医疗卫生共同体建设,还包括陆续开展的"家庭医生""三师共管"等新模式,更加便

捷、全面地进行基层医疗服务。福建省三明市实施"医药、医疗、医保"三医联动,推进基层医疗机构综合改革。

一、探索"三明医改"新路径

医药卫生事业改革并不是政府包办,关键在于社会、市场和个人三者的协调,政府在其中起到引导作用,通过制定相关政策法规促进"医疗""医保""医药""患者"之间的有序发展,以保障群众的健康需求。医疗服务、医疗保障、医疗药品和人民群众的利益分配以及相互之间的钩嵌关系共同决定卫生事业改革的效果。其中福建省三明市医疗改革较好地实现了各方利益的有序发展,其提出的"三医联动"改革路径是我国医药卫生事业改革新的尝试,并且取得了显著成果。

(一)"三明医改"的思路与方法

三明市自 2012 年开始,从改革医药管理体制入手,取消药品加成,实行"一品两规""两票制",建立跨地区药品耗材联合限价采购的"三明联盟""腾笼换鸟",理顺医疗服务价格,进一步破除以药补医机制,推动药品回归治病功能;2013 年,三明市在全国率先将原来 24 个医保基金经办机构进行整合,组建了市医疗保障基金管理中心;2016 年,又率先将药品采购和医疗服务定价等职能统一到新组建的医保局;2020 年,三明市积极推进医防融合,建立"预防、医疗、慢性病管理、康复"一体化的医防融合服务模式,组建总医院(医联体),推进部分公共卫生专业机构改革,改革疾控体系,加快公共卫生机构与总医院协同融合,构建区域健康管护组织,为群众提供全方位全周期健康服务。在坚持"政府主导"的前提下,建立"医药、医保、医疗"三医联动的改革路径。坚持统一领导,由市委书记亲自指导成立工作小组,对相关政府职能部门统一领导,具有高效的决策力和执行力。坚持统一方向,认为医保是基本医疗卫生制度的核心内容,建立"三险合一"的管理模式,成立独立的市医疗保障基金管理中心统一管理城镇职工医保、城镇居民医保、新农合;构建药品集中采购监管机制,实行药品统一配送和结算。坚持"公立医院回归公益性质,医生回归看病角色,药品回归治病功能"的改革目标,体现公益性的办医主旨,按照"政府→医药→医保→医疗"先后顺序依次系统性推进。

(二)"三明医改"的成果

三明医改以药品耗材治理改革为突破口,坚持医药、医保、医疗改革联动,为全国医改探索了宝贵经验。2019 年 11 月国务院医改领导小组印发《关于进一步推广福建省和三明市深化医药卫生体制改革经验的通知》,总结推广三明医改经验。2021 年 3 月,习近平总书记在福建省考察时肯定了三明医改的积极成果,并再次强调"人民健康是社会主义现代化的重要标志,要以人民至上、敢为人先,要继续深化医药卫生体制改革,均衡布局优质医疗资源,改善基层基础设施条件,为人民健康提供可靠保障"。

从供方角度来看,改革后医务工作人员工资收入明显增加;医药收入增速放缓,医疗服务性收入占比上升,药品收入占比下降;医院可支配收入增加,收入结构趋于合理;政府财政负担没有明显加重,对公立医院可持续投入,医保节约呈上升趋势,医保基金实现扭亏为盈;健全药品阳光采购机制,规范和促进了医药企业的发展。

从需方获益情况来看,分析2011~2016年三明市医改办、"健康三明"网站、三明统计年鉴、三明市统计局网站相关数据发现,城乡居民医保住院自负金额由2194元降为1667元;城镇职工医保住院自负金额由1818元降为1645元;农村居民住院次均费用占比(住院自负金额/人均可支配收入)由26.74%降为11.96%,城市居民住院次均费用占比由10.58%降为5.62%;公立医院门急诊人次数由454.6万人次增加为583.8万人次,基层医疗卫生机构门急诊人次数由157.5万人次增加为337.8万人次;公立医院住院人次数由23.8万人次增加为31.3万人次,基层医疗卫生机构住院人次数由19.4万人次降至10.0万人次;到2020年,人均医疗费用仅为全国平均水平的一半;在岗医务人员平均年薪13.37万元,是改革前的3.17倍。可以看出基层城乡居民医疗费用负担均逐年下降。在门急诊服务量上,基层医疗卫生机构与公立医院的比值逐年上升,说明基层医疗卫生机构一定程度上分担了公立医院的工作量。而在住院服务量方面,基层医疗卫生机构与公立医院的比值逐年下降,说明公立医院住院工作量增速仍高于基层医疗卫生机构。居民"看病贵"的问题得到一定程度的缓解,但是"看病难"的问题仍然存在,尤其是公立医院与基层医疗卫生机构住院量相差明显。

总的来说,三明市通过医疗改革基本实现了减轻患者负担、降低药品费用、优化医院收入结构、提升医务人员薪酬以及城镇职工医保基金扭亏为盈的目标。推动了现代医院管理制度建设,积极探索医保支付方式改革,在按病种收付费方式的基础上,稳妥有序地推进DRG收付费改革,实质性推动医院收费方式从"后付制"向"预付制"转变,完善了医疗服务价格调整机制。完善了医院人事制度改革,推进医疗联合体建设,扩大医共体试点范围,完善了城乡居民大病保险制度。

二、开展"家庭医生+三师共管"新形式

厦门市作为慢性病管理试点城市之一,全市推行"家庭医生"签约服务,家庭医生团队由二、三级医院的专科医生、基层医疗卫生机构的全科医生和健康管理师共同组成,通过"三师共管"引导医疗资源下沉,将患者的医疗服务下沉到基层医疗卫生服务中。截至2017年底,厦门市全市家庭医生签约覆盖率为33.07%,签约人数达到721 966人,其中以高血压、糖尿病患者的占比最高。家庭医生以患者为中心,以需求为导向,为居民提供全程化、连续性公共卫生服务。通过建立手机App"e+医"健康管理平台,实现患者与家庭医生团队"面对面交流",家庭医生团队跟踪监测,根据患者情况制定健康干预方案,患者根据医生方案进行自我健康管理并及时反馈,逐步将一般常见病、多发病的治疗场所由三级医院下沉到基层医疗卫生机构,明确各个机构的工作职能,形成纵向合作、横向协调的疾病管理新格局。

第三节　我国基层医疗卫生机构的人才队伍建设

当前,基层医疗卫生机构的工作职能从开展医疗服务向疾病预防、公共卫生管理、计划生育服务转变,基层卫生健康人员严重短缺,成为满足人民群众健康需求的瓶颈。

1. 创新人才管理,加强人才梯队建设

"十四五"期间,还应该在切实落实政府办医主体责任以招录补足补齐基层医疗卫生机构人员,加强卫生人才自主培养,政策待遇上向乡镇卫生院人员倾斜等方面创新和加强人才管理和建设,力促乡镇卫生院人员"招得进、留得住、用得上、干得好",确保基层卫生健康人员队伍稳定。

《河北省"十三五"卫生与健康规划》《河北省卫生服务体系规划(2016—2020)》布局合理,提高培养能力,增加卫生人员尤其是卫生技术人员数量。根据河北省人民政府办公厅《关于深化医教协同进一步推进医学教育改革的实施意见》,实施意见要求,一是推动医学人才培养,针对河北省医学人才现状,以河北省医学院校为重点,扩大医学学科人才培养规模,尤其是临床医学类、护理学类人才的培养数量,在保证人才培养质量的同时,满足河北省卫生人才需求。河北省的整体水平较低,需要进一步采取措施,提高执业(助理)医师的水平,并不断优化卫技人员的整体结构。二是优化城乡结构,在每千人口卫技人员密度上,河北省城市是农村的 2.72 倍,城乡差距巨大。河北省着力做好基层人力资源建设,切实落实农村定向免费医学生政策,持续加强基层卫生技术人员的培训与继续教育工作,不断提高基层卫生专业技术人员的整体素质,切实提高医疗服务水平。三是为基层卫生技术人员营造良好的环境。医疗水平的提高及卫生人力资源的发展,与地区经济密切相关。所以,解决人民对卫生健康要求与供给不充分不平衡的矛盾关键是促进河北省经济的发展、缩小城乡差距。同时,要充分尊重医护人员的劳动,提高医护人员待遇,营造良好的从医从护环境,提高医疗卫生机构岗位吸引力。

2. 加大基层人才引进政策扶持,改善基层就业环境,提升基层医疗卫生人员社会地位

针对乡村医生队伍老龄化严重,身份待遇无保障、收入偏低等问题,保障乡村医生待遇并解决身份问题是关键。乡村医生是分级诊疗制度的桥头堡、第一关,面对乡村医生流失、年龄严重老化的实际情况,应把"县招、乡管、村用"真正落实下来,效仿乡镇卫生院编制办法,乡村医生编制在县卫健委。健全卫生法体系建设,以立法的形式保障农村地区医务工作者的工作补助和特殊技术津贴。此外,政府还应当多渠道提高乡村医生的合理收入,尤其需明确乡村医生的补偿渠道,总体补助水平与当地村干部、乡村教师等人群的补助标准相衔接,保证乡村医生收入达到适度水平,给予政府认可、社会认可、薪酬认可。对年龄已达到或超过 60 岁的,制定相关政策实施退出机制。

相关完善人才管理制度的实施方案,例如,贵州省《关于印发三穗县加快推进乡村卫生

服务一体化管理实施方案的通知》(穗府办发〔2016〕12 号)实现行政、人员、业务、药械、财务、绩效的统一管理,创新人才管理机制,乡村医生实行县招、乡管、村用,村医待遇有了大幅度提高,由一体化前的 1 000 元左右提高到了现在 2 500 元左右。

2019 年开始,河北省实施乡镇卫生院对村卫生室的人员、财务、药械、业务、绩效考核、准入退出等统一管理。目前全省所有县均出台了乡村医生养老保险办法,制定了村卫生室运行保障机制。乡村医生多渠道收入补偿机制已经基本建立,扎根基层,为百姓服务。加强乡村医生队伍建设,对于增强能力素质和专业水平意义重大。为加强乡村医生队伍建设,大力弘扬广大乡村医生敬佑生命、救死扶伤、甘于奉献、大爱无疆的职业精神,表扬乡村医生扎根基层、服务百姓的先进典型,在国家卫生健康委基层卫生健康司的指导下,充分发挥行业协会的桥梁和纽带作用,始终坚持全心全意为广大乡村医生服务,做好乡村医生培训工程建设、学术年会、"百姓满意的乡村医生"推荐表扬三个重点工作。河北省结合实际,多措并举,建立健全乡村医生养老保障机制。一方面建立原"赤脚医生"养老补助办法,采取按工龄补助的形式,原则上服务年限每满一年每月补助 20 元,最高不超过每月 400 元。另一方面建立"乡聘村用"制度,乡镇卫生院和纳入乡村一体化管理的乡村医生签订聘用合同,按规定缴纳企业职工养老保险或城乡居民养老保险。

3. 发挥政府主导作用,推进基层医疗卫生机构学科建设

医疗资源配置水平是医疗服务能力的基本保障。按现行医院等级评审标准办法等相关规定,医院级别决定了其医疗资源配置的层次和水平,而乡镇卫生院和社区卫生服务中心只能评选一级医疗机构,医疗资源配置水平低。要推进基层机构标准化建设,配齐基本设备、业务科室和人员,确保基层机构在现有标准体系下正常高效运转。深入推进基层机构综合改革,加快人事薪酬等改革,增强基层机构内部活力。允许基层机构实行收入结余激励机制,运用财政补贴等方式,增加绩效补贴,尽快缩小基层机构医务人员收入待遇与二三级医院的差距,增强基层机构的吸引力。

4. 建立有效的培训机制和考核机制,逐步提高乡村医生的诊疗水平

调研发现,卫生室的乡村医生有较强烈的培训意愿,但由于村卫生室工作人员少,基本公共卫生服务项目增加,乡村医生工作事项繁多等问题而无法参与系统培训,许多村卫生室基本上只有一个人,无法脱岗专门进修学习。针对乡村医生的业务特点和知识需求,组织乡村医生培训,可探索编写乡村医生专用教材、推动上级医疗单位和医学院校开展对口帮扶与人才支援、开展一定区域内乡村医生培训的经验交流等方式。加强对乡村医生业务技能的培训和监管,建立有效的考核机制,逐步提高乡村医生的诊疗水平。加大政府的培训投入力度和水准,保证培训资源的均衡分配。注重调动各地区的医疗教育资源和社会资源,探索更多样的培训机制。在补充乡村医生队伍和后备力量时,采取上下级医疗机构"等额对调"的培养模式培养一批乡村医生,尽量从本乡镇或本村中选择合适的人选,利用本地人才,采取定向培养的方式进行系统培训,待培训合格后吸引其回村服务,例如对医学毕业生采取从录取到培养全面针对农村地区卫生医疗需求的医学教育方式,为农村地区培养全科医生。

第四节　我国基层医疗卫生机构建设的成果推广

一、积极利用互联网，推动医疗信息化发展

"互联网＋医疗"作为基层医疗卫生服务的新手段应运而生。2015年7月，我国政府出台《关于积极推动"互联网＋"行动的指导意见》。2019年，福建省政府推进"互联网＋医疗健康"示范省建设。按照全民健康信息建设"聚、通、用"的改革思路，制定了《福建省"互联网＋医疗健康"示范省实施方案》，充分发挥"互联网＋医疗"技术在基层医疗卫生服务和公共卫生服务中的作用。

（一）"互联网＋医疗"在基层医疗服务中的应用

"互联网＋医疗"发挥信息化支撑作用，实现医疗信息共享，加强基层与基层医疗卫生机构、基层与上级医疗机构之间的联系，为双向诊疗和远程医疗提供技术支持。基层卫生技术人员利用互联网可以接受高水平医生的远程培训与指导，提升自身服务能力。同时，建设"互联网＋"医疗网络平台，例如平安好医生等网络平台，通过线上签约，将医疗人才资源合理优化，在缓解基层医疗卫生服务不足的同时，患者也可以通过网络更加便捷地获得医疗卫生服务，解决部分医疗相关问题。近几年发展迅速的大数据、云服务与可穿戴智能设备等工具，使基于互联网技术实时动态地监测患者疾病相关信息成为可能，并逐渐从"健康信息监测"向"健康干预"转变。

（二）"互联网＋医疗"在公共卫生服务中的应用

一是"互联网＋医疗"推进居民电子健康档案应用。"互联网＋医疗"需要逐步完善居民电子健康档案、电子病历、居民健康卡等基础数据库录入，加快健康信息资源的储备和共享。这些基础数据是实现"互联网＋医疗"应用于基层医疗卫生服务、分级诊疗、慢性病管理、传染病管理等公共卫生服务的基础。

二是"互联网＋医疗"深化基层慢性病管理医防融合。随着人口老龄化进程不断加快，慢性病的疾病负担占比将会持续增高，通过互联网技术进行慢性病的健康普及、早期筛查、风险预测、危险分层、实时监测、系统分析、远程会诊，进而进行预警与综合干预，可有效、合理地控制慢性病发展，提升慢性病管理工作的效率。厦门市卫计委将"互联网＋医疗"理念引入厦门慢性病管理模式，搭建"厦门ⅰ健康""e＋医"微信公众号等健康管理平台。通过研究发现"互联网＋医疗"的慢性病管理模式相较于传统慢性病管理模式，具有优化医疗分配、降低就医成本、提升就医效率等特点。

三是"互联网＋医疗"在传染病和突发公共卫生事件中发挥重要作用。针对新型冠状病毒感染,切实做好常态化疫情防控,在疾病预防控制中心和其他专业公共卫生机构指导下,各地基层医疗卫生机构做好辖区内新型冠状病毒感染疫情风险管理、发热患者筛查和相关信息登记、报告以及处置工作,有效提升疫情的防控应对能力。其中"互联网＋医疗"在基层防疫工作中发挥重要作用。建立居民电子健康档案,创建"闽政通""八闽健康码"等软件,居民通过手机移动端实时汇报体温、症状、活动路线、进出省市记录等情况,基层医疗卫生机构通过运用"互联网＋医疗"记录所在地区居民的相关内容以及外地入省、境外入省等人员的具体情况,有效地完成疫情排查工作,极大地预防了疫情传播。

在积极利用互联网推动医疗信息化发展方面,福建三明市尤溪县、福州市长乐区、厦门市同安区、泉州市石狮市、龙岩市新罗区,以及天津市滨海新区等地的基层医疗机构已经做了十分有益的探索。

二、构建医联体,推动分级诊疗模式实施

河南周口市郸城县以紧密型医共体建设为载体,以医保支付方式改革为杠杆,以薪酬制度改革为动力,实现了人、财、物一体化发展的紧密型县域医共体运营管理模式;平顶山市郏县作为全国紧密型县域医共体建设试点县,利用"互联网＋医疗健康"实现了以县级医院为中心的智能分级诊疗平台,向上可连接全国3 200多家医院和30多万名医生,向下与全县乡镇卫生院和377所村卫生室相连,形成上下贯通的互联网医联体。河北廊坊市香河县充分利用信息化管理手段,建立医共体内分级诊疗运行新模式:一是实行双向转诊,二是实现远程会诊,三是建立域外会诊;张家口市宣化区紧抓专科协作发展纽带,推进专科联盟建设,打造远程专科诊断中心;邢台市襄都区为辖区居民提供疾病预防、诊断、治疗、康复、护理等一体化、连续性医疗服务,防治结合,全面推进家庭医生签约服务等工作。贵州中医药大学第一附属医院在省中医药管理局的支持下,组建首个中医医院医疗联合体,改善基层群众的中医药服务水平。福建厦门市同安区建立"三师共管"制度,由1名三级医院的专科医师、1名社区卫生中心全科医师和1名经培训认证的健康管理师组成团队,为入网的慢性病患者提供定制化、连续性诊疗,从而维护辖区内居民的健康水平。

三、对口帮扶,提高基层医务者业务水平

福建福州市长乐区借助对口支援政策定期选派医务骨干,到对口支援的基层医疗卫生机构,提升基层医务人员的业务水平;厦门市同安区通过对口支援乡镇卫生院,提升基层医疗卫生机构的医疗服务能力;泉州市石狮市通过对口帮扶机制,定期下派医务骨干提升基层医疗卫生机构的整体业务水平;龙岩市新罗区通过对口帮扶机制提升基层医疗机构的医疗水平;南平市松溪县通过县级医院与基层医疗卫生机构之间建立的帮扶关系,派遣医疗骨干

人才下点进行技术帮扶,提升基层医疗卫生机构的医疗水平。河北承德市丰宁满族自治县采取乡村医生定向培养计划,加强基层中医药人才培养,提升中医药服务能力。

四、突出中医特色诊疗,发挥中医药专科优势

河北石家庄市赞皇县、秦皇岛市抚宁区均能充分利用中医药理论结合康复器材对中风后遗症、肢残等疾病进行康复治疗。其中,石家庄市赞皇县中医院改造了标准化血液透析室、小儿康复室,被评为脑瘫儿童、智力残疾儿童康复训练定点康复机构。天津市滨海新区为进一步提升基层中医药服务能力,充分发挥中医药适宜技术在基层防治常见病、多发病中的优势和作用,以滨海新区塘沽、汉沽、大港各中医医院作为依托,安排中医专业专家筛选出10 余项简便、易学、有效、实用的中医药适宜推广技术,并积极推广用于临床,在塘沽区域、汉沽区域、大港区域进行授课及操作练习。

五、加强基层中医药人才培养,提升中医药服务能力

毛泽东同志指出:"中医药学是我国人民几千年同疾病作斗争的丰富经验和理论知识,它是一个伟大的宝库,必须努力发掘,并加以提高。"习近平总书记提出要"着力推动中医药振兴发展,坚持中西医并重,推动中医药和西医药相互补充、协调发展,努力实现中医药健康养生文化的创造性转化、创新性发展"。只有在继承中不断创新,中医药才能满足时代发展的需求,才能在基层医疗卫生服务中发挥重要作用。

福建省政府通过发布相关政策,发挥本省医学院校学科优势,建立创新创业医疗平台等举措,全省基本建立中医医疗服务网络,城乡中医医疗机构基础条件和服务设施得到明显改善,中医药在基层医疗中的卫生服务能力日益提升,中医药人才队伍建设步伐加快,初步形成了多形式、多层次、多专业的中医药教育体系,中医药对外交流与合作更加活跃。同时,在切实保障人民群众基本医疗卫生服务需求的基础上,福建省全面深化改革,创新服务模式,鼓励多元投资,加快市场培育,充分释放中医药健康服务潜力和活力,充分激发并满足人民群众多层次、多样化中医药健康服务需求,突出福建中医药特色优势,提升中医药对国民经济和社会发展的贡献率,推动"健康福建"战略实施。

河北省丰宁县积极贯彻落实《强化基层中医药人才培养计划》,利用国家级名老中医传承工作室,开展名中医培育及学术经验传承,注重农村中医骨干培养,采取乡村医生定向培养计划,普及推广"治未病"思想,提高慢性病防治水平。

第七章

加强我国基层医疗卫生机构发展的保障措施

第一节　法治建设

一、法治的意义

法治建设对改革进程具有保障和促进的作用,主要分为以下几点。

1. 确定医疗卫生工作的法治原则,强化相关政策决策的法律依据

平等和自由是当代宪政的最基本原则,各国政体无不将其置于首要地位来彰显其民主性。我国宪法也明确规定了公民的平等权。此外,我国宪法还规定了公民在生病、贫困时的"获得国家救助权"。根据宪法精神"从法律的意义上而言,一个国家内每个居民所应享有的权利应是相同的,不能因为户籍身份或其他原因而区别对待"。这意味着广大居民平等地享有带有"公共品"性质的医疗保障服务。但是在强调依法治国的条件下,仅仅依赖卫生政策自身的调整,还不能保证居民具有平等地享受医疗卫生服务的权利。所以,按照法律至上的法治原则,通过专门立法确立居民医疗保障权的法定原则,才能在可操作的法律层面上为农村医疗卫生改革提供可靠的法律依据,进而使其始终按照法律昭示的方向发展。

2. 建立居民和政府的对话机制

当前,我国政治体制改革正在逐步深入,作为改革目标的法治政府、高效政府、服务型政府的塑建还未实现。作为传统行政管理模式的延续,政府管理社会事务的方式仍然主要是单纯的"管理——服从"单向式的。在这种体制下政府是强势政府,而合作医疗难以发展壮大的主要原因之一就是"强势政府与居民之间没有合适的对话机制"。相关政策的制定不是政府和民众之间的选择,而主要是政府单方面供给公共政策的形式,而作为医疗保障政策目标群体的居民对政策制定者的影响力是微弱的。因此,在法治条件下国家立法可以为居民提供一种有效的意愿表达机制和对政策决策的制约机制。

从立法的主体来看,全国人民代表大会及其常委会作为国家立法机关,人民可以通过人大代表提出诉求,人大代表通过直接参与的形式影响立法,维护广大人民群众的利益。从立法程序来看,法律制定固有的包括立法听证等民主程序在内的程序刚性赋了公民宣示其意愿的权利,也拓宽了公民参与立法的有效渠道。从法律实施来看,法律对公民的不合理行为进行约束的同时也约束了政府政策的制定和实施行为。

3. 纠正政策运行偏差,保障政策实施效果

政府关于医疗卫生的政策是否能够得到很好的实施,关系到我国医疗卫生体制改革的未来发展方向。由于我国医疗卫生政策主要是通过行政系统内部制定和层层落实的,因此对于政策运行偏差的考虑也应当着眼于作为政策制定者和实施者的政府部门。如果缺乏相关的法律约束,政府所致的政策偏差和损耗往往会导致人民的不信任态度。因此加强基层医疗卫生机构法治建设可以纠正政策运行偏差,保障政策实施效果。

二、我国基层医疗卫生机构立法发展

1. 基层医疗卫生机构法律文件

《中华人民共和国基本医疗卫生与健康促进法》是国家为了落实宪法关于"发展国家医疗卫生事业、保护并提高人民健康水平,实现人人享有基本医疗卫生服务"的目标而制定的,首次在法律层面上明确提出健康是人的基本权益,国家实施人民健康是中国建设战略目标之一,确立了健康中国实施的基本原则、基本方针。从总则、公民的健康权利与义务、公共卫生和医疗服务组织与提供、药物保障等方面规范基本医疗卫生、促进国民健康。

我国基层医疗卫生机构具有公益性。《中华人民共和国基本医疗卫生与健康促进法》第三十五条规定"基层医疗卫生机构主要提供……基本医疗卫生服务",第五条规定"国家……保护和实现公民获得基本医疗卫生服务的权利",第三十九条规定"政府举办非营利性医疗卫生机构,在基本医疗卫生事业中发挥主导作用",从法律层面对此确立我国基层医疗卫生机构还具有行政色彩。《中华人民共和国基本医疗卫生与健康促进法》第三十七条规定"县级以上人民政府应当制定并落实医疗卫生服务体系规划,科学配置医疗卫生资源,举办医疗卫生机构,为公民获得基本医疗卫生服务提供保障",第三十九条规定"医疗卫生服务体系坚持以非营利性医疗卫生机构为主体",可见各级医疗卫生机构均以公立为主。2015年《转型中的中国卫生体系》指出,社区(乡镇)和村级医疗卫生机构一般由区县级卫生行政部门直接管理。政府对基层医疗卫生机构的运行具有巨大的影响力。因此,要加强医疗保障领域法治建设,推行服务型行政执法,全面提升医疗保障治理能力。

2. 多点执业相关法律滞后

我国在医师多点执业方面还没有专门的法律法规,现在医师多点执业主要通过各地的临时性政策进行保障。从本质上讲,这些临时性许可政策是与《中华人民共和国执业医师法》相抵触的,虽然医师与执业单位特别是第二执业单位一般都签订了工作协议和权责划分

协议,但当出现严重纠纷时,这些协议不足以对相关权责进行处置,当诉诸法律时,由于缺乏相关的立法,使得纠纷的审判无法可依,各地判决的法律依据和判决结果也差异非常大,不能保障医师多点执业的有序推进和开展。

第二节 政策体系

一、政策文件

(一)医联体政策文件

从 2009 年国家深化医药卫生体制改革开始,关于基层卫生服务机构与综合医院、专科医院间的分工协作、分级诊疗制度的建设就成为新时期我国卫生服务体系发展的重要议题。表 7-1 罗列了从 2009~2019 年,国家颁布的一系列与医联体提出、建立和发展相关的政策文件。

表 7-1 医联体政策文件

主要内容	时间	发文部门	文件	内容
深化医药卫生体制改革	2009.3	中共中央 国务院	《关于深化医药卫生体制改革意见》	建立城市医院与社区卫生服务机构的分工协作机制
	2010.5	国务院	《关于鼓励和引导民间投资健康发展的若干意见》	鼓励民间资本参与发展医疗事业,支持民间资本参与公立医院专治改组
	2012.3	国务院	《"十二五"期间深化医药卫生体制改革规划暨实施方案》	建立健全分级诊疗、双向转诊制度,积极推进基层首诊负责制试点
	2016.4	国务院办公厅	《关于印发深化医药卫生体制改革 2016 年重点工作任务》	全面深化公立医院改革,加快推进分级诊疗制度建设
	2017.1	国务院	《"十三五"深化医药卫生体制改革规划》	在分级诊疗、现代医院管理、全民医保等制度建设上取得新突破
	2017.5	国务院办公厅	《关于深化医药卫生体制改革 2017 年重点工作任务的通知》	坚持强基层、建机制,深化医疗、医保、医药联动改革,着力推进分级诊疗制度建设

(续表)

主要内容	时间	发文部门	文件	内容
	2017.7	国务院办公厅	《关于建立现代医院管理制度的意见指导》	建立健全现代医院管理制度
	2018.8	国务院办公厅	《关于深化医药卫生体制改革 2018 年下半年重点工作任务》	力求有序推进分级诊疗制度建设
	2015.5	国务院办公厅	《关于城市公立医院综合改革试点的指导意见》	指导改革公立医院管理体制、建立公立医院运行新机制，推动建立分级诊疗制度
	2015.11	国务院办公厅	《关于推进医疗卫生与养老服务相结合指导意见》	鼓励建设医疗养老联合体等多种方式，整合医疗、康复、养老和护理资源
	2016.12	卫计委	《关于开展医疗联合体建设试点工作的指导意见》	明确开展医联体建设的 4 种模式，并强调以医联体为载体推进分级诊疗
	2017.4	国务院办公厅	《关于推进医疗联合体建设和发展的指导意见》	我国医联体内部应形成较为科学的分工协作机制，逐步形成多种形式的医联体组织模式
	2017.5	国务院办公厅	《关于支持社会力量提供多层次多样化医疗服务的意见》	鼓励发展全科医疗服务，鼓励社会办全科诊所提供个性化签约服务，打造医疗联合体
	2019.5	国家卫健委、国家中医药管理局	《关于开展城市医疗联合体建设试点工作的通知》	推进分级诊疗制度建设和医疗联合体建设，构建优质高效的医疗卫生服务体系
	2019.5	国家卫健委、国家中医药管理局	《城市医疗联合体建设试点工作方案》	到 2019 年底，100 个试点城市全面启动，每个试点城市至少建立一个明显成效的医联体
	2015.9	国务院办公厅	《关于推进分级诊疗制度建设的指导意见》	以强基层为重点完善分级诊疗服务体系
完善相关医保政策	2016.3	国务院办公厅	《关于促进医药产业健康发展的指导意见》	鼓励积极推进医保支付方式改革，推行按病种、按人头等多种方式相结合的复合支付方式
	2017.6	国务院办公厅	《关于进一步深化基本医疗保险支付方式改革的指导意见》	2017 年起，进一步加强医保基金预算管理，全面推行以按病种付费为主的多元化医保支付方式

（续表）

主要内容	时间	发文部门	文件	内容
完善医联体内部绩效考核制度	2018.1	国务院办公厅	《关于改革完善全科医生培养与使用激励机制的意见》	改革完善全科医生薪酬制度,全面提高全科医生职业吸引力
	2018.7	国家卫健委、国家中医药管理局、国务院办公厅	《医疗联合体综合绩效考核工作方案（试行)的通知》	进一步加强医疗联合体绩效考核,规范医联体建设发展,调动医联体机构积极性
加快信息化建设	2018.4	国务院办公厅	《关于促进"互联网＋医疗健康"发展的意见》	医疗联合体要积极运用互联网技术,推动构建有序的分级诊疗格局
	2019.4	国家卫健委、国家中医药管理局	《全国基层医疗卫生机构信息化建设标准与规范(试行)》	明确了基层医疗卫生机构信息化建设的基本内容和要求

（二）医共体政策文件

医共体属于医联体的一种,从政策的角度看,政府对紧密型县域医共体建设推进力度加大,已由 2019 年初计划推出 500 家扩展到 775 家,远远超过计划推进的数量。从具体县(市、区)实际试点探索实践来看,初期的松散型医共体也在向半紧密型和紧密型转变。2019年 5 月卫健委、国家中医药管理局颁布《关于推进紧密型县城医疗卫生共同体建设的通知》,提出进一步推动健康中国建设,更好地实施分级诊疗和满足群众健康的需求加强县城医院以人才、技术、重点专科为核心的能力建设,县医院的医疗服务能力和管理水平迈上新台阶。

（三）医养结合政策文件

自 2013 年《国务院关于加快发展养老服务业的若干意见》中提出:各地要促进医疗卫生资源进入养老机构、社区和居民家庭,支持有条件的养老机构设置医疗机构,推动医养融合发展以来,国务院和卫健委陆续出台相关意见鼓励医疗卫生机构和养老服务融合发展,通过试点地区先行先试,积极探索建立符合国情的医养结合体制机制,提出具体、可操作的实现路径和任务措施。

（四）基本药物制度政策文件

基层医疗卫生机构用药的合理性关系着患者用药的安全性。有研究指出,将基本药物制度应用到社区基层医疗卫生机构中,可有效减少用药风险,预防医患纠纷,确保机构良性运行。2009 年,卫生部先后发布了《关于建立国家基本药物制度的实施意见》(卫政发〔2009〕78 号)和《国家基本药物目录管理办法》(卫政发〔2009〕79 号),拉开了我国实施基本药物政策的序幕。此后,基本药物制度作为一项重要的制度建设,迎来了体系构建与政策执行的快速发展时期。表7-2罗列了我国基本药物制度不断发展和完善阶段相关的政策文件,在国家强制力保证实施以及其他相关医疗体制改革同步推进的情况下,逐步形成具备我国特色的发展道路。例如,由于我国的医疗机构,特别是基层医疗卫生机构,主要以公立机构为主,可以最大程度地保障基本药物在基层的全面配备使用以及药物零差率销售等政策的执行力度。

表7-2　国家基本药物制度政策文件

时间	发文部门	文件名称	相关内容
2009.8	发展改革委、卫生部等9部委	《关于建立国家基本药物制度的实施意见》	以期通过该制度转变"以药补医"的现状,其中提出"政府举办的基层医疗卫生机构全部配备和使用基本药物",希望能在保障群众基本用药的同时切实减轻患者用药负担
2009.8	发展改革委、卫生部等9部委	《国家基本药物目录管理办法(暂行)》	
2012.9	卫生部	《国家基本药物目录》	基本药物是适应我国基本医疗卫生需求,剂型适宜,价格合理,能够保障供应,公众可公平获得的药品。国家将基本药物全部纳入基本医疗保障药品目录,报销比例明显高于非基本药物,降低个人自付比例,用经济手段引导广大群众首先使用基本药物。主要先由基层医疗机构开始执行
2015.2	卫计委等9部委	《国家基本药物目录管理办法》	巩固完善基本药物制度,建立健全国家基本药物目录遴选调整管理机制
2018.9	国务院	《关于完善国家基本药物制度的意见》	突出药物"突出基本、防治必需、保障供应、优先使用、保证质量、降低负担"的功能定位,从基本药物的遴选、生产、流通、使用、支付、监测等环节完善政策,注重与三医联动改革做好衔接,不仅有利于基本药物制度自身建设,带动药品供应保障体系建设全面推进,保障药品安全有效、价格合理、供应充分,也有利于促进上下级医疗机构用药衔接,推动分级诊疗制度建立,有利于深化供给侧结构性改革,推动医药产业结构调整和转型升级

(五) 信息化建设政策文件

随着医联体建设发展、分级诊疗制度、家庭医生签约服务等不断推进,基层对信息系统进行应用整合、统一规范、协同互通和安全监测的需求越来越高。在此背景下,2019年4月28日,国家卫生健康委、国家中医药管理局联合发布《全国基层医疗卫生机构信息化建设标准与规范(试行)》。《标准与规范》着眼未来5~10年基层医疗卫生机构信息化应用发展建设需求,对社区卫生服务中心(站)、乡镇卫生院(村卫生室)提出了细分建设要求,建议基层医疗卫生机构信息系统部署在县级或以上全民健康信息平台,鼓励基层医疗卫生机构积极推进云计算、大数据、人工智能等新兴技术应用。

在服务业务项下便民服务的互联网服务要求方面,《标准与规范》提出,基层医疗卫生机构要具备预约、缴费、诊疗建议、医患沟通、健康门户、预约查询、处方查询、报告查询等8项功能中的至少4项。在管理业务项下后勤管理的医疗废弃物管理要求方面,《标准与规范》推荐利用条码、电子标签等物联网技术,实现医疗废弃物全生命周期的跟踪管理。另外,《标准与规范》强调,在信息化建设过程中,要符合电子健康档案、电子病历基本数据集和共享文档规范等卫生健康行业信息标准和电子病历系统功能规范等要求。

(六) 乡村医生政策文件

乡村医生是我国医疗卫生服务队伍的重要组成部分,是最贴近亿万农村居民的健康“守护人”,是发展农村医疗卫生事业、保障农村居民健康的重要力量。国家先后印发《乡村医生从业管理条例》《关于进一步加强乡村医生队伍建设的指导意见》和《关于进一步加强乡村医生队伍建设的实施意见》等文件,要求进一步加大投入力度,保障乡村医生收入待遇,妥善解决乡村医生养老问题,开展定向培养,切实加强乡村医生队伍建设。

(七) 全科医生政策文件

2009年,中共中央、国务院《关于深化医药卫生体制改革的意见》已经提出“转变社区卫生服务模式,不断提高服务水平,坚持主动服务、上门服务,逐步承担起居民健康‘守门人’的职责”。2011年7月1日,国务院颁布《关于建立全科医生制度指导意见》,不断加强建立全科医生制度。2015年《关于推进分级诊疗制度建设的指导意见》中,也涉及实行家庭医生签约服务,直至2016年《关于印发推进家庭医生签约服务指导意见的通知》出台,标志着家庭医生签约服务工作正式全面启动。

我国自2011年开始,先后颁布了《全科医生规范化培养标准(试行)》《助理全科医生培训标准(试行)》《中医类别全科医生规范化培养标准(试行)》《中医类别助理全科医生培训标准(试行)》《关于建立住院医师规范化培训制度的指导意见》《关于医教协同深化临床医学人才培养改革的意见》等国家政策或标准,院校全科医学教育不断深化改革,住培机制全国推开,建立了转岗培训、岗位培训、远程继续教育等多种全科继续教育制度,初步确立“5+3”为主、“3+2”为辅的全科医生培养模式。

(八) 家庭医生政策文件

2016年6月,《关于推进家庭医生签约服务的指导意见》出台,要求在200个公立医院综合改革试点城市开展签约服务,到2017年,签约服务覆盖率达到30%以上,重点人群签约服务覆盖率达到60%以上。到2020年,力争将签约服务扩大到全人群,形成长期稳定的契约服务关系,基本实现全覆盖。如表7-3所示。

表 7-3　家庭医生相关政策文件

时间	发文部门	文件	内容
2009.3	国务院	《关于深化医药卫生体制改革的意见》	提出"转变社区卫生服务模式,不断提高服务水平,坚持主动服务、上门服务,逐步承担起居民健康'守门人'的职责"
2011.7	国务院	《关于建立全科医生制度的指导意见》	建立家庭医生制度上升为国家战略
2012.8	卫生部、教育部	《全科医生规范化培养标准》	明确全科医生培养目标、培养方式、培养内容、能力要求等
2015.9	国务院办公厅	《关于推进分级诊疗制度建设的指导意见》	加强基层医疗卫生人才队伍建设,实现城乡每万名居民有 2~3 名合格的全科医生,发挥全科医生的居民健康"守门人"作用
2016.6	国务院医改办、国家卫生计生委、国家发展改革委、民政部、财政部、人力资源社会保障部和国家中医药管理局	《关于印发推进家庭医生签约服务指导意见的通知》	家庭医生是为群众提供签约服务的第一责任人。现阶段家庭医生主要由以下人员承担:一是基层医疗卫生机构注册全科医生(含助理全科医生和中医类别全科医生);二是具备能力的乡镇卫生院医师和乡村医生;三是符合条件的公立医院医师和中级以上职称的退休临床医师,特别是内科、妇科、儿科、中医医师。同时还鼓励符合条件的非政府办医疗卫生机构(含个体诊所)提供签约服务,并享受同样的收付费政策。未来随着全科医生人才队伍的发展,逐步形成以全科医生为核心的签约服务队伍

(九) 多点执业政策文件

自 2009 年国务院首次提出"医师多点执业"概念以来,国家相关部门不断完善医师多点执业相关政策规定,并提出相应指导意见,鼓励医师到基层、边远地区、医疗资源稀缺地区和其他有需求的医疗机构多点执业,提高基层服务能力。除此之外积极引导符合条件的公立医院医师和中级以上职称的退休临床医师,特别是内科、妇科、儿科、中医医师等,作为家庭医生在基层提供签约服务。医师多点执业政策有力地配合了医改各项工作,取得了积极成效,支持了分级诊疗工作的开展,形成了优质医疗资源向基层、边远地区和有需求的医疗机构有序流动的新局面,调动医务人员积极性的同时方便人民群众特别是基层群众看病就医,逐渐获得医生、患者和社会各界的广泛认可。表 7-4 罗列了多点执业从探索阶段到推广阶段最后全面实施这一过程中的相关政策文件。

表 7-4　多点执业相关政策文件

阶段	时间	发文部门	文件	内容
探索阶段	2005.4	国家发展改革委	《医师外出会诊管理暂行规定》	规范医疗机构之间医师会诊行为制定的规定
	2009.4	国务院	《关于深化医药卫生体制改革的意见》	提出"研究探索注册医师多点执业"
	2009.9	卫生部	《关于医师多点执业有关问题的通知》	稳步推动医务人员的合理流动,促进不同医疗机构之间人才的纵向和横向交流,研究探索注册医师多点执业
推广阶段	2011.3	卫生部	《2011年公立医院改革试点工作安排》	完善执业医师多点执业试点,制定规范性文件,将试点范围扩大到所有公立医院改革试点城市和其他有条件的地区,将适用人员条件放宽到主治医师,增加多点执业的地点数量
	2011.7	卫生部办公厅	《关于扩大医师多点执业试点范围的通知》	决定扩大医师多点执业试点范围
全面实施阶段	2014.11	国家卫生计生委、国家发展改革委、人力资源社会保障部、国家中医药局和中国保监会	《关于推进和规范医师多点执业的若干意见》	规范医师多点执业。坚持放管结合,制定完善医师多点执业管理政策,明确相关各方权利义务,促进医师多点执业有序规范开展,逐步建立符合国情的医师执业和管理制度,维护正常工作秩序

二、政策建议

(一) 推进医联体和医养结合建设,加强医疗卫生资源之间的整合,带动基层医疗卫生发展

1. 以医联体、医共体改革为契机,借助县级医疗机构的资源优势,提高基层医疗卫生服务能力和技术水平

以医联体、医共体改革为契机,优化资源配置,引导资源下沉,加强医防融合,提高县域总体服务效能。加快建立"总额付费、监督考核、结余留用、合理超支分担"的医保支付机制。三明市在每个县(市)组建紧密型县域医疗共同体,医保基金和基本公共卫生服务经费按人

头对医共体总额付费,实行总额包干、结余留用,同时积极完善分级诊疗服务体系。加大县域补短板力度,紧密型医共体覆盖所有县域,基层诊疗人次占比较 2015 年提高 5.3 个百分点。福建省以医保总额付费为纽带,在全省半数以上县(市)组建紧密型县域医疗共同体。周口市郸城县以紧密型医共体建设为载体,以医保支付方式改革为杠杆,以薪酬制度改革为动力,实现了人、财、物一体化发展的紧密型县域医共体运营管理模式。廊坊市香河县充分利用信息化管理手段,建立医共体内分级诊疗运行新模式:一是实行双向转诊,二是实现远程会诊,三是建立域外会诊。因此,要充分发挥三级医院、县级医疗机构的资源优势,上下联动促进优质医疗资源下沉,整体提升基层医疗卫生机构综合服务水平。多发病尽可能在基层医疗卫生机构就医,确保县域医疗卫生资源合理利用。在新医改等政策指导下,通过医疗资源的城乡整合,进一步推进城乡分级诊疗工作。要贯彻长效性的医联体工作机制,加强分级诊疗医疗机构之间的协作交流。基层医疗卫生机构也要因地制宜发掘自身优势,立足于医疗技术水平,注重给予患者良好的就诊体验,提高乡镇卫生院的服务能力,提升患者信任度和依从性,促进优质医疗资源进一步下沉。尤其是在农村地区,建议医共体上级医院开展组团式帮扶,补齐基层医疗卫生机构的学科短板;进一步规范不同级别医疗卫生机构的基药目录,做到不同级别医院基药的最大化衔接,方便上级医院的患者下转,促进基层医疗卫生机构患者的回流。建议采用总额预付下的 DRG 支付、医共体下的总额打包支付等支付方式,推动县级医院的运行和补偿机制改革发展,提高基层医疗卫生机构和门诊报销比例,完善医疗服务价格动态调整机制,出台远程医疗、日间手术等收费和报销政策;推动信息化建设,充分利用远程医疗服务平台,使患者得以获得更方便安全的分级诊疗服务推进医疗、医保、医药三位一体化。

2. 总结和借鉴三明医养结合经验,支持各类医疗卫生机构与养老服务机构以多种形式开展合作,提供多样化、多层次的医养结合服务模式

吸取三明医养结合经验,推动医养康养相结合。配合卫健委、医保局等部门推动医养结合,完善医养结合配套政策。支持各类医疗卫生机构与养老服务机构以多种形式开展合作,提供多样化、多层次的医养结合服务模式;强化养老服务综合监管。建立职责明确、分工协作、科学有效的综合监管制度,建立跨部门综合监管体制。实行养老服务机构分类管理,逐步建立全覆盖、全方位、全过程的综合监管格局;推进"放管服"改革,建立健全养老机构备案管理制度。加大"互联网＋"监管的应用,加强民政与消防、食品安全、卫生等专业监管信息联动、共享,推动联合监管、联合执法、联合惩治。加快养老服务行业社会信用体系建设,建立"红黑名单"制度,定期向社会公布;提升应急救援和风险监控能力。构建"分层分类、平战结合、高效协作"的养老服务应急救援体系。统筹疫情防控和应急救援要求,新建和改扩建养老服务配套设施,配备必要的防疫物资和应急设施设备。加强风险监测与防控,开展常态化非法集资识骗防骗教育宣传,增强老年人群体识别防范能力;优化医养结合服务资源布局。在编制养老服务设施规划时,要统筹考虑医养结合发展,保障医养结合设施发展用地和场所;推进社区医养结合服务设施建设,通过设置社区卫生服务站(村卫生室)或家庭医生工

作室(团队)实现功能覆盖,提供基本公共卫生服务项目中的老年健康服务;将部分有一定规模、床位利用率不高的二级医院转型改建为康复医疗机构和护理院、护理中心,支持社会力量建设专业化、规模化的医养结合服务机构;强化医疗机构和养老服务机构协作。通过地方政府购买服务等方式,加大购买医疗机构签约服务的支持力度,减轻养老服务机构运行压力。签约医疗机构按照协议,开展定期巡诊,安排具有执业资质的医务人员,为签约养老服务机构的入住老年人提供医疗服务;推动数字医养服务。建立统一的养老服务信息平台和服务号,将全市居家、社区、机构养老信息服务资源和养老服务监管进行整合,完善大数据分析能力,支撑线下养老服务实体有序运营。利用数字技术为老龄产业转型提供支撑,为老年人提供便利化数字服务;加大医保支持力度。符合条件的养老服务机构内设医疗机构以及康复医院、安宁疗护中心、护理院,按规定纳入医疗保障定点范围等。

(二) 围绕人民群众的健康需求,进行卫生资源的供给侧结构性改革,继续加强基层健康管理服务体系建设,重视公共卫生的地位和作用

1. 提高居民健康素养,培养居民疾病防范意识,加强基层健康管理服务体系的建设

针对疾病谱和死因谱的变化及传染病防治的要求,我国的基层医疗卫生服务体系建设应该围绕疾病预防和健康促进展开,改变传统"重治疗轻预防"的观念;通过改善激励机制,提升基层医务人员从事疾病预防和健康促进工作的积极性,着力加强基层健康管理服务体系建设;在日常医疗与公共卫生服务过程中,加强对辖区内居民的传染病防控宣教,逐步增强居民的"防病"意识,培养居民对于传染病流行期间的防控知识,提升健康素养。

2. 医卫融合提升基层突发公共卫生事件应急处置能力

国际实践提示,基层医疗卫生机构的核心职能是疾病预防和健康促进,尤其是在重大传染性疫情出现时,能高效应对疫情防控工作。但长期以来,"重治疗轻预防"的观念导向愈发明显,医学与公共卫生教育中预防理念日益淡化,而随着急性传染病频繁出现,基层医疗卫生机构的传染病防控能力并没有得到显著提升,尤其体现在此次新型冠状病毒感染疫情防控前期。

医卫融合提升基层突发公共卫生事件应急处置能力。运用家庭医生签约、基本公共卫生服务和基本医疗的优势,打通存在的堵点难点,促进医防融合。就新型冠状病毒感染疫情防控来说,需规范设置预检分诊、发热门诊等,完善配套建设。一是加强基层医疗卫生机构的必要设备配置,提高预检分诊能力;二是保障应急物资储备,建立规模适当、保障供应的基层医疗卫生机构应急物资储备管理体系,利用信息平台实现机构间物资及时调配;三是提升基层医务工作者的应急管理能力,让基层医务工作者更多地参与突发公共卫生事件的应急管理工作与演习活动,将教育培训中的理论知识进一步转化为实践技能。在考虑基层医务工作者的工作时间和工作内容前提下,要常态化和规模化地推进突发公共卫生事件的相关演习活动,打造高水平复合型的应急管理队伍;四是认真评估完善传染病防治法等法律或行政法规,推动相关管理制度修订工作,全面强化公共卫生法治保障;五是加快建立统一的行

政执法综合监督管理平台,推进行政复议体制改革和规范化建设,完善基层医疗卫生机构传染性重大疫情预案;六是要建立健全乡镇医疗机构应急响应机制,保障村卫生室的物资供应,这对于面对突然发生的重大传染病疫情,提高基层医疗卫生机构的防控能力十分重要;七是提高基层传染病监测能力,提高医务人员新发传染病鉴别能力,保障信息及时上报。加强医护人员疫情防控知识培训,做好服务人群的常规排查,对发热病人、呼吸道症状病人进行规范诊疗,发挥好常态化疫情防控的"哨点"作用。

(三) 基层医疗保障和乡村振兴及新型城镇化建设紧密结合,确保医疗机制、人员、能力的底线要求

1. 基层医疗卫生与乡村振兴建设,新农村建设紧密结合

2018 年 1 月《中共中央　国务院关于实施乡村振兴战略的意见》在"推进健康乡村建设"中明确提出:"加强基层医疗卫生服务体系建设,支持乡镇卫生院和村卫生室改善条件。加强乡村中医药服务。开展和规范家庭医生签约服务。"在"鼓励社会各界投身乡村建设"中明确提出,建立有效激励机制,以乡情乡愁为纽带,吸引医生等技能人才,通过下乡担任志愿者、投资兴业、包村包项目、行医办学等方式服务乡村振兴事业。在"创新乡村人才培育引进使用机制"中明确提出"建立城乡、区域、校地之间人才培养合作与交流机制""全面建立城市医生教师、科技文化人员等定期服务乡村机制""建立自主培养与人才引进相结合,学历教育、技能培训、实践锻炼等多种方式并举的人力资源开发机制"。对于经济发展水平偏差地区的贫困家庭,政府可为其提供基本医疗保障的社会救助,防止出现因病致贫的现象。各级政府要推进健康城市、健康村镇建设,坚持健康优先战略,以生态文明引领绿色发展。

因此,各级政府需要巩固拓展医疗保障、脱贫攻坚成果与乡村振兴战略的有效衔接,保持医保政策的相对稳定,巩固脱贫成果,并坚守防止规模性返贫这一底线要求。

2. 医疗保障和推动新型城镇化发展相结合

新型城镇化在改革措施上,要达成一系列配套改革,比如,城乡公共服务均等化,户籍制度改革,城镇智能化和管理智能化建设,生态文明建设等,抓好中小城市建设,补齐公共服务、环境卫生、市政公用设施、产业培育设施等方面的短板,支撑农业转移人口就近城镇化。新型城镇化建设和乡村振兴战略要统筹推进,必须进一步打破制约城乡要素自由流动的制度障碍,推动基本公共服务向乡村延伸,并借此契机提高基层健康服务和医疗卫生的硬件软件条件,围绕"学有所教、劳有所得、病有所医、老有所养、住有所居"等民生健康底线,努力让农民过上更加幸福的现代生活。

(四) 完善机制,提高待遇,从数量供给和能力提升加强基层医务人员队伍建设

当前,基层医疗卫生机构的工作职能从开展医疗服务向疾病预防、公共卫生管理、计划生育服务转变,基层卫生健康人员严重短缺成为满足人民群众健康需求的瓶颈。

1. 改革基层医务人员绩效分配制度,提高基层卫生人才待遇,吸引人才扎根基层

面对基层医疗机构医务人员流失、年龄严重老化的实际情况,应把"县招、乡管、村用"等政策真正落实,同时还应该健全卫生法规体系建设,多渠道提高乡村医生的合理收入甚至是一些特殊津贴,并制定相应政策实施人员退出机制。在这一方面,河北进行了较好的探索和试点,如试点打破编制束缚、落实基层医疗卫生机构医务人员补助、允许在医共体内转岗流动等,取得一定成效;还如贵州在完善人才管理制度方面出台相关政策,发布的《关于印发三穗县加快推进乡村卫生服务一体化管理实施方案的通知》(穗府办发〔2016〕12号)等文件在创新人才管理机制等方面发挥了积极作用。

三明市强化人才建设与信息赋能。深化医教协同,多措并举壮大并优化医疗卫生人才队伍;深化基层医疗卫生事业单位绩效工资和绩效考评制度,进一步放开基层医疗卫生机构手脚,确保基层医疗卫生机构敢于运用绩效分配机制,制定既能保证基层医疗卫生机构的公益性质,又能充分调动基层医疗卫生机构人员的工作积性的绩效工资制度。优化绩效考核模式,促进基层人事薪酬制度的改革,科学评估基层医务人员价值,提高基层医务人员的工资待遇水平,允许基层机构实行收入结余激励机制,运用财政补贴等方式,增加绩效补贴,尽量让基层的工资水平与综合医院拉小差距,适当调高奖励性绩效所占的比重,强调个人薪资应与实际的劳动与贡献相匹配增强基层机构的吸引力。鼓励医学毕业生自愿参与基层医疗卫生服务,订立相关的服务年限,按月足额发放相应的津贴、绩效奖励,并为其提供带薪进修的机会,让他们能够深刻感受到基层医疗卫生工作不仅是责任,更加是荣耀,充分带动与激励其他医护人员,使其价值得到最大化发挥。

同时还要加强信息化人才的培养和激励,基层卫生信息化的建设离不开专业的信息化人才,尤其是后期基层卫生信息系统的更新和维护需要信息化人员负责。但是目前能将医学与信息技术结合的卫生信息人才很少,各级部门需要高度重视信息化人才队伍的建设。可以形成"政府-高校-医院"的信息化人才培养链,培养更多的复合型信息化人才,从根源上提高人才的储备量。定期开展针对医务人员的信息化培训,增强医务人员对信息化的重视程度,提升信息化管理人员的综合能力。采取远程教育、对口帮扶、定期进修等多种方式,提升基层人员信息化素养和信息系统应用能力。此外,需要明确卫生信息人才的职能定位和晋升通道,提高基层医务人员的薪资待遇和福利保障水平,建立绩效考核机制,做到信息化人才"引进来、留得住",打造一支卫生和信息技术的复合型人才队伍。

2. 探索多种培训和帮扶方式,提高基层医务人员的技术水平和服务能力

针对基层医务人员,依托区域内医联体的建设,与上级医院合作,指派富有经验的人员到基层任职。采用东西部和上下级"结对子"的方式,促进对基层医疗卫生机构和医务人员的培训和提升,同时通过将"服务基层"等指标纳入发达地区、三级医院职称晋升等制度设计,提高其参与性和积极性。对于现有基层医务人员,可通过加强制度培训、专业技能培训和继续教育,尤其是对传染性重大疫情防控的培训和教育,完善其知识体系和实践操作能力,从而促进现有基层医务人员对于传染病防控和突发公共卫生事件的处理能力和危机意

识。加速全科医生培养,加强公共卫生应急知识和技能培训。同时,要强化全科医生传染病诊疗知识和技能培训,这不仅是实现疫情防控关口前移的必要措施,也是应对重大疫情医疗人力资源的战略储备。

乡村基层医务人员有其自身的业务特点和知识需求,可通过如编写实用教材、医学院校对口帮扶,以及加大对乡村医生培训的投入力度,充分统合各方资源,或者是定向培养等方式方法,不断提高乡村医生技术水平与服务能力。

完善"订单式"人才培养模式,以合同的约束来保证稳定的卫生人员输送,由各地政府加强引导,针对当地对基层卫生人员的需求,有计划地培养人才,以此充实基层的人才储备,提升基层医疗卫生人员的素质水平。另外,积极开展订单式培训和人员有序流动。针对性加强医学规培生等方式给基层定向培训专技人员,签订合同和约定服务期限,保障基层用得上、留得住。基层培养的人才申请调离按程序和约定服务期限,不符合条件的严格控制,避免基层作为培训基地。福建省坚持"从供给侧解决问题"的思路,加快推进设立医学院校或二级院校,从源头上破解基层卫生人才短缺的问题。2015 年福建省政府出台《福建省基层医疗卫生计生机构人员卫生专业技术职务评聘工作实施办法(试行)》,采取分层分类、注重实际等适合基层医疗卫生人才的职称评审方式,并逐步提高基层高级职称比例,以"本土化、直通车"的方式,依托省内医学高等院校为乡镇卫生院培养输送本土化医学生,精准提高农村卫技人员队伍学历水平和服务能力,逐步满足基层医疗卫生服务工作需求。

(五) 加大力度推进科技信息化在基层的建设与发展

1. 建立互联互通的信息系统

首先,应当在包括村卫生室在内的所有基层医疗卫生机构中普及电子病历系统的。其次,基层医疗卫生机构中的信息系统应当坚持集中化的开发和部署,采用标准化的数据结构、变量定义,并应用国际初级保健分类等适宜的分类系统;把基层医疗卫生机构具有的信息系统、重症精神病患者信息管理系统、传染病及突发公共卫生事件网络报告系统等多个信息系统软件进行集成,并与医院信息系统(HIS)相连,做到各个系统之间信息共享、确保可整合和可互用。第三,国家基本公共卫生服务项目在全国范围内建立的居民健康档案系统应当被整合到临床服务当中,通过其中的数据支持合理高效的诊疗。第四,基层医疗卫生机构的电子病历系统应当与二三级医院中的系统相互联通,以方便患者转诊,可以"医联体"和"医共体"建设作为平台推进信息化建设,如青海玉树州积极探索"互联网+医联体"模式,以玉树州人民医院为中心,推进医联体信息平台建设,形成以远程医疗协同、远程教学服务、双向转诊为核心的分级诊疗体系,提升区域整体医疗服务能力。

2. 采取扶持政策,推动基层信息化建设

(1)加强顶层设计。在基层,强化统一的国家和各级区域卫生健康信息平台建设和应用,完善标准规范体系建设。关键是以用促建,实现信息互联互通和共享共用,防止出现新

的信息孤岛，也减轻基层系统过多、数据重复收集问题。要加快构建区域卫生信息平台，实现各级、各类医疗卫生机构的互联互通，推进基层医疗卫生机构与医联体相关医院进行信息融合、资源共享，有效推动优质医疗资源纵向流动。建立分级诊疗转诊平台，真正把慢病管理、双向转诊等落到实处。利用互联网推进家庭医生签约，将可穿戴电子设备与医疗系统相连接，随时监测患者身体状况，有效实现健康管理，在患者感觉不适时，可利用移动软件及时与家庭医生进行线上沟通，实现远程诊疗。利用现代信息技术，建立心电、影像、病理等远程诊断中心。加强信息化顶层设计，推进"互联网＋"在基层的运用，构建有序的分级诊疗格局。

（2）关注数据安全。在患者原始数据采集和传输、数据分析及处理、大数据融合等多个环节，均可能出现信息安全问题。要建立有效的监管方式，增强安全技术支撑能力，强化网络安全，保护个人隐私信息，规范医疗服务责任承担。

（3）完善政策支持。解决好基层信息化技术应用的运行补偿和服务收费等问题，比如信息网络和系统更新费用、人员培训费用，以及新的产品服务的定价和收费等。

（4）建立新的监管制度。完善对信息化新技术、产品、服务的准入和监管，不同于传统医疗器械的准入和应用管理，对健康领域数字化工具的管理，要营造包容审慎、安全发展的政策环境。对数字化工具的管理，要兼顾上市准入审批的稳定性要求与临床应用中不断更新迭代的特点，从准入到应用过程，建立全生命周期的监管体系。

（六）加大对基层、农村、中西部的中医药资源投入和政策倾斜，提升基层医疗卫生服务机构硬件水平和服务能力，缓解不均衡现状

目前，我国的医疗卫生服务体系优质医疗资源相对集中在大型公立医院上，致使各地区基层医疗卫生机构普遍服务能力薄弱，专业人才数量不足且层次偏低，缺乏先进诊疗设备，难以满足当前人民群众日益增长的健康服务需求，因此完善基层医疗卫生环境刻不容缓。

1. 在中央财政上给予基层医疗卫生机构更多的倾斜，保障基层医疗卫生机构的可持续性发展

基层医疗卫生机构的财力较薄弱，合理增加对基层的财政投入，当基层盈利不足时，为基层医疗卫生的发展提供持续的投入保障。同时应在基层医疗卫生机构全面推行按公益一类事业单位核定，实行公益二类事业单位管理的做法，赋予机构更多自主权，提高医务人员积极性，以此改善基层医疗卫生服务水平，也可缓解财政压力。

在中央财政投入方面，包括基础设施建设投入、"四倾斜"措施，以及经济水平较差的基层、农村、中西部和中医药方面的投入，同时在其他医疗资源投入方面做到合理均衡，实现优秀医疗资源下沉，提升基层综合服务能力。

2. 完善基层医保基金管理，做好基层医保费用定额管理，并合理配置基层医疗卫生资源

完善医保基金管理。三明市在所有二级及以上公立医院实施按疾病诊断相关分组收付

费改革,建立医保经办机构与医疗机构的集体谈判协商机制,合理确定医保支付标准。福建省探索建立职工医保基金省级统筹调剂机制,合理均衡地区负担。推行按病种收付费改革,全省各统筹地区病种数超过 700 个。三明市建立由省到村的五级卫生健康专网,实现电子健康码的"多码融合"与异地医保在线结算等功能。

逐步完善基层医疗卫生机构的医保费用定额管理,根据各区域社会经济水平的差异性,大幅提高医保总额标准以及例均定额标准,调整医保合理超支补偿机制以及扣费标准,保障基层医疗卫生机构和居民各方利益,真正落实完善医保总额报销制度。

医疗资源配置水平是医疗服务能力的基本保障。按我国现行医院等级评审标准和办法等相关规定,医院级别决定了其医疗资源配置的层次和水平,而乡镇卫生院和社区卫生服务中心只能评选一级医疗机构,决定了其医疗资源配置水平低。因此,要推进基层机构标准化建设,确定必备的基本设备、业务科室和人员,确保基层机构在现有标准体系下正常高效运转;同时促进经济水平中等、较差地区的上级医院对县级医院帮扶、县级医院对乡镇卫生院和村卫生室的对口支援,定期对基层医疗卫生机构给予技术力量的支持。

(七) 坚持中西医并重的中国特色健康保障体系,健全基层中医药服务体系、完善及推行中医药健康管理服务模式

1. 加大对基层中医院及中医科室的倾斜,逐步将中医药服务项目纳入基本公共卫生服务的范畴

习近平总书记提出,要"着力推动中医药振兴发展,坚持中西医并重,推动中医药和西医药相互补充、协调发展,努力实现中医药健康养生文化的创造性转化、创新性发展"。中医药只有在继承中不断创新,才能满足时代发展的需求,才能在基层医疗卫生服务中发挥重要作用。

建议各级政府对基层医疗卫生的中医院、中医科室实行政策倾斜,加大对各县级中医院、综合型医院的中医科室财政投入,强化硬件设施和配备等的投入;建设覆盖城乡的中医医疗服务网络,加强经济水平中等、较差地区中医医联体建设以均衡中医医疗资源,促进优质的中医资源下沉。同时在基层村卫生室(所)中落实中医诊疗服务的开展,配备基本中医诊疗设备和常用中药、中成药,确保针灸、推拿、拔罐等常见中医药服务项目开展,并将基于中医药的服务项目逐步纳入基本的公共卫生服务范畴。

2. 完善中医药相关法律规章制度,大力宣传中医药优良技术,充分发挥中医药健康管理服务潜力,推动中医药的继承和发展

在经济水平发展差的一些基层医疗机构,推广中医药适宜技术并做到"传帮带",通过一对一的师带徒方式进行"传帮带",提升基层医院医务人员的中医药水平。此外,制定相关法规促进中医药产业链的有序发展,以进一步发挥中医药优势;借助各大媒体不断普及中医药文化,积极宣传中医药优良技术,加强百姓对中医药文化的信任度。

在完善及推行健康管理服务模式方面,要加强中医药文化建设,充分释放中医健康管理

服务潜力和活力。如应用中医药对老年人进行慢性病的健康管理,为百姓提供涵盖中医健康咨询评估、疾病风险预警、干预调理、随访管理等,切实为人民群众提供全方位全周期健康服务。此外,还应抓住此次中医药有效新冠疫情防控的契机,探索制定中医药在我国基层公共卫生服务中的作用和定位模式,完善各项法律规章制度。

第三节　信息化建设

一、提升基层医疗卫生机构信息化建设水平

(一) 基层医疗卫生机构信息化水平

1. 基层硬件设施全面改善

据统计,目前全国各省份基层医疗卫生机构共配备了 1.34 万台服务器、60.19 万台电脑、26.65 万台读卡器、41.76 万台打印机等设备。从平均来看,每家社区卫生服务中心拥有 77.5 台电脑、乡镇卫生院拥有 21 台电脑、村卫生室拥有 1.5 台电脑。这些基础硬件设备的投入为现在推动基层医疗卫生信息化打下了很好的物质基础。

2. 网络环境基本建立

软件方面,在已经完成了项目建设的 20 个省份当中,建立省级数据中心 2 家、市级数据中心 59 家、县级数据中心 859 家。

3. 基层系统效果初见成效

据国家卫生计生委信息统计中心统计,基层卫生信息化系统的核心功能得到了全面应用,应用于基本公共卫生、基本医疗服务,而且功能机构数量比例达到 80%;推动了新农合和医保的即时监测和结算,其中 73% 的信息系统与新农合系统对接,39% 的系统与社保系统对接;促进了检验检查信息共享,34% 的系统已与 LIS 对接,28% 的系统与 PACS 对接;在电子健康档案方面,实现了健康档案和诊疗信息的共享,75% 的系统已经实现在区域内健康档案调阅交互。

4. 标准化和规范化应用的意识加强

早期全国各地有很多医疗网络公司开发了很多医疗信息化系统,但并没有严格执行国家卫生计生委制定的行业标准,现在通过不断的培训和宣传,这种现状有了很大的改善。从数据上看,74% 的系统执行城乡居民电子健康档案的基本标准,63% 的系统执行基层医疗卫生机构的管理信息系统功能规范。

(二) 发挥信息化建设对提升基层医疗卫生服务能力的助推作用

集中精力抓好基层机构远程医疗建设,推动基层机构与二、三级医院建立远程医疗信息

系统,并建立健全利益机制,调动二、三级医院帮扶基层机构的内在动力,促进基层医疗卫生服务能力提升。同时,加快推进分级诊疗信息系统建设,促进患者信息在不同级别医疗机构之间实现共享,引导基层医疗卫生技术人员通过学习上级医疗机构诊治案例来提高自身业务能力。

(三) 加强医疗系统信息化建设

完善信息系统建设,依托信息平台为双向转诊、分级诊疗提供信息技术支撑,实现资源互通、共享,避免重复检查,减少资源浪费,提高工作效率。

可借鉴福建省做法,按照全民健康信息建设"聚、通、用"改革思路,进一步落实《福建省"互联网＋医疗健康"示范省实施方案》,发挥"互联网＋医疗"技术在基层医疗卫生服务和公共卫生服务中的作用。

(四) 通过开展远程医疗,提升基层医疗卫生服务能力

全国不少地方政府建设了区域分级诊疗平台、区域影像中心、区域检验中心、区域远程会诊中心,将优质医疗资源向基层医疗卫生机构延伸。大医院专家可以通过平台对基层医生进行远程实时指导,并借助实时回传的患者超声图像与数据等资料提供诊断建议,不仅可实现同质化服务,也方便了群众。此外,还可以通过构建临床案例的远程继续教育服务体系,有效提升基层医务人员继续教育质量。

(五) 利用人工智能辅助诊疗和决策支持技术,提高基层医生诊疗水平和效率

通过借助机器学习、深度学习等技术手段,将医学专家知识和临床经验快速复制,一方面可以实现对医学影像、病理结果的智能识别、临床辅助诊断;另一方面为医生诊断疾病与制定治疗方案提供辅助决策,从而帮助基层医生提高诊疗效率和准确率,避免误诊和漏诊,降低工作难度和强度。

(六) 依托可穿戴设备和智能化信息平台,助力基层慢病规范化管理

通过智能可穿戴设备的推广应用,帮助居民自测血压、血糖,实现患者自我管理;通过与健康档案和家庭医生签约平台的连接,助力慢性病患者实时监测和风险评估预警,再由基层及时提供健康管理及慢病管理、体检、疾病预防和分诊转诊等基础医疗服务。这样有助于实现慢病防治关口的前移,缓解资源匹配矛盾,改善患者医疗体验,降低医疗费用,实现"急慢分治"。

(七) 搭建智能化管理平台和系统,提高基层和卫生健康行业治理效能

通过电子处方、电子病历等方式,实现医疗文书书写规范化,提高服务效率,并形成有效的医疗服务数据库,为智能化管理和服务提供基础。利用大数据和人工智能技术,开展对基

层医疗卫生机构管理,可以在技术层面做到更加精准,减少人力成本,简化运营方式,提高管理效能。基于人工智能、大数据的医保智能审核监管、异地结算平台等,可以有效助力医保支付效率和控费能力的提高。

二、提升基层信息化建设的建议

(一) 完善基层卫生信息化建设的硬件设施

需要从加强基层医疗卫生机构的硬件水平入手,无论是城市社区还是村镇卫生院和卫生室的硬件以及基础设施均需要更新和维护,使其处于正常运转状态之中。具体来讲可以从社区卫生服务中心入手,加大投入,完善医疗机构的服务结构,从而大大提升基层医疗卫生机构的服务能力。各地可以根据经济发展水平形成科学的基层医疗卫生服务体系,提高医疗卫生服务的质量,提供更加有力的疾病预防措施。实践中可以积极开展资金配套的工作,通过建设和完善医疗卫生服务机构的基础设施和硬件水平确保信息化建设工作能够顺利开展。

(二) 培养专业的科技人才

在实践中提高基层卫生信息化建设的软件水平,还需要重视科学技术的应用以及人才的培养。当前最主要的问题是缺乏专业的人才,基层的软件水平较低。结合这些实际情况开展信息化建设工作能够保证每一项工作都能够落到实处,产生预期的作用。人才队伍建设要从对人才的要求入手,以培养对口且实用的人才。我国已经开始推行院校教育、临床实践以及转岗培训和订单定向等人才培养模式,所以基层卫生信息化建设的人才队伍综合水平处于逐渐提升的状态之中。各地也要根据实际情况,以培养信息化建设人才目标开展工作,提高培训力度,增强信息化管理人员的综合水平。

针对信息化建设人才的管理制度要加以优化和完善,使得这部分人员能够享受公平的待遇,提高他们的工作积极性。可以通过建立科学合理的激励机制的方式吸收人才,同时优化现有的收入分配制度,为信息化建设人员提供公平的待遇。从现如今面临的困难和问题来看,人才仍然属于重中之重,留住人才是最有效的方法。

(三) 积极学习成功经验

要想使基层卫生信息化建设水平得到提升,就要对基层卫生医疗机构的功能形成正确的定位,并积极优化服务模式。实践中可以吸收发达地区的成果和经验,与所在地区的实际情况相结合,形成客观且合理的方案。目前针对我国基层卫生信息化建设的现状,建议转移服务的重心,逐渐转移到提供常见病、多发病诊疗以及居民健康档案管理服务上来。积极应用信息技术,优化服务模式,优化配置资源。除了这种基本的措施之外,还可以从宣传的角度入手,鼓励城乡居民在基层卫生医疗服务机构就诊看病,让医疗机构能够发展得更好,提供更令居民满意的医疗服务。

(四) 探索构建数字医疗卫生管理体系

从现有的科学技术出发,构建数字医疗卫生管理系统。也能够促使基层卫生医疗机构的服务模式尽快形成。进一步完善建设规划和业务标准,在技术上明确系统架构、采用技术、数据存储、信息交换、系统安全等技术要求,在软件功能上明确软件的基本功能、扩展功能和功能边界,在标准上推动现有标准落地,根据业务需求出台新的基层系统数据集、功能规范和服务能力标准等。结合我国的基本情况,基层卫生医疗服务机构提供廉价且优质的服务应当作为当前主要的服务模式。为了更好地应用这种服务模式,需要积极采用数字化技术管理医院,让信息化建设工作能够顺利开展。促使基层卫生医疗服务机构的健康档案能够更加有效更加全面,实现动态性管理目标。同时,开展区域层面的基层机构信息化建设应用水平评估,以评促建,以评促用。

(五) 倡导便捷实效的基层信息化新应用

加快电子健康档案便民开放,大力推动电子健康卡实名就医、电子健康卡多场景应用,支撑基本公共卫生和签约服务项目的精细化管理,方便居民获取连续精准、优质可及的医疗健康服务;优化互联网+家庭医生服务,以互联网+基层健康管理服务应用为手段,倡导家庭医生在线签约,建设联系互动的咨询通道、签而有约的应用服务,构建基层医疗卫生主动服务与居民健康管理新模式;建立健全基层远程医疗相关保障,制定项目收费、医保报销、分配激励、责任认定等配套政策,推动远程医疗、电子病历在基层的深度应用,促进医疗卫生工作重心下移和医疗卫生资源向基层延伸;推动人工智能、移动医疗等技术在基层的落地,通过智能穿戴设备自动采集居家慢性病和康复期病人生命体征数据,实化合理用药、随访提醒、个性化居家健康管理、临床辅助诊断决策等技术在基层医疗卫生服务中的应用,探索构建贯穿居民生命全程、集防治服务于一体、可复制推广的基层卫生服务运行新模式和新机制,有效提升基层便民惠民服务能力。

第八章

天津基层医疗机构公共卫生事件防控机制研究

突发公共卫生事件是指突然发生、造成或可能造成社会公众健康严重损害的重大传染病疫情、群体性不明原因疾病、重大食物和职业中毒，以及其他严重影响公众健康的事件。近年来，传染病、洪涝灾害等重大突发公共卫生事件频发，严重危害到公众健康和社会安定。2003 年传染性非典型肺炎的发生和 2020 年的新冠病毒感染疫情都是对突发公共卫生事件应急处置机制的大考。基层医疗卫生机构是突发公共卫生事件防控的第一道防线，发挥着堡垒作用。

突发公共卫生事件中，基层各医疗机构充分发挥属地化管理的"前哨"优势，成为了防控的最前线。在突发公共卫生事件与抗击新冠疫情防控战中，基层医疗卫生机构在新型冠状病毒感染疫情应对中承担了标本采集、疫苗接种、社区网格化管理、防疫知识普及等关键工作。基层医疗卫生机构牢牢把握"全国上下一盘棋"和因地制宜区域化防控相结合，疫情防控和民生保障相结合，应急防控与常态化防控相结合的原则，成为重大突发公共卫生事件的"健康网底"。

在应对新型冠状病毒疫情的"阻击战"中，基层医疗机构也暴露出了诸多不足，直接影响突发公共卫生事件的防控水平。由于城市医疗卫生服务体系较完善，疫情发生时可进行有效的防控；农村地区则因医疗卫生服务体系相对薄弱，成为疫情发生、传播的重点区域。目前，我国基层医疗卫生机构公共卫生事件常态化管理体系、网格化防控管理模式已逐步形成，但基层专业公共卫生人才缺乏，应急预案不完善，应急处理能力有限等问题仍制约基层公共卫生应急管理水平。

习近平总书记多次强调，"要健全公共卫生服务体系，优化医疗卫生资源投入结构，加强农村、社区等基层防控能力建设，织密织牢第一道防线"。本章通过文献可视化法、面对面结构式访谈法、现况调查法、数据分析法，围绕天津地区基层医疗机构公共卫生事件防控机制，从基层医疗卫生机构队伍、平台、资金、能力几个方面进行了调查研究，补短板强弱项，以不断增强重大疫情和突发公共卫生事件应对处置与常态化管理能力，更好地应对今后的疫情防控工作，为人民群众提供坚实的健康保障。

第一节 天津基层医疗机构公共卫生事件防控机制现状

一、天津区级疾控中心管理机制现状

（一）区级疾控中心人员储备现状

调查资料显示：2019～2021 年各区疾控中心政府批复的编制数逐年增长，2019 年 16 个区疾控中心总编制数为 1792 人，2021 年增加到 2448 人，增加了 36.61%。天津市部分区级疾病预防控制中心编制仍不达标，实际工作中，各区疾控中心在岗人数仅为编制数的 74.22%（1817/2448）。区级疾控中心卫生应急工作人员从 2003 年传染性非典型肺炎之后至新冠病毒感染疫情之前每年平均加入人数近 30 人，直至新冠病毒感染疫情之后每年平均加入人数已百人余。2019～2021 年区级疾控中心从事卫生应急相关工作（包括应急协调、疾病监测、现场调查处理、采样检测、健康教育）的技术人员数分别为 1008 人、1157 人和 1301 人，占在岗人员的比例分别为 69.61%、69.53% 和 71.60%。从事卫生应急工作人员以本科学历为主，硕士及以上学历占比逐年增加，中、高级职称占比也在逐年增加，但仍有部分区级疾控中心人员学历和职称较低。各区疾控中心卫生应急工作人员的学历分布不均衡。

（二）区疾控中心物资和经费储备现状

天津 16 家区级疾控中心均制定了应急物资管理制度，其中 13 个区（81.25%）制定了应急物资储备计划，制定应急物资储备计划的科室为应急办公室和应急相关部门。2019 年天津区疾控中心卫生应急库房平均面积为 49.21 m²，2020 年增加到 73.59 m²，2021 年均无变化。根据调查数据显示，天津市各区疾控中心物资储备相差较大。

2019～2021 年有卫生应急专项经费的有 9 家疾控中心，有 2 家疾控中心无卫生应急专项经费。卫生应急专项经费各区以及各年度的差异度较大，例如：滨海新区 2019～2021 年分别为 8.10 万元、698.93 万元和 282.75 万元。70.00% 以上的应急资金来源为当地财政拨款，东丽区疾控中心应急专项资金完全来自于基本公卫拨款，滨海新区疾控中心专项资金来源分别为中心自筹、当地财政拨款、中央财政拨款。

（三）区疾控中心应急管理能力现状

1. 应急培训和演练

2019～2021 年天津市各区疾控中心应急演练次数逐年增多，2021 年较 2019 年应急演练次数增长 44.44%,传染病类应急演练在演练主题中的占比分别为 61.11%、90.48%、88.46%,应急演练的种类却由 2019 年 4 种下降至 2021 年 2 种。2019～2021 年区疾控中心组织基层医疗机构应急演练次数逐年增长,2019 年开展演练 4 次,其中传染病类应急演练 3 次(鼠疫 1 次、人感染 H7N9 禽流感 1 次、其他传染病 1 次)、食物中毒类应急演练 1 次。2020 年的 6 次均为新冠病毒感染应急演练。2021 年次数最多,9 次均为传染病类(新冠病毒感染应急演练 8 次,肺结核应急演练 1 次)。

2. 实验室检测能力

2019～2021 年各区疾控中心被调查的病原检测设备平均配备率从原来的 89.34% 提升至 92.28%,提升 2.94%;理化检测设备平均配备率由 51.25% 提升至 55.25%,通用检测设备平均配备率从 83.30% 提升至 87.50%。2019～2021 年各区疾控中心开展的检测项目数平均分别为 16 项、17 项、18 项。2019～2021 年区级疾控中心被调查毒物检测项目数量无变化。

区级疾控中心备用实验室配备率从 2019 年的 68.75% 增至 2021 年的 87.50%,截至 2021 年年底,只有 2 家疾控中心没有备用实验室。11 家(68.75%)区级疾控中心设置了质量控制管理科室,各区每年内部质控的平均频次为 9 次。2019 年 13 家(81.25%)区级疾控中心通过了实验室计量认证,2021 年 12 家区级疾控中心(75.00%)通过了实验室计量认证。

(四) 区疾控中心平台建设现状

2019～2021 年天津市区级及以上医疗机构均实现了传染病网络报告的全覆盖;天津市国家传染病监测预警系统响应及时率未达到 100%。2019 年以来,区疾控中心已经逐渐开始与教育、市场监管、药监、农业、网信办等相关部门建立信息通报合作机制,但与畜牧兽医部门、气象部门、海关等建立信息通报合作机制仍为空白,这使得输入性猴痘、人畜共患病等疫情的调查处置等常处于被动。

二、天津地区基层医疗机构应急机制现状

1. 基层医疗机构突发公共卫生事件应急处置能力现状

调查的 324 家医疗机构中虽仅有 45 家(13.89%)医疗机构设置了独立运作的卫生应急管理部门,但比 2017 年的调查结果 3.7%(4/108)有了较大提高;18.21%(59/324)的医疗机构的卫生应急管理工作是由医务处负责的,由院办负责的 44 家(13.58%),由预防保健科负责的 42 家(12.96%),由院长领导相关科室配合的 101 家(31.17%),仍有 33 家无具体负责科室。

通过对 2018～2021 年各级医疗机构在职医务人员总数的分析发现,总人数基本稳定,且每年在编医务人员占在职医务人员比例也基本相同(70%～72%)。在本次调查的 324 家医疗机构中,76 家二三级医院中仅有 53 家医疗机构设置了急诊科,49 家医疗机构设置了发

热门诊,这些医疗机构基本具备传染病的鉴别诊断和医疗救治能力。

2. 基层医疗机构疫情期间收支现状

新冠疫情期间各级医疗机构平均普通门诊量较疫情前均有所下降,且在2020年达到最低值。总病床使用率较疫情前最大降幅达65.75%,特别是2020年,各级医疗机构中急诊科、呼吸内科、消化内科、全科、化学中毒救援病床使用率均下降。而疫情期间,为防止医疗挤兑,各医疗机构的预留床位数都有所增加,对ICU病床和负压病床也进行了扩容准备。同时,各医疗机构在职医务人员、在编医务人员总数均呈现逐年增加的趋势,这些都增加了医疗机构的支出。

3. 基层医疗机构应急准备现状

参与调查的324家医疗机构中,90%以上制定了卫生应急预案,有197家成立了突发公共卫生事件的专家组和工作组。对不同应急物资储备的情况分析发现,从天津市全市范围来看,调查问卷中列出的17种应急储备药物、3种应急储备耗材、3种现场鉴定检测装备和相关工具设备有全部、部分或极少的医疗机构进行了储备。

2018~2021年,各级医疗机构不论从组织卫生应急演练的数量,还是参与各级演练的数量,都呈递增趋势。参与调查的324家医疗机构中,每年制定应对突发公共卫生事件培训计划的占94.03%,参加培训的人员也多为预防保健科、医院感染控制科、急诊科的医务人员。

三、天津地区基层医疗机构常态化管理机制现状

1. 基层医疗机构常态化人才队伍建设现状

本次新冠病毒疫情防控暴露出基层医疗卫生机构公共卫生人才短缺问题。在医护人员配置方面,天津地区农村基层医疗卫生队伍有待扩充。乡镇卫生院年轻的医疗后备力量并未及时充实,乡村医生队伍老龄化趋势明显。社区卫生服务中心和乡镇卫生院的基层医务工作者具备公共卫生专业背景知识有限,具有公共卫生学术背景的专业人才队伍缺口较大。基层公共卫生学科队伍建设未引起基层医疗机构的普遍重视;基层医疗机构中,缺乏能够熟练运用公共卫生领域知识构建基层医疗卫生机构公共卫生事件常态化管理机制的专业人才。

2. 基层医疗机构常态化建设资金保障现状

虽然国家相关部委和多个省市区均已发布相关政策法规,如《财政部关于进一步做好新型冠状病毒感染肺炎疫情防控经费保障工作的通知》《关于进一步做好新冠疫情防控经费保障 切实加强防控经费管理的通知》等,以保障基层医疗卫生机构防控经费,但在具体操作过程中仍然存在着执行不到位的问题。

3. 基层医疗机构常态化平台建设现状

目前尚未形成医防融合系统化平台。疫情防控平台建设的基础来自于"大数据"的收

集、分析和利用,实现其从传统向现代化、高质量发展。但近年信息化建设进度明显滞后,在基础信息收集、录入、标准使用等方面未能统筹开展,更未建成统一高效的公共卫生信息平台,大量数据无法有效利用。

4. 基层医疗机构常态化能力建设现状

基层医疗卫生机构在应对公共卫生重大疫情防控方面,其应对能力仍有待提高。基层医疗卫生机构对新发、突发传染病早期、主动监测和预警能力不强,难以预测疫情走势以作出相应的响应机制,不能很好地发挥疾病监测早发现、早诊断、早治疗的作用。基层医疗卫生机构医疗资源有限,难以应对突发公共卫生事件或新发疫情导致的患者数量短时间内增加这一难题。基层医疗卫生机构现场流行病学调查和检验检测能力不足,给基层医疗卫生机构积极应对疫情带来一定限制。

四、中医药全程参与基层防控体制机制现状

1. 基层医疗机构中医类人员现状

本次调查共收集到天津市 210 个基层医疗卫生机构的人员信息,包括 106 个社区卫生服务中心和 104 个乡镇卫生院。调查共涉及医务人员 5 857 名。在岗在编人员中,社区卫生服务中心医务人员总数 3 278 人,其中中医类人员 1 218 人(包括中医人员 946 人、中药人员 272 人),占比 37.16%;乡镇卫生院医务人员总数 1 981 人,其中中医类人员 543 人(包括中医人员 407 人、中药人员 136 人),占比 27.41%。在外返聘人员中,社区卫生服务中心中医类人员 458 人,包括中医人员 339 人、中药人员 119 人,在编中医类人员与外返聘中医类人员比约为 3∶1;乡镇卫生院中医类人员 140 人,包括中医人员 78 人、中药人员 62 人,在编中医类人员与外返聘中医类人员比约为 4∶13。

中医人员职称方面,在平均每个社区卫生服务中心的 12 名中医人员中,主任或副主任医师 2 人、主治医师 5 人、医师/医士 5 人;平均每个乡镇卫生院有中医人员 5 名,其中主任或副主任医师 1 人、主治医师 2 人、医师/医士 2 人。中医人员学历方面,平均每个社区卫生服务中心拥有中医专业硕士 4 人、本科 6 人、本科以下 2 人;平均每个乡镇卫生院拥有中医专业博/硕士 1 人、本科 3 人、本科以下 1 人。

中药人员职称方面,平均每个社区卫生服务中心有中药人员 4 名,其中主任或副主任药师不足 1 人、主管药师 1 人、药师/药士 2 人;平均每个乡镇卫生院有中药人员 1 名,多为药师/药士。中药人员学历方面,平均每个社区卫生服务中心拥有中药专业本科 2 人,本科以下 1 人,硕士不足 1 人,无中药学博士;平均每个乡镇卫生院拥有中药人员 1 人,多为本科学历。

2. 中医药参与基层疫情防控现状

采用访谈法,通过访谈提纲对受访者进行提问访谈。访谈内容主要围绕中医药是否全程参与基层疫情防控进行。100%的受访者认为中医药一线抗疫人员全程参与了疫情防控;

75％的受访者认为目前基层医疗机构中医药防疫药品储备充足;95％以上的受访者认为目前中医药人员满足了基层全程干预的需要。调查结果显示,中医药全程参与了新冠疫情防控,中医药医护人员在基层疫情防控工作任务中全程参与,胜任了各个工作岗位,如预检分诊、核酸采集、支援隔离点、电话流调等。

3. 特色中药方剂疫情防控使用现状

中药制剂清感春饮 2021 年使用数量是 29 737 盒,2022 年使用 25 437 盒,使用总计 55 174 盒;清感冬饮 2020 年使用数量是 52 731 盒,2021 年使用数量 486 342 盒,总计 539 073 盒;而清感夏饮 2021 年使用数量为 532 盒;清感秋饮 2020 年使用数量为 5518 盒,2021 年使用数量 701 盒,总计 6 219 盒;清感童饮 2020 年、2021 年分别使用 262 盒、333 盒,总计 595 盒。可见清感饮系列中清感春饮以及清感冬饮使用数量较多,而清感夏饮、清感秋饮和清感童饮使用数量较少。

利用天津地区 2020 年 1 月至 2022 年 12 月公开发布的新冠病毒感染人数,根据天津中医药大学附属保康医院清感饮制剂数量,评估清感饮制剂对新冠病毒防控效果。统计结果表明,新冠病毒感染率和清感饮购买率之间可能存在潜在联系,表明清感饮制剂对新冠病毒的防控效果有着积极作用。

第二节　天津基层医疗机构公共卫生事件防控存在的问题

一、人才队伍建设存在的问题

1. 公共卫生学术背景的人员不足

社区卫生服务中心和乡镇卫生院的基层医务工作者具备公共卫生专业背景知识的有限,具有公共卫生学术背景的专业人才队伍缺口较大。基层公共卫生学科队伍建设未引起基层医疗机构的普遍重视;基层医疗机构中缺乏能够熟练运用公共卫生领域知识构建基层医疗卫生机构公共卫生事件常态化管理机制的专业人才。

2. 乡镇卫生院工作人员缺乏中医药学本科背景

天津市社区卫生服务中心与乡镇卫生院在岗在编人员中的西医类人员占比明显高于中医类人员;社区卫生服务中心的中医人员占比高于乡镇卫生院;社区卫生服务中心在岗在编中医人员和中药人员的学历普遍高于乡镇卫生院;人员队伍中主任/副主任职称者占比较少,主要为主治医师/主管药师及以下;研究生学历者占比较少,无中药专业博士人才。由于基层医疗机构在设备、环境、薪资待遇等相关方面尚不尽如人意,基层医疗机构尤其是乡镇卫生院缺少具有中医学本科背景的人员。

3. 编制不达标

天津市部分区级疾病预防控制中心编制仍不达标。实际工作中,各区疾控中心在岗人数仅为编制数的74.22%(1817/2448),区疾控中心现有的条件和待遇很难招到满意(有能力)的人员,因此目前"人少活多"的局面短期内仍无法扭转。2018~2021年所调查的三级医疗机构在职医务人员、在编医务人员总数均呈现逐年增加的趋势,但在编医务人员占在职医务人员比例呈逐年递减趋势,由2018年的72.14%降到2021年的70.62%,其中在编临床医生占在编医务人员的比例4年中在43.77%上下浮动,在编临床护士占在编医务人员的比例4年中在41.68%上下浮动,存在编制不达标的问题。

二、能力建设存在的问题

1. 应急管理、处置能力有待提高

医疗机构应急管理模式普遍存在"重处理,轻管理"情况,只有在灾难来临等紧急情况下,才会建立应急领导小组,普通尚未建立长期的应急管理机制。医院在紧急情况下启动预案成立工作领导小组,未设立专门的应急管理部门,面对辐射面广的应急组织动员,人员调度能力往往十分有限,各科室各部门在紧急联合应对上需要磨合期;在面临突发事件时,由于部门缺乏对自身应急管理责任的熟悉度,且部门间交流与协调不到位,往往会导致人员和物资调度的效率低下。

2. 实验室检测能力有待提高

新冠病毒感染疫情期间,实验室作为核心业务单元,其检测、分析与评价职能为处置新冠疫情提供了重要的科学支持,但实际工作中却暴露出实验室检测水平大多一般,不能满足大规模核酸检测的需求等问题。调查数据显示,2021年天津市仅75%区级疾控中心通过实验室计量认证;少部分理化检测设备配置率极低;实验室被污染后有备用实验室的疾控机构未达到100%;大多数区级疾控机构实验室只进行常规监测项目的检测,对于突发公共卫生事件的个别检测如河豚鱼中毒、毒蘑菇中毒等要依赖于市疾控中心。

3. 现场流行病学调查能力和技巧、数据分析能力不足

由于缺乏专业的公共卫生人才,基层医疗机构现场流行病学调查能力和技巧不足。疫情防控平台建设的基础来自于"大数据"的收集、分析和利用,实现其从传统向现代化、高质量发展。但在近年信息化建设进度明显滞后,在基础信息收集、录入、标准使用等方面未能统筹开展,更未建成统一高效的公共卫生信息平台,大量数据无法有效利用。

4. 风险评估能力和风险沟通能力不足

通过访谈结果显示,区疾控中心评估人员对风险评估的认知度和应用能力仍然较低,多数风险评估报告并未对所辖区域内的突发公共卫生事件防控提供科学的参考依据。天津制定了专门的媒体发布方案(或规定),或设有专门的信息发布组或发言人,或对"工作人员对外信息发布的范围和内容"有明确规定和要求的区疾控中心不足全市疾控中心的40%;区级

疾控中心未设置风险沟通专职科室。

三、资金保障存在的问题

1. 基层医疗机构疫情防控经费到位不及时

通过对 98 家制定卫生应急预算的医疗机构的数据分析,经费来源主要为单位自筹、同级政府财政拨付和卫生行政部门拨付 3 种情况。但基层医疗机构疫情防控经费到位不及时。2021 年,各级医疗机构对疫情防控愈加重视,单位自筹部分的绝对值和占比均高于 2020 年,而同级财政拨付的绝对值和占比均大幅下降,说明在政府经济实力欠佳的大环境下,要如何统筹卫生应急任务和经济收入的平衡将是一个长期需要面对的现实。

2. 疫情期间基层医疗机构收入均受到不同程度影响

疫情期间基层医疗机构收入均受到不同程度影响。结合医疗机构就诊情况调查结果看,新冠感染疫情期间各级医疗机构平均普通门诊量较疫情前均有所下降,且在 2020 年达到最低值。总的病床使用率较疫情前最高降幅达 65.75%,特别是 2020 年,各级医疗机构中急诊科、呼吸内科、消化内科、全科、化学中毒救援病床使用率均下降。而疫情期间,为防备医疗挤兑,各医疗机构的预留床位数都有所增加,对 ICU 病床和负压病床也进行了扩容准备。同时,各医疗机构在职务人员、在编医务人员、在编临床医生、在编临床护士总数均呈现逐年增加的趋势,这些都增加了医疗机构的支出。

3. 半数以上基层医疗机构工作人员收入在疫情期间有所减少

在疫情期间基层医疗机构工作人员收入方面,被访谈的 16 180 名医疗机构工作人员中仅有 8.40% 的人员总体收入增加,半数以上被访谈人员的总体收入在疫情期间有所减少,其余被访谈人员总体收入持平。被问及收入下降的原因时,74.86% 的人员认为是"疫情期间单位不能或减少收治病人",13.92% 的人员认为是"无政府经费支持"。

四、平台建设存在的问题

1. 信息报告、监测、预警系统不够完善

2019～2021 年天津市区级及以上医疗机构均实现了传染病网络报告的全覆盖,但不同年份均出现传染病漏报情况;天津市国家传染病监测预警系统响应及时率未达到 100%;2019 年以来,区疾控中心已经逐渐开始与教育、市场监管、药监、农业、网信办等相关部门建立信息通报合作机制,但与畜牧兽医部门、气象部门、海关等建立信息通报合作机制仍为空白,这使输入性猴痘、人畜共患病等疫情的调查处置等常处于被动。

2. 尚未形成医防融合系统化平台

虽然积极提倡防治结合与医防融合,但如何建立整合型基层医疗卫生服务体系实施艰难。加上各地经济发展不平衡,对基层医疗卫生机构投入不足,医保政策对基层医疗机构医防融合服务的支持和引导尚未显现。基层医疗卫生机构医防融合的功能定位不够清晰，防治结合的复合型人才没有补充渠道，基层机构基础设施条件相对较差，预防保健和康复需要的设备比较少，防治结合开展工作的能力明显不足。

第三节 天津基层医疗机构公共卫生事件防控机制对策及建议

一、人才队伍建设对策及建议

基层医疗卫生机构医务人员，在抗击新冠病毒感染疫情中是主要力量，在构建基层医疗卫生机构公共卫生事件常态化管理机制中发挥着重要作用。因此，要健全疾病预防控制机构选人用人机制，建立独立、垂直、流动的覆盖市、区、乡镇街道、村/居委会多级公共卫生队伍，更好地应对未来的疫情防控工作（图8-1）。

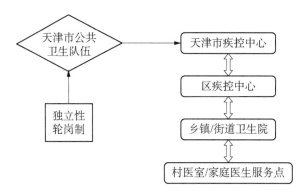

图 8-1 天津市多级公共卫生队伍

二、能力建设对策及建议

提升疫情防控综合能力，建立长期培训机制，多方面提高基层医疗卫生机构公共卫生事件常态化能力。

1. 加强基层医疗机构监测预警能力建设

增强重大传染病和突发公共卫生事件早期监测预警能力是建立健全公共卫生体系的当务之急。基层医疗卫生机构应将构建完善传染病和突发公共卫生事件监测预警体系，发挥基层哨点作用，创建疾控机构与基层医疗机构协同监测机制，强化医务人员报告、科研发现报告、检验检测机构报告、群众个人报告等多渠道信息综合监测体系，推进多部门信息系统联通,实现基层监测信息同步实时共享和动态更新,进一步提高实时分析、集中研判和预警的能力。同时完善预警制度和信息发布制度。

2. 加强基层医疗机构救治能力建设

加强基层医务人员培训,制定切合基层实际、具有可操作性的诊疗服务指南,规范治疗流程,提高基层处置能力和医疗质量。在对症药物、血氧仪、氧气瓶、制氧机等医疗物资分配上向基层倾斜,确保必备药品器械直达乡村卫生室和社区卫生服务站。进一步密切基层医疗卫生机构和上级医院联系,畅通双向转诊渠道,健全协作机制,利用下沉巡诊、人员派驻、远程会诊等方式增强对基层的专业技术指导,全面提高基层医疗卫生机构救治能力。

3. 加强基层医疗机构现场流行病学调查能力建设

基层医疗卫生机构可组建一定数量的流调队伍,具备利用现场流行病学、分子流行病学、血清流行病学、数字流行病学等理论和技术开展流行病学调查和溯源,以及利用人工智能、大数据等新技术开展疫情实时展示和趋势预测研判的能力,协助基层医疗卫生机构开展疫情防控工作。此外,疾控机构内非传染病防控相关科室但具有公共卫生专业背景的其他工作人员同样应该定期参加现场流行病学培训、案例分析培训、其他功能性或全方位演练活动,熟悉并掌握新时期流行病学调查的基本方法和风险研判、风险评估的技术能力。

4. 加强基层医疗机构现场检验检测能力建设

加强基层医疗卫生机构实验室建设,需通过资金支持、设备保障等多种政策,提高基层医疗卫生机构的检验检测技术能力,并强化技术操作规范和生物安全培训等,使基层医疗机构具备一定检测能力,以实现快速大规模人群筛查,提高基层医疗卫生机构对疫情防控的应对能力。

三、资金保障对策及建议

1. 设立疫情防控专项资金

提升突发公共卫生事件应急能力是一项长期的任务,需要提高政府对公共卫生的重视程度,应加强政策支持,加大经费投入。国家地方政府设立疫情防控专项资金,经费垂直下拨,专款专用。基层医疗机构要积极争取政府支持,紧紧抓住项目资金,请各区参照市财政每年对突发公共卫生事件应急管理设立专门项目资金支持,如有稳定的培训演练、物资储备等专项经费。

2. 完善基层医务人员补偿和激励机制

在广泛征求一线人员意见前提下,制定补偿激励方案,建立长效激励机制,更要注重长期激励和短期激励相协调。激励措施在人力资源管理中的具体运用除了常规的物质激励和精神激励以外,还包括目标激励、制度激励、工作环境激励、晋升激励等诸多内容,这就要求我们要综合使用各种形式的激励措施,提升应对突发公共卫生事件的能力,让基层医务人员始终保持高昂的情绪和积极的状态。在善后评估工作中,建立健全相关补助与奖惩制度和个案评估制度,也可为政府和卫生应急专门机构维持社会稳定制定相关政策、合理调配资源、建立相关补偿机制等应急管理工作提供重要依据。

四、平台建设对策及建议

按照《关于疾病预防控制体系建设的若干规定》要求医疗机构应依据有关法律、法规承担相应的公共卫生职责。"医防融合"的核心本质是将预防服务贯穿于临床诊疗的全过程中,"医"治的是个体,"防"管的是人群。

建设"医防融合"的综合基层医疗卫生疫情防控平台,即建立医疗、预防相结合的综合基层医疗卫生机构,实现医疗与预防相结合,提高基层疫情防控和应对突发公共卫生事件的能力与水平。

1. 加强建设现代化的疫情响应信息系统建设

公共卫生大数据及信息系统是基层医疗卫生机构疫情防控平台建设的重要组成部分,也是提升公共卫生服务能力的重要手段和依托。疫情防控信息系统建设依托公共卫生服务体系的改革和完善,深度融合医疗服务、公共卫生基础信息,运用区块链、大数据、人工智能、云计算、物联网等技术,在常态化监测、疫情预警处置、趋势预测研判、传染源追本溯源、资源调配和防控救治方面发挥重要支撑作用。

依托全民健康信息平台,以电子病历、健康档案以及全员人口数据库为基础,在信息安全、标准规范、运行维护保障体系支撑下,健全和完善覆盖天津市的疫情报告监测预警及其公共卫生突发事件信息网络体系。通过公共卫生云平台,建立面向公众的公共卫生信息服务。

2. 资金保障与政策支持促进基层医疗卫生机构"医防融合"平台建设

加快基层医疗卫生机构紧密型"医防融合"共体建设,县级医院、县疾控中心要加强对基层机构管理帮扶和技术帮扶,通过远程会诊、技术培训等提升基层机构防治结合的服务能力。认真落实医保资金和基本公共卫生服务项目经费总额预算、结余留用的政策,加大对健康教育和预防疾病的财政投入,形成政府牵头、部门配合、医保支持、卫生协同的基层医疗卫生机构医防融合的长效管理及运行新机制。

3. 建立基层医疗卫生机构"医防融合"背景下的应急响应与常态化联防联控机制

基层医疗机构和公共卫生机构之间加强沟通联系与信息共享,建立基层早期预警和响应机制,提高风险应对的灵活性和反应性。建立常态化联防联控机制,疫情常态化防控阶段,在基层医疗卫生机构加强"预防"和"救治"的衔接,实现服务、资源、队伍融合。充分调动基层医疗机构的力量,发挥其健康指导、预警监测、医疗救治等功能,提高基层疫情防控和应对突发公共卫生事件的能力与水平。

参 考 文 献

［1］梁万年.卫生事业管理学［M］.北京:人民卫生出版社.2017:304－305.

［2］张彦生,王虎峰.基于分级诊疗的公立医院功能定位探究［J］.中国卫生经济,2017,
36(9):14－17.

［3］梁鸿,李楠.社区居民需求与社区卫生服务的功能定位［J］.中国卫生资源,2008(2):
74－76.

［4］石建伟,陆媛,张含之,等.我国社区卫生服务功能定位发展的反思与展望［J］.中国全
科医学,2016,19(28):3394－3397.

［5］张勃,瞿婷婷,申曙光.基层医疗卫生机构的基本医疗服务范围研究——基于常见病、
多发病的视角［J］.中国医院管理,2016,36(8):23－25.

［6］王勇,段红艳,刘晓宇,等.三级医院全科医学科在家庭医生签约服务中的职责［J］.中
国全科医学,2018,21(33):4053－4056.

［7］沈蔷,白永涛,赵海,等.社区卫生服务机构的专科建设［J］.中国全科医学,2016,
19(25):3074－3077.

［8］张丽芳,刘中元,林春梅,等.我国社区卫生服务中心专科服务开展现状及发展策略
［J］.中国全科医学,2019,22(16):1900－1903.

［9］刘树奎,张毅.广州市家庭医生工作满意度调查［J］.卫生经济研究,2020,37(3):
38－41.

［10］国家卫生健康委员会.关于政协十三届全国委员会第二次会议第1220号(医疗体育类
145号)、第B206号提案答复的函［Z］.2019:2020.

［11］国家卫生健康委员会规划发展与信息化司.2018年我国卫生健康事业发展统计公报
［R］.2019.

［12］刘永文,戴萌娜,郭婧,等.政策工具视角下我国乡村医生政策量化分析［J］.中国全科
医学,2020,23(22):2757－2762.

［13］国家卫生健康委员会.关于政协十三届全国委员会第二次会议第1220号(医疗体育类
145号)、第B206号提案答复的函［Z］.2019:2020.

［14］张晓林,尹文强,于倩倩,等.乡村医生发展困境与出路的法制化探讨［J］.中华医院管

理杂志,2016,32(4):271-275.

[15] 徐卫东,包英夫.论强制村医执业责任保险的实施——以乡村振兴战略为背景[J].当代法学,2018,32(4):91-98.

[16] 张婷,何克春.新医改背景下宜都市村卫生室及乡村医生生存现状及政策建议[J].中国卫生经济,2016,35(8):22-24.

[17] 谢瑞瑾,潘淳,桂亮,等.安徽省乡村医生队伍建设的现状、问题及对策研究[J].中国卫生政策研究,2020,13(5):60-64.

[18] 牟燕,刘岩,吴敏,等.乡镇卫生院人才队伍建设存在的问题及对策研究[J].中国卫生事业管理,2020,37(2):114-117.

[19] 张林静,刘秋香.北京市怀柔区乡村医师现状调查与对策研究[J].中国卫生资源,2015,18(4):293-294.

[20] 张晓林,尹文强,于倩倩,等.乡村医生发展困境与出路的法制化探讨[J].中华医院管理杂志,2016,32(4):271-275.

[21] 徐毓才.村卫生室不再是独立法人单位对村医到底有啥影响?[Z].2019:2020.

[22] 方鹏骞,吴少玮,傅新巧,等.我国农村贫困地区乡村医生现状和经济收入情况分析及对策建议[J].中国卫生经济,2009,28(10):49-51.

[23] 张智滨,赵靖伟.西部乡村医生生存现状以及行业未来展望——以重庆市梁平区为研究对象[J].劳动保障世界,2020(8):57-58.

[24] 国家卫生健康委员会.中国卫生健康统计年鉴2019[M].北京:中国协和医科大学出版社,2019.

[25] 胡浩.让家庭医生成为百姓"健康守门人"——国家卫计委有关负责人解读家庭医生签约服务指导意见[Z].2016:2020.

[26] 孙华君,张玲玲,田慧,等.中国家庭医生签约服务政策效应评估研究的现状和潜在问题[J].中国全科医学,2019,22(34):4172-4178.

[27] 陈岑.家庭医生签约制度的分级诊疗效果研究[D].杭州:浙江财经大学,2018.

[28] 邱宝华.黄蛟灵.梁鸿,等.家庭医生签约服务利用与满意度的比较研究[J].中国卫生政策研究,2016,9(8):31-36.

[29] 肖筱,袁立,周昌明,等.推行家庭医生签约对社区卫生服务利用的影响[J].中国卫生资源,2015,18(1):64-67.

[30] 王彤,陈丹妮,徐霞,等.社区门诊病人社区签约率及对社区卫生服务评价[J].中国医院管理,2018,38(7):23-25.

[31] 刘颖,蒋国平,任菁菁.我国全科医生培养现状与发展策略[J].中国工程科学,2019,21(2):74-78.

[32] 武宁,程明羡,闫丽娜,等.中国全科医生培养发展报告(2018)[J].中国全科医学,2018,21(10):1135-1142.

[33] 常景芝,陈剑,胡灵卫. 乡村医生全科医学教育现状的调查与对策研究[J]. 社区医学杂志,2015,13(9):23-25.

[34] 周小刚,陈水琳,李丽清,等. 我国西部地区全科医生工作满意度及其影响因素分析[J]. 中国全科医学,2019,22(34):4266-4271.

[35] 余芳,郑艳玲,杨婷婷,等. 东中西部全科医生工作满意度现状及其影响因素分析[J]. 现代预防医学,2019,46(16):2986-2990.

[36] 郑艳玲,余芳,陈艳黎,等. 我国全科医生职业倦怠状况及影响因素研究[J]. 中国全科医学,2019,22(7):764-769.

[37] Gan Y., Gong Y., Chen Y. 中国湖北省全科医生的离职意向及相关因素:一项横断面研究[J]. 中国全科医学,2018,21(20):2425.

[38] 朱斌,张海波,温雯婷,等. 基层社区全科医生岗位现状及对策分析——以江苏省为例[J]. 中国卫生事业管理,2018,35(10):726-729.

[39] 刘树奎,张毅. 广州市家庭医生工作满意度调查[J]. 卫生经济研究,2020,37(3):38-41.

[40] 彩茵,何婷婷,王全. 基层医务人员的家庭医生签约服务政策响应度及工作满意度研究[J]. 中国全科医学,2019,22(10):1160-1164.

[41] 刘坤,荆丽梅,舒之群,等. 农村卫生人才激励政策下社区护士工作生活质量研究[J]. 医学与社会,2020,33(3):104-107.

[42] 刘颖,蒋国平,任菁菁. 我国全科医生培养现状与发展策略[J]. 中国工程科学,2019,21(2):74-78.

[43] 佘瑞芳,朱晓丽,杨顺心. 分级诊疗下基层医疗卫生机构的发展现状及建议[J]. 中国全科医学,2016,19(28):3413-3416.

[44] 翟方明. 我国家庭医生签约服务的若干法律问题研究——基于相关政府部门文件的比较分析[J]. 中国卫生法制,2019,27(4):10-13.

[45] 国务院办公厅. 国务院办公厅关于印发全国医疗卫生服务体系规划纲要(2015—2020年)的通知[EB/OL]. [2015-3-30](2023-02-03). http://www.gov.cn/gzdt/2008-10/14/content_1120143.htm.

[46] 路冰清,曾文麒,陶文娟,等. 基于医生视角的四川省基层医疗服务能力现状及影响因素分析[J]. 中国卫生政策研究,2019,12(8):31-36.

[47] 袁莎莎,勇志鹏,王芳,等. 基于典型案例的纵向整合模式下基层医疗卫生机构服务质量研究[J]. 中国卫生政策研究,2017,10(7):41-46.

[48] 汤真清,李潇骁,钟姮,等. 上海市基层医疗卫生服务现状分析[J]. 中国卫生资源,2018,21(5):428-432.

[49] 张瑶,郭亚楠,张航,等. 基于DEA-Tobit两阶段法的社区卫生服务中心技术效率评价与影响因素分析[J]. 中国卫生统计,2017,34(2):229-231.

［50］赵烁,付强.中国基层医疗机构医院感染管理现状及对策[J].中华医院感染学杂志,
　　　2017,27(24):5699-5703.

［51］蒋春灵,付建华,李银才.我国基层医疗机构服务能力弱化的体制探源[J].中国卫生经
　　　济,2018,37(10):54-57.

［52］张溪婷,王晓燕,吕兆丰.基于多源流理论的北京市郊区村卫生室服务能力分析[J].中
　　　华医院管理杂志,2016,32(11):863-866.

［53］王晓霞,孙宇,苏丹惠,等.南北部偏远农村地区基本公共卫生服务实施情况调查[J].
　　　中国卫生事业管理,2018,35(2):125-127.

［54］王晶,王晓燕.中国村级公共卫生服务供给研究——以政策环境为视角[J].北京社会
　　　科学,2018(3):77-83.

［55］康纪明,李西同,赵勇,等.江津区农村老年人基本公共卫生服务知晓率调查[J].现代
　　　医药卫生,2017,33(17):2599-2602.

［56］李曦冉,魏玮,王宇蓉,等.陕西省居民基本公共卫生服务项目参与情况调查[J].中国
　　　公共卫生,2019,35(6):672-675.

［57］姚进文,彭丽霞,丁国武,等.甘肃省会宁县分级诊疗试点模式及效果评价[J].中国全
　　　科医学,2016,19(22):2632-2635.

［58］刘子言,肖月,赵琨,等.国家基本公共卫生服务项目实施进展与成效[J].中国公共卫
　　　生,2019,35(6):657-664.

［59］王欣怡,陈冰清,叶桦,等.部分国家通过实施基本药物制度推进合理用药的启示[J].
　　　中国药事,2019,33(3):344-349.

［60］杜健,张金钟,杨宝贵,等.国家基本药物制度对社区卫生服务机构发展及患者满意度
　　　影响的调查分析[J].中国药房,2014,25(16):1450-1452.

［61］闫妮.基本药物制度对基层医疗卫生机构医务人员用药行为影响分析[D].济南:山东
　　　大学,2018.

［62］刘文红,彭嘉琳.护理服务推动"医养结合"养老模式发展[J].中国护理管理,2015,
　　　15(8):1023-1024.

［63］戴伟.大健康理念下的"医养结合"模式[J].中国社会保障,2015(10):82-83.

［64］林丽芬.衢州市"医养结合"养老模式的调查与思考[J].中国社会工作,2015(17):
　　　29-32.

［65］杨雪莲.我国医养结合型养老护理模式发展现状探究[J].医药前沿,2015(34):
　　　17-18.

［66］薛镭,安娴,王峥,等.健康老龄化背景下基层医疗机构对"医养结合"服务的支持性研
　　　究[J].中国卫生经济,2019,38(10):56-58.

［67］马天娇,李晶华,张莉,等.基于TOPSIS法和RSR法的长春市某区基层医疗卫生服务
　　　质量评价[J].医学与社会,2019,32(3):49-52.

[68] 连颖菁.医联体联动模式对基层医疗机构发展的影响研究[D].福州:福建医科大学,2019.

[69] 曾艳.我国基本医疗保险支付方式现状与对策研究[J].中国社会医学杂志,2020,37(1):19-22.

[70] 李贝,张屹立,洪伊敏,等.广州市居民卫生防病知识知晓与健康行为养成现况调查[J].实用医学杂志,2015,31(12):2027-2031.

[71] 何朝,李印东,李玉堂,等.北京市顺义区居民健康知识知晓率调查[J].职业与健康,2012,28(12):1503-1504.

[72] 薛盟举.社区居民对中医药的认知、需求和行为现状调查[J].中国卫生产业,2017,14(24):184-185.

[73] 陈勇,陈照龙,谢晓梅,王洁,罗玲,任毅.中医药在新冠肺炎康复治疗应用中的思考与探索[J].中国中医急症,2020,29(10):1693-1695+1701.

[74] 魏士雄,王平.从新型冠状病毒肺炎疫情中探讨中医药的一定优势和价值[J].陕西中医,2020,41(3):287-289.

[75] Li X, Krumholz H M, Yip W, et al. Quality of primary health care in China: challenges and recommendations [J]. The Lancet, 2020,395(10239):1802-1812.

[76] 吕兰婷,邓思兰.我国慢性病管理现状、问题及发展建议[J].中国卫生政策研究,2016,9(7):1-7.

[77] 汤苏川,姜仑.江苏省实行家庭医生首诊式签约服务的做法与特点[J].中国农村卫生事业管理,2018(1):18-20.

[78] 余澐,张天晔,刘红炜,等.上海市社区家庭医生制服务模式的可行性探讨[J].中国初级卫生保健,2011,25(10):7-11.

[79] 刘晓溪,陈玉文,毕开顺.借鉴英国医疗服务体系破解我国实施双向转诊制度难题[J].中国全科医学,2013(31):2926-2929.

[80] 马天龙.发达国家全科医生薪酬福利制度解析[J].中国卫生人才,2015(1):37.

[81] 黄海红,郑宁.英国家庭医生制度对我国分级诊疗模式的启示[J].解放军医院管理杂志,2016,23(3):296-298.

[82] 张丽,姚俊.医疗费用控制:制度设计与政策选择[J].卫生软科学,2006(4):392-394.

[83] 徐恒秋.美国医疗保健制度改革对我国的启示[J].中国初级卫生保健,2007(10):1-2.

[84] 刘晓溪,陈玉文,毕开顺.借鉴英国医疗服务体系破解我国实施双向转诊制度难题[J].中国全科医学,2013,16(31):2926-2929.

[85] 韩洪迅.解读欧美全科医生[J].中国医药指南,2007(7):20-23.

[86] 刘玉娟.英国和美国医疗保险制度比较与借鉴研究[J].现代商贸工业,2010,22(22):110-111.

［87］ 徐恒秋.美国医疗保健制度改革对我国的启示［J］.中国初级卫生保健,2007(10):
1－2.

［88］ 刘会凤.美国医生薪酬水平的现状分析和启示［J］.科技经济导刊,2016(10):11－13.

［89］ 王梅.美国医生薪酬制度及启示［J］.中国人事科学,2020(10):88－96.

［90］ 王虎峰,元瑾.对建立分级诊疗制度相关问题的探讨［J］.中国医疗管理科学,2015,
5(1):11－15.

［91］ 王虎峰,王鸿蕴.关于构建分级诊疗制度相关问题的思考［J］.中国医疗管理科学,
2014,4(1):28－30.

［92］ LENNOX N M. The general practice care of people with intellectual disability:
barriers and solutions ［J］. J Intellect disabil res, 1997,41(5):380－390.

［93］ 崔华欠,方国瑜,杨阳,等.广州市社区居民对分级诊疗模式的知晓和认知情况调查
［J］.中国全科医学,2014,17(34):4123－4126.

［94］ Wilkin D. Primary care budget holding in the United Kingdom National Health
Service:learning from a decade of health service reform ［J］. Med J Aust, 2002,176
(11):539－542.

［95］ Giaimo S. Market and medicine:the politics of health care reform in Britain
Germany and the United States ［M］. Chicago:University of Michigan Press,
2002:210－217.

［96］ 张雪,杨柠溪.英美分级诊疗实践及对我国的启示［J］.医学与哲学(A),2015,36(7):
78－81.

［97］ 富兰德,古德曼,斯坦诺.卫生经济学［M］.3版.王健,孟庆跃译.北京:中国人民大学
出版社.2004:269－271.

［98］ 魏登军,黎夏.国外分级诊疗体系及其对我国的启示［J］.中国初级卫生保健,2016,30
(2):8－10.

［99］ 王海均.我国养老服务产业发展研究［D］.南京:南京工业大学,2013.

［100］张叶宁.关注舒缓疗护中的心理照顾［J］.癌症康复,2009,2(2):46－49.

［101］Breitbart W, Poppito S, Rosenfeld B, et al. Pilot randomized controlled trial of
individual meaning-centered psychotherapy for patients with advanced cancer ［J］. J
Clin Oncol, 2012,30(12):1304－1309.

［102］刘笑桐.老龄化背景下我国医养结合养老模式问题研究［J］.农村经济与科技,2020,
31(16):202－203.

［103］周忠良.国外突发公共卫生事件应对体系比较［J］.人民论坛,2020(10):48－52.

［104］段宇宏.基层公共卫生治理面临的形势和挑战［J］.中国经贸导刊(中),2020(10):
144－145.

［105］李华才,孙一民,刘立辉.应对突发公共卫生事件信息网络建设的探讨［J］.中国新医

药,2003,2(8):106-107.

[106] 段宇宏.基层公共卫生治理面临的形势和挑战[J].中国经贸导刊(中),2020(10):
144-145.

[107] 李华才,孙一民,刘立辉.应对突发公共卫生事件信息网络建设的探讨[J].中国新医
药,2003,2(8):106-107.

[108] 曹明华.安徽省疾病预防控制系统突发公共卫生事件应对能力评价研究[D].合肥:安
徽医科大学,2007.

[109] 国务院办公厅.国务院办公厅关于印发全国医疗卫生服务体系规划纲要(2015—2020
年)的通知[EB/OL].[2015-03-30](2023-02-03).http://www.gov.cn/
zhengce/content/2015-03/30/content_9560.htm

[110] 中华人民共和国国家发展和改革委员会.关于印发《"十四五"优质高效医疗卫生服务
体系建设实施方案》的通知[EB/OL].[2021-07-01](2023-02-03).https://
www.ndrc.gov.cn/xwdt/tzgg/202107/t20210701_1285213.html?code=&state=
123

[111] 贵州省中医药管理局.国家卫健委明确"十四五"基层医疗卫生体系建设五大方向
[EB/OL].[2022-02-15](2023-02-03).http://atcm.guizhou.gov.cn/xwzx/
zyyw/202202/t20220215_72553002.html

[112] 医政医管局.医疗机构设置规划指导原则(2021—2025年)政策解读[EB/OL].
[2022-01-29](2023-02-03).http://www.nhc.gov.cn/yzygj/s3594r/202201/
2eb872beef164f0f890f0b4519b6139d.shtml

[113] 庞博.国家卫健委:加快推进医联体建设 逐步实现医联体网格化布局管理[EB/OL]
[2020-07-18](2023-02-03).http://www.gov.cn/xinwen/2020-07/18/
content_5527970.htm

[114] 孙琪.基于医卫联合体的运行评价系统研究[D].苏州:苏州大学,2014.

[115] 黄显官,王林智,余郭莉,等.医联体模式及其发展的研究[J].卫生经济研究,2016,
16(3):10-12.

[116] 黄培,易利华.3种不同类型医联体模式的实践与思考[J].中国医院管理,2015,
35(2):16-19.

[117] 黄庆辉,胡敏.医联体建设的模式分析和国际经验借鉴[J].中国医院,2015,19(10):
56-59.

[118] 张榕榕,王萱萱,李志光,等.江苏省医联体发展的实践与思考[J].中国医院管理,
2020,40(1):18-22.

[119] 甄诚,毛羽.医联体框架下各省市关于强基层举措的现状分析[J].北京医学,2017,
39(1):93-96.

[120] 史莺.多点执业背景下医院人才队伍建设面临的挑战[J].管理观察,2018(29):

188－190.

［121］汤学军,沈明辉,王存库,等.我国基层卫生信息化发展历程［J］.中国卫生信息管理杂志,2019,16(4):395－399＋427.

［122］古丽娜尔·苏拉依曼,崔霞.基本药物制度对社区基层医疗机构良性运行的影响［J］.临床医药文献电子杂志,2019,6(55):180.

［123］吴荣.我国基层卫生信息化建设成效与问题分析［J］.现代信息科技,2019,3(12):116－118.

［124］郝晓宁,马骋宇,刘志业,等.中国基层卫生信息化改革的成效及问题研究［J］.卫生经济研究,2020,37(7):3－5＋9.

附 录

"我国基层医疗机构服务国家健康保障体系建设策略研究"调查方案

一、选取县(区)、乡(镇)、村的原则

根据经济发展水平,每个省份选取好、中、差共 3 个县(区),每个县(区)选取好、中、差共 3 个乡(镇),每个乡(镇)选取好、中、差共 3 个行政村,即每个省份选取 3 个县(区)、9 个乡(镇)和 27 个行政村。

二、调查内容

(一) 机构调查

1. 县综合医院、县中医医院

每县选择 1 所西医综合医院和 1 所县中医医院,了解财政投入、医疗资源配置与服务、人才队伍建设、基础设施建设、信息化服务、医共体建设、对乡镇卫生院、村卫生室的支援等情况(附图 1)。

县级医院调查表
(由县综合医院、县中医医院填写)

机构名称:_____ 填表人:_____

指标名称	计量单位	2018 年	2019 年
一、年末人员			
编制人数	人		
其中:在编人数	人		
执业医师数	人		
其中:临床类别	人		

指标名称	计量单位	2018 年	2019 年
中医类别	人		
口腔类别	人		
公共卫生类别	人		
执业助理医师数	人		
其中:临床类别	人		
中医类别	人		
口腔类别	人		
公共卫生类别	人		
执业(助理)医师数中注册为全科医学专业的人数	人		
注册护士数	人		
二、年末床位数			
编制床位	张		
实有床位	张		
三、房屋及基本建设			
年末房屋建筑面积	平方米		
其中:业务用房面积	平方米		
四、年末设备数			
年末万元以上设备台数	台		
五、本年度收入与费用			
总收入	千元		
医疗收入	千元		
其中:门诊收入	千元		
手术收入	千元		
药品收入	千元		
西药收入	千元		
中草药收入	千元		
中成药收入	千元		
其中:住院收入	千元		
手术收入	千元		
药品收入	千元		
西药收入	千元		

(续表)

指标名称	计量单位	2018 年	2019 年
中草药收入	千元		
中成药收入	千元		
其中:财政补助收入	千元		
基本支出	千元		
项目支出	千元		
总费用中:人员经费	千元		
其中:基本工资	千元		
津贴补贴	千元		
奖金	千元		
绩效工资	千元		
六、本年度医疗服务量			
总诊疗人次	人次		
其中:门诊人次	人次		
急诊人次	人次		
出院人数	人		
住院病人手术人次数	人		
门诊处方总数	张		
其中:中医处方数	张		
七、牵头组建医共体建设(如没有建,就不填)			
医共体管辖的乡镇卫生院(社区卫生服务中心)数	个		
医共体管辖的村卫生室(社区卫生服务站)数	个		
是否按照"人才池"方式统一招聘基层医务人员(是□,否□) 如是,聘请执业医师数 聘请执业助理医师数 聘请乡村医生数 其他人员	人		
是否建立统一的信息服务平台(是□,否□) 是否已建立开放共享的影像、心电、病理诊断和医疗检验等中心,推动基层检查、上级诊断和区域互认。(是□,否□) 是否实行药品耗材统一管理、统一用药目录,统一采购配送、统一支付贷款。(是□,否□) 是否实现床位、号源、设备的统筹使用。(是□,否□) 是否对乡镇院如外科手术等专科医疗服务进行管理。(是□,否□)			
在医共体内,本单位下转到乡镇卫生院的患者人次	人		

(续表)

指标名称	计量单位	2018 年	2019 年
有多少医生多点执业	人		
其中:支援到乡镇卫生院执业的人数	人		
八、基本公共卫生服务(限提供服务的单位填报)			
年末居民健康档案累计建档人数	人		
年内接受健康教育人次数	人		
年末 65 岁以上老人健康管理人数	人		
其中:65 岁以上老人中医药健康管理人数	人		
年内中医治未病服务人次数	人次		
年末开展中医医疗技术总数	个		
年末 5 000 元以上中医诊疗设备台数	台		
九、信息化建设情况			
本单位信息系统建设情况:标准化电子病历□、管理信息系统□、医学影像□、实验室检查□、无□(注:可以多选)			
是否与区域全民健康信息平台对接,推进医疗卫生信息共享(是□,否□)			
是否开展远程医疗、诊断和联合会诊服务,对乡镇卫生院开展了多少人次的远程会诊服务	人次		
是否开展预约挂号、智能导医分诊、候诊提醒、移动支付、费用结算、检验检查结果等诊疗信息在线查询			
是否开展在线健康监测与慢病管理、在线问诊、在线诊断、在线个性化健康服务和健康教育、在线远动健康管理			
是否开展电子处方流转及第三方配送			

附图 1　县级医院调查表样张

2. 乡镇卫生院(社区卫生服务中心)

每个县选择好、中、差 3 所乡镇卫生院,了解财政投入、医疗资源配置与服务、人才队伍建设、基础设施、信息化、双向转诊、乡村一体化等情况(附图 2)。

乡镇卫生院(社区卫生服务中心)调查表

(由乡镇卫生院、社区卫生服务中心填写)

机构名称:＿＿＿＿＿＿　填表人:＿＿＿＿＿＿

指标名称	计量单位	2018 年	2019 年
一、基本情况			
医保定点医疗机构(基本医保定点机构、新农合定点机构、非定点机构)			
本单位一体化管理的村卫生室个数			

（续表）

指标名称	计量单位	2018 年	2019 年
全科医生取得培训合格证书情况（限参加培训人员填写）： 住院医师规范化培训合格证（全科医生） 全科医生转岗培训合格证 全科医生骨干培训合格证 全科医生转岗培训合格证	人		
二、年末人员			
编制人数	人		
其中:在编人数	人		
执业医师数	人		
其中:临床类别	人		
中医类别	人		
口腔类别	人		
公共卫生类别	人		
执业助理医师数	人		
其中:临床类别	人		
中医类别	人		
口腔类别	人		
公共卫生类别	人		
执业（助理）医师数中注册为全科医学专业的人数	人		
注册护士数	人		
三、执业（助理）医师学历情况			
执业（助理）医师数 其中:研究生 大学本科 大专 中专及中技 技校 高中 初中及以下			
四、执业（助理）医师职称情况			
执业（助理）医师数 其中:正高 副高 中级 师级/助理 士级 待聘			

（续表）

指标名称	计量单位	2018 年	2019 年
五、年内人才流动情况			
调入人数：			
其中：高中等院校毕业生			
其他卫生机构调入			
非卫生机构调入			
其他			
调出人数：			
其中：调往其他卫生机构	人		
考取研究生			
出国留学			
退休			
辞职（辞退）			
自然减员			
其他			
六、年末床位数			
编制床位	张		
实有床位	张		
七、房屋及基本建设			
年末房屋建筑面积	平方米		
其中：业务用房面积	平方米		
八、年末设备数			
年末万元以上设备台数	台		
九、本年度收入与费用			
总收入	千元		
医疗收入	千元		
其中：门诊收入	千元		
手术收入	千元		
药品收入	千元		
西药收入	千元		
中草药收入	千元		
中成药收入	千元		
其中：住院收入	千元		
手术收入	千元		
药品收入	千元		
西药收入	千元		

(续表)

指标名称	计量单位	2018 年	2019 年
中草药收入	千元		
中成药收入	千元		
财政补助收入	千元		
其中:基本支出	千元		
项目支出	千元		
总费用中:人员经费	千元		
其中:基本工资	千元		
津贴补贴	千元		
奖金	千元		
绩效工资	千元		
十、本年度医疗服务量			
总诊疗人次	人次		
其中:门诊人次	人次		
急诊人次	人次		
出院人数	人		
住院病人手术人次数	人		
开展一类手术的种类	个		
开展二类手术的种类	个		
门诊处方总数	张		
其中:中医处方数	张		
十一、科室设置情况			
新增加科室(注:具体名称)	个		
减少或被合并的科室(注:具体名称)	个		
十二、参与医共体建设(如没有建,就不填)			
医共体管辖的乡镇卫生院(社区卫生服务中心)数	个		
在医共体内,接收上级医院下转的患者人次	人		
本单位上转到上级医院的患者人次	人		
上级医院有多少医生下沉到本单位多点执业	人		
是否建立统一的信息服务平台(是□,否□) 是否已建立开放共享的影像、心电、病理诊断和医疗检验等中心,推动基层检查、上级诊断和区域互认。(是□,否□) 是否实行药品耗材统一管理、统一用药目录,统一采购配送、统一支付贷款。(是□,否□) 是否实现床位、号源、设备的统筹使用。(是□,否□)			

（续表）

指标名称	计量单位	2018 年	2019 年
十三、乡村一体化管理			
管辖的村卫生室（社区卫生服务站）数	个		
是否按照"人才池"方式统一招聘村卫生室人员（是□，否□） 如是，聘请执业医师数 聘请执业助理医师数 聘请乡村医生数 其他人员	人		
十四、基本公共卫生服务（限提供服务的单位填报）			
年末居民健康档案累计建档人数	人		
年内接受健康教育人次数	人		
年末 65 岁以上老人健康管理人数	人		
其中：65 岁以上老人中医药健康管理人数	人		
十五、信息化建设情况			
本单位信息系统建设情况：标准化电子病历□、管理信息系统□、医学影像□、实验室检查□、无□（注：可以多选）			
是否与区域全民健康信息平台对接，推进医疗卫生信息共享（是□，否□）			
是否开展远程医疗、诊断和联合会诊服务，与上级医院开展了多少人次的远程会诊服务	人次		
是否开展预约挂号、智能导医分诊、候诊提醒、移动支付、费用结算、检验检查结果等诊疗信息在线查询			
是否开展在线健康监测与慢病管理、在线问诊、在线诊断、在线个性化健康服务和健康教育、在线远动健康管理			
是否开展电子处方流转及第三方配送			
是否连通了国家基层中医馆健康信息平台			

附图 2 乡镇卫生院（社区卫生服务中心）调查表样张

3. 村卫生室（社区卫生服务站）

每个乡选择好、中、差 3 所村卫生室，了解财政投入、医疗资源配置与服务、人才队伍建设、基础设施、信息化、健康服务等情况（附图 3）。

村卫生室(社区卫生服务站)调查表

（由村卫生室、社区卫生服务站填写）

机构名称：_____ 填表人：_____

指标名称	计量单位	2018 年	2019 年
一、基本情况			
医保定点医疗机构(基本医保定点机构、新农合定点机构、非定点机构)			
是否实行乡村卫生服务一体化管理(是□,否□)			
承担基本公共卫生服务项目情况:(可多选)			
居民健康档案			
健康教育			
预防接种			
传染病防治			
儿童保健	(是□,否□)	(是□,否□)	
孕产妇保健			
老年人保健			
慢性病管理			
重性精神病			
卫生监督协管服务			
二、年末人员			
编制人数			
其中:编制内			
合同制	人		
临时人员			
返聘			
执业医师数			
其中:临床类别	人		
中医类别			
公共卫生			
执业助理医师数			
其中:临床类别	人		
中医类别			
公共卫生			
注册护士数	人		
乡村医生	人		
其中:以中医、中西医结合或民族医为主的人数			
乡镇卫生院或社区卫生服务机构派驻村卫生室工作人数			
在编执业(助理)医师数			

指标名称	计量单位	2018 年	2019 年
三、执业（助理）医师学历情况			
执业（助理）医师数			
其中:大学本科及以上			
大专			
中专			
中专水平			
高中			
初中及以下			
四、执业（助理）医师职称情况			
执业（助理）医师数			
其中:正高			
副高			
中级			
师级/助理			
士级			
待聘			
五、年内人才流动情况			
调入人数:			
其中:高中等院校毕业生			
其他卫生机构调入			
非卫生机构调入			
其他			
调出人数:			
其中:调往其他卫生机构			
考取研究生			
出国留学			
退休			
辞职（辞退）			
自然减员			
其他			
六、房屋及基本建设			
年末房屋建筑面积	平方米		
其中:业务用房面积	平方米		
七、年末设备数			
西药柜 中药柜	个		
八、本年度收入与费用			
总收入	元		
医疗收入	元		

(续表)

指标名称	计量单位	2018 年	2019 年
其中:药品收入 　　其中:基本药物收入	元		
上级补助收入 　　其中:人员补助经费 　　　房屋设备补助经费 　　　实施基本药物制度补助经费	元		
村或集体补助收入	元		
总支出	元		
其中:人员经费	元		
药品支出	元		
其中:基本药物支出	元		
九、本年度医疗服务量			
诊疗人次	人次		
其中:出诊人次数	人次		

十、参与医共体建设(如没有建,就不填)

　　是否建立统一的信息服务平台(是□,否□)
　　是否已建立开放共享的影像、心电、病理诊断和医疗检验等中心,推动基层检查、上级诊断和区域互认。(是□,否□)
　　是否实行药品耗材统一管理、统一用药目录,统一采购配送、统一支付贷款。(是□,否□)

附图 3　村卫生室(社区卫生服务站)调查表样张

(二) 人员访谈

1. 卫健委主任

通过对卫健委主任的访谈,了解县(区)基层医疗机构在新冠病毒感染疫情防控中的作用、财政投入、医疗资源配置与服务、人才队伍建设、基础设施建设、信息化服务、医共体建设等情况(附图 4)。

---

　　1. 2018、2019 年取消药品加成、调整医疗服务价格,财政补助_____万元,财政实际补偿率为多少?
　　2. 财政投入与补偿机制:基层医疗机构如何编制预算? 基础设备和设备投入、公共卫生投入、医保投入、人员投入等情况? 社区卫生服务中心和乡镇卫生院平均每家机构的总收入、财政补助收入和医疗业务收入等情况。如何实现医保资金增加对基层医疗服务的投入,将会吸引更多患者到基层就医?
　　3. 人事制度改革:鼓励探索实行"县管乡用"县医院聘用管理、乡镇卫生院使用的用人管理制度,提高基层医疗卫生服务岗位的吸引力。如何吸引更多医生到基层服务?

（续表）

4. 医共体建设情况？医共体内部行政管理、业务管理、后勤服务、信息系统等统一运行、提高服务效率，降低运行成本等如何？医共体内县级医疗机构和基层医疗卫生机构信息系统融合情况，是否实现对医疗服务、公共卫生服务、财政管理、人事管理和绩效管理等技术支持？

5. 信息化建设情况？以信息化建设为引领，打造远程专科诊断中心，包括远程会诊中心、远程心电诊断中心、远程慢病管理、远程影像诊断中心等。在远程影像诊断中心中，患者可在基层医院进行扫描检查，基层医院将影像数据上传至医学影像云中心，再由总院影像科医生诊断阅片、发布报告，并将报告上传，供基层医疗机构进行后续的管理。

6. 新医改形势下县（区）基层医疗机构发展存在的主要问题、原因与对策建议？

7. 医改中的亮点和经验？

8. 县（区）新冠病毒感染疫情期四类人员（发热病人、密切接触者、疑似病人和留置观察人员）总人数？其中发热病人多少人？密切接触者多少人？疑似病人多少人？留置观察人员多少人？

附图 4　卫健委主任访谈提纲样张

2. 县综合医院、县中医医院院长

每个县选择对 1 所西医综合医院和 1 所县中医医院院长进行访谈，了解医院在新冠病毒感染疫情期接诊和处理疫情人员情况，新医改对医院发展的影响，包括存在问题、分析原因及对策建议，以及对乡镇卫生院、村卫生室的支援等情况（附图 5）。

1. 补偿机制情况：政府在基层卫生建设过程中的资金投入情况？财政补偿情况？基础设施建设情况？

2. 人才队伍建设情况：医务人员的福利待遇情况？人才引进情况？人才流失情况？人才继续教育情况？

3. 对口支援情况：对乡镇卫生院和村卫生室的对口支援服务情况？

4. 医共体建设情况：医共体信息平台建设情况？是否制定了医共体常见病、多发病防治指南，县乡两级疾病诊疗目录？

5. 信息化建设情况：是否实施互联网医疗，进行网上挂号、公众号查询就诊、预约诊疗、开展远程会诊等情况？区域卫生服务信息平台对接情况？以电子病历为核的医疗大数据中心和医院信息集成平台建设情况？

6. 新医改形势下县（区）基层医疗机构发展存在的主要问题、原因与对策建议？

7. 医院新冠病毒感染疫情期接诊和处理四类人员（发热病人、密切接触者、疑似病人和留置观察人员）总人数？其中发热病人多少人？密切接触者多少人？疑似病人多少人？留置观察人员多少人？如是新冠病毒感染定点收治医院，则共收治确诊病例人数？

附图 5　县综合医院、县中医医院院长访谈提纲样张

3. 乡镇卫生院（社区卫生服务中心）院长

每个县选择对好、中、差 3 所乡镇卫生院（社区卫生服务中心）院长进行访谈，重点了解乡镇卫生院接诊和处理疫情人员情况，新医改对乡镇卫生院（社区卫生服务中心）发展的影响，包括存在问题、分析原因及对策建议，以及对村卫生室的支援等情况（附图 6）。

1. 乡镇卫生院综合改革的推进情况（人事制度改革、绩效工资改革、财政投入机制等）。重点了解基本药物制度和绩效工资改革县本级财政投入是否到位，投入多少？目前工资待遇水平如何？有什么具体建议？

2. 乡镇卫生院绩效工资水平与改革前是增加还是降低，医务人员的意见？

3. 医共体建设:治疗病种的改变? 医疗服务项目的改变? 分级诊疗情况? 与县级医院的业务合作关系?

4. 近两年是否增加了新的临床业务科室? 为什么? 是否减少或合并一些临床业务科室? 为什么? 开展一、二类手术服务的能力?

5. 中医药应用情况? 主要问题是什么? 有什么好的建议?

6. 人才队伍是否稳定? 是否存在人才流失? 主要原因是什么?

7. 信息化建设情况? 在线问诊、药品配送系统、健康管理系统、在线咨询互联网线上医院、远程医疗服务(远程患者检测、视频会议、在线咨询、个人医疗护装置、无线访问电子病历和处方等)。

8. 乡镇卫生院实施基药和综合改革存在的主要问题和建议。

9. 乡镇卫生院对村卫生室实行行政、人员、业务、药品、财务、绩效为主要内容的一体管理,乡村医生"县招、乡管、村用",保障其收入待遇等情况。村卫生室是否实施国家基本药物制度,实行药品零差率销售? 是否制定村卫生室实施基本药物制度的方案,是否出台财政补偿政策?

10. 乡镇卫生院新冠病毒感染疫情期接诊和处理四类人员(发热病人、密切接触者、疑似病人和留置观察人员)总人数? 其中发热病人多少人? 密切接触者多少人? 疑似病人多少人? 留置观察人员多少人?

附图6 乡镇卫生院院长访谈提纲

4. 乡镇卫生院(社区卫生服务中心)医务人员

通过对每个乡镇卫生院(社区卫生服务中心)5～6个医务人员的访谈,重点了解新医改对乡镇卫生院(社区卫生服务中心)发展的影响,包括存在问题、分析原因及对策建议,以及对村卫生室的支援等情况(附图7)。

1. 个人情况:您的年龄、性别、学历、工作范畴(兼职或专职)? 自觉经济条件如何? 您是本社区居民还是外社区居民? 从事本工作的时间? 觉得这份工作如何? 收入如何? 上级补助收入多少? 乡镇补助收入多少? 有无压力? 有没有想改行? 如果有,原因是什么? 有但又没有改行的原因又是什么?

2. 培训情况:有没有针对工作参加过各种形式的培训? 是规定参加还是自愿参加的? 是为了取得执业资格还是已经取得执业资格但为了自我增值而参加? 培训一般采取什么形式? 由谁来具体负责培训? 愿意参加培训吗?

3. 乡镇卫生院(社区卫生服务中心)医疗卫生服务的情况:您认为乡镇卫生院(社区卫生服务中心)的医疗服务质量存在的主要问题有哪些? 您对提高乡镇卫生院(社区卫生服务中心)医疗服务质量水平方面有什么看法和建议? 近两年新增哪些科室,为什么? 近两年减少或合并了哪些科室,为什么?

4. 乡镇卫生院(社区卫生服务中心)有什么样的想法与期望?

5. 乡镇卫生院(社区卫生服务中心)医护人员稳定性情况:就知道的情况而言,乡镇卫生院(社区卫生服务中心)医生流失状况如何? 有没有青黄不接的现象?

6. 近两年县级医院对乡镇卫生院(社区卫生服务中心)的支援情况?

7. 您一天或一个月的工作量如何? 以何种疾病为主? 医患关系如何?

8. 您有何优势技术? 在医疗技术上需要何种帮助?

9. 乡镇卫生院(社区卫生服务中心)医疗卫生服务的情况:您对乡镇卫生院(社区卫生服务中心)医疗卫生工作有什么看法? 您认为乡镇卫生院(社区卫生服务中心)的公共卫生方面存在的主要问题有哪些? 您对提高乡镇卫生院(社区卫生服务中心)医疗服务水平方面有什么看法和建议? 除提供全科医疗服务外,您还能提供居民健康档案、健康教育、传染病防治、儿童保健、孕产妇保健、老年人保健、慢性病管理和中医药服务吗?

10. 您对提高乡镇卫生院(社区卫生服务中心)医生待遇和社会地位方面有什么具体要求?

11. 对患者/群众就医看病有何改进的建议?

附图7 乡镇卫生院(社区卫生服务中心)医务人员访谈提纲样张

5. 村卫生室(社区卫生服务站)医务人员

通过对每个村卫生室(社区卫生服务站)1~2个医务人员的访谈,重点了解村卫生室在疫情中发挥的作用,新医改对村卫生室(社区卫生服务站)发展的影响,包括存在问题、分析原因及对策建议(附图8)。

---

1. 个人情况:您的年龄、性别、学历、工作范畴(兼职或专职)? 自觉经济条件如何? 您是本社区居民还是外社区居民? 从事本工作的时间? 觉得这份工作如何? 收入如何? 上级补助收入多少? 村或集体补助收入多少? 有无压力? 有没有想改行? 如果有,原因是什么? 有但又没有改行的原因又是什么?

2. 培训情况:有没有针对工作参加过各种形式的培训? 是规定参加还是自愿参加的? 是为了取得执业资格还是已经取得执业资格但为了自我增值而参加? 培训一般采取什么形式? 由谁来具体负责培训? 愿意参加培训吗?

3. 农村(社区)医疗卫生服务的情况:您认为本卫生室(社区卫生服务站)的医疗服务质量存在的主要问题有哪些? 您对提高农村社区医疗服务质量水平方面有什么看法和建议?

4. 您一天或一个月的工作量如何? 以何种疾病为主? 在医疗技术上需要何种帮助?

5. 您对卫生室(社区卫生服务站)有什么样的想法与期望?

6. 农村(社区)医护人员稳定性情况:就知道的情况而言,社区医生流失状况如何? 有没有青黄不接的现象?

7. 农村(社区)医疗卫生服务的情况:您对农村(社区)医疗卫生工作有什么看法? 您认为本村(社区)的公共卫生方面存在的主要问题有哪些? 您对提高农村(社区)医疗服务水平方面有什么看法和建议? 除提供全科医疗服务外,您还能提供居民健康档案、健康教育、预防接种、传染病防治、儿童保健、孕产妇保健、老年人保健、慢性病管理和中医药服务吗?

8. 您对提高村卫生室(社区卫生服务站)医生待遇和社会地位方面有什么具体要求?

9. 您对患者/群众就医看病有何改进的建议?

10. 村卫生室人员服务新冠病毒感染疫情情况? 包括移送发热病人、摸清底数、人员筛查、公共卫生处理等。

附图8 村卫生室(社区卫生服务站)医务人员访谈提纲样张

(三) 居民问卷调查

1. 居民对乡镇卫生院(社区卫生服务中心)满意度

通过对20~25名到乡镇卫生院(社区卫生服务中心)就医患者的满意度调查,了解乡镇卫生院(社区卫生服务中心)服务情况,包括费用、技术服务水平、药品质量等(附图9)。

您好! 为了新医改对乡镇卫生院(社区卫生服务中心)医疗服务质量的影响,了解您对乡镇卫生院(社区卫生服务中心)医疗服务质量的满意度,特恳请您配合此次调查,以下题目不分对错,请您通过这些问题的表述选择您的真实感受,注意每个问题只能选择一个答案,谢谢您的配合!

1. 您觉得您到乡镇卫生院(社区卫生服务中心)看病方便吗?
   A. 很不方便   B. 不方便   C. 一般   D. 方便   E. 很方便
2. 您这次是通过村卫生室(社区卫生服务站)转诊过去的吗?
   A. 是   B. 不是
3. 在乡镇卫生院(社区卫生服务中心)看病的过程中,您对等候、诊疗时间满意吗?
   A. 很不满意   B. 不满意   C. 一般   D. 满意   E. 很满意
4. 在乡镇卫生院(社区卫生服务中心)看病的过程医生主动提供健康知识吗?
   A. 很不主动   B. 不主动   C. 一般   D. 主动   E. 很主动

（续表）

5. 当您有健康需要或紧急情况下与乡镇卫生院(社区卫生服务中心)医护人员联系时,获取医疗服务及时吗?

A. 根本不理睬　B. 不及时　C. 一般　D. 及时　E. 很及时

6. 在日常生活中,乡镇卫生院(社区卫生服务中心)主动提供健康教育服务吗?

A. 很不主动　B. 不主动　C. 一般　D. 主动　E. 很主动

7. 您对乡镇卫生院(社区卫生服务中心)的环境满意吗?

A. 非常不满意　B. 不满意　C. 一般　D. 满意　E. 非常满意

8. 您对乡镇卫生院(社区卫生服务中心)医护人员的服务态度满意吗?

A. 非常不满意　B. 不满意　C. 一般　D. 满意　E. 非常满意

9. 您对乡镇卫生院(社区卫生服务中心)的医疗设备和设施满意吗?

A. 非常不满意　B. 不满意　C. 一般　D. 满意　E. 非常满意

10. 您对乡镇卫生院(社区卫生服务中心)医护人员的解释、交流和服务内容满意吗?

A. 非常不满意　B. 不满意　C. 一般　D. 满意　E. 非常满意

11. 您认为乡镇卫生院(社区卫生服务中心)的收费情况合理吗?

A. 非常不合理　B. 不合理　C. 一般　D. 合理　E. 非常合理

12. 您能负担乡镇卫生院(社区卫生服务中心)及上级人民医院的花费吗?

A. 完全不能　B. 不能　C. 一般　D. 能够　E. 完全能够

13. 您对乡镇卫生院(社区卫生服务中心)的技术水平满意吗?

A. 非常不满意　B. 不满意　C. 一般　D. 满意　E. 非常满意

14. 您觉得到乡镇卫生院(社区卫生服务中心)看病安全吗?

A. 很不安全　B. 不安全　C. 一般　D. 安全　E. 非常安全

15. 您觉得乡镇卫生院(社区卫生服务中心)的药品质量如何,管不管用吗?

A. 管用　B. 不管用　C. 说不清

16. 乡镇卫生院(社区卫生服务中心)有没有您想开而没有的药?

A. 有　B. 没有

17. 乡镇卫生院(社区卫生服务中心)能提供中医汤药服务吗?（注:如不能提供,直接跳到回答第18道题)

A. 能提供　B. 不能提供

18. 乡镇卫生院(社区卫生服务中心)如能提供中医汤药服务,他们会切脉?

A. 会　B. 不会

19. 在乡镇卫生室(社区卫生服务中心)看病时,医生看您的健康档案吗?

A. 看　B. 不看

20. 乡镇卫生室(社区卫生服务中心)是否曾为您提供过转诊到上级医院看病的服务?

A. 经常　B. 偶尔　C. 从没有

21. 乡镇卫生室(社区卫生服务中心)是否曾为您提供线上看病或慢性病管理服务?

A. 经常　B. 偶尔　C. 从没有

22. 您及您的朋友在乡镇卫生室(社区卫生服务中心)做过小手术吗?

A. 做过　B. 没有　C. 不清楚

附图9　居民对乡镇卫生院(社区卫生服务中心)满意度的调查问卷表样张

2. 居民对村卫生室(社区卫生服务站)满意度

通过对 20～25 名到村卫生室(社区卫生服务站)就医患者的满意度调查,了解乡镇卫生院村卫生室(社区卫生服务站)服务情况,包括费用、技术服务水平、药品质量等(附图10)。

您好！为了新医改对村卫生室(社区卫生服务站)医疗服务质量的影响,了解您对村卫生室(社区卫生服务站)医疗服务质量的满意度,特恳请您配合此次调查,以下题目不分对错,请您通过这些问题的表述选择您的真实感受,注意每个问题只能选择一个答案,谢谢您的配合!

1. 您觉得您到村卫生室(社区卫生服务站)看病方便吗?
A. 很不方便 B. 不方便 C. 一般 D. 方便 E. 很方便

2. 在村卫生室(社区卫生服务站)看病的过程中,您对等候、诊疗时间满意吗?
A. 很不满意 B. 不满意 C. 一般 D. 满意 E. 很满意

3. 在村卫生室(社区卫生服务站)看病的过程医生主动提供健康知识吗?
A. 很不主动 B. 不主动 C. 一般 D. 主动 E. 很主动

4. 当您有健康需要或紧急情况下与村卫生室(社区卫生服务站)医护人员联系时,获取医疗服务及时吗?
A. 根本不理睬 B. 不及时 C. 一般 D. 及时 E. 很及时

5. 在日常生活中,村卫生室(社区卫生服务站)主动提供健康教育服务吗?
A. 很不主动 B. 不主动 C. 一般 D. 主动 E. 很主动

6. 您对村卫生室(社区卫生服务站)的环境满意吗?
A. 非常不满意 B. 不满意 C. 一般 D. 满意 E. 非常满意

7. 您对村卫生室(社区卫生服务站)医护人员的服务态度满意吗?
A. 非常不满意 B. 不满意 C. 一般 D. 满意 E. 非常满意

8. 您对村卫生室(社区卫生服务站)的医疗设备和设施满意吗?
A. 非常不满意 B. 不满意 C. 一般 D. 满意 E. 非常满意

9. 您对村卫生室(社区卫生服务站)医护人员的解释、交流和服务内容满意吗?
A. 非常不满意 B. 不满意 C. 一般 D. 满意 E. 非常满意

10. 您认为村卫生室(社区卫生服务站)的收费情况合理吗?
A. 非常不合理 B. 不合理 C. 一般 D. 合理 E. 非常合理

11. 您能负担村卫生室(社区卫生服务站)及上级人民医院的花费吗?
A. 完全不能 B. 不能 C. 一般 D. 能够 E. 完全能够

12. 您对村卫生室(社区卫生服务站)的技术水平满意吗?
A. 非常不满意 B. 不满意 C. 一般 D. 满意 E. 非常满意

13. 您觉得到村卫生室(社区卫生服务站)看病安全吗?
A. 很不安全 B. 不安全 C. 一般 D. 安全 E. 非常安全

14. 您觉得村卫生室(社区卫生服务站)的药品质量如何,管不管用吗?
A. 管用 B. 不管用 C. 说不清

15. 村卫生室(社区卫生服务站)有没有您想开而没有的药?
A. 有 B. 没有

16. 村卫生室(社区卫生服务站)能提供中医汤药服务吗?(注:如不能提供,不用回答第17题)
A. 能提供 B. 不能提供

17. 村卫生室(社区卫生服务站)如能提供中医汤药服务,他们会切脉?
A. 会 B. 不会

18. 村卫生室(社区卫生服务站)能够提供预防接种吗?
A. 能提供 B. 不能提供

19. 村卫生室(社区卫生服务站)能够提供儿童保健吗?
A. 能提供 B. 不能提供

20. 村卫生室(社区卫生服务站)是否为您建立了居民健康档案吗?(注:如没有建立,不用回答第21题)
A. 已建立 B. 未建立

21. 如要您已建立了居民健康档案,您能够通过手机查看自己的健康档案吗?
A. 能 B. 不能

22. 村卫生室(社区卫生服务站)能够提供孕产妇保健吗?
A. 能提供 B. 不能提供

(续表)

23. 村卫生室(社区卫生服务站)能够提供老年人保健吗?

A. 能提供　B. 不能提供

24. 村卫生室(社区卫生服务站)能够提供慢性病管理吗?

A. 能提供　B. 不能提供

25. 村卫生室(社区卫生服务站)有没有家庭医生与您签约?

A. 已签约家庭医生　B. 没有签约家庭医生

26. 如有家庭医生与您签约,医生经常与您联系或您经常联系医生进行健康咨询和医疗保健服务吗?

A. 经常　B. 偶尔　C. 从没有

附图 10　居民对村卫生室(社区卫生服务站)满意度调查问卷表样张